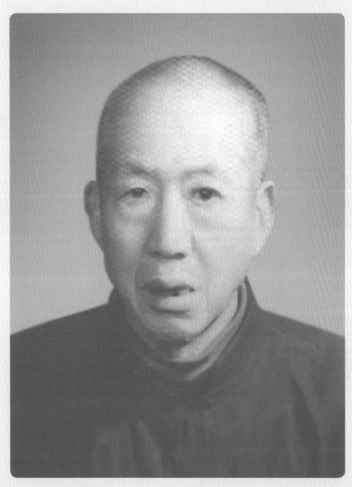

叶永清

（1907—1986）

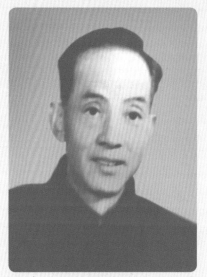

叶德铭
（叶永清长子）

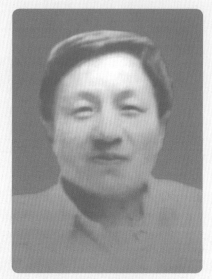

叶士恺
（叶永清三子）

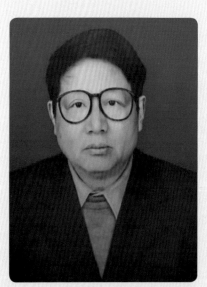

叶文渠
（叶永清四子）

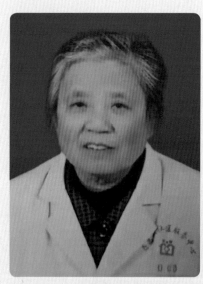

吴素云
（叶永清四儿媳）

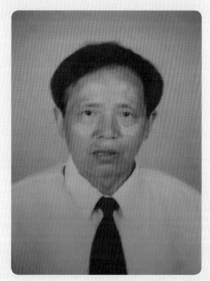

叶文启

（叶永清六子）

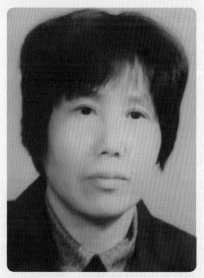

叶淑仙

（叶永清女儿）

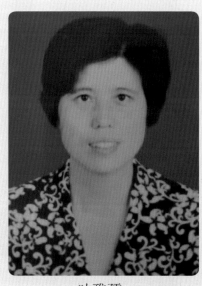

叶雅孺

（叶永清孙女）

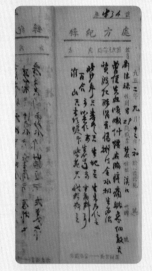
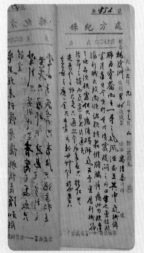
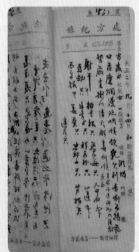
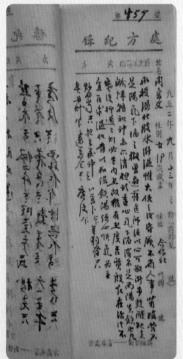

叶永清手迹

叶永清　汪建敏　编著

叶德铭　叶文骥　叶士恺　叶文渠　叶文启　叶淑仙　参订

杏林圣手

叶永清与《血证问答》

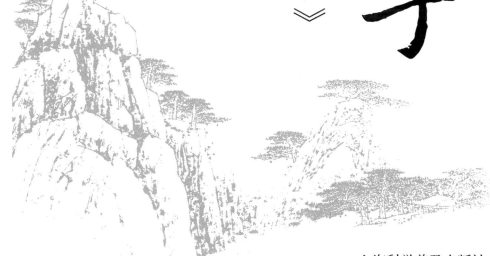

上海科学普及出版社

　　本书集中医名家叶永清遗作《血证问答》《温病鉴别·温病方歌括评议》《临证选录》为一体,全面介绍了叶老多年来在丰富临床经验的基础上,总结的关于血证、温病、杂病的辨证施治原则,主要体现了中医重经验、重实践的精髓。本书可供中医界人士参考。

序一

　　值纪念叶永清先生诞辰一百一十五年之际，兰溪汪建敏医生完成了《杏林圣手——叶永清与〈血证问答〉》书稿，并索序于我。知此书关于血证理论、临床方治及治学，莫不赅备，盛仰叶老先生学问之深宏，唯恐诠才末学，有负重托，故一直未曾动笔。但一想，为导师的父亲写序，既是责任，又是幸事，也可了结自己的一桩心愿。

　　叶氏派堰头医派，自明嘉靖年以来，世代业医，名医辈出，传至叶永清已是第十一代。叶氏派以治疗外感热病而誉满浙中西，时人尊称为"派堰头先生"。

　　叶永清先生是我导师叶德铭教授的父亲。按时代来划分，叶永清先生是 20 世纪人。他生于晚清，卒于 80 年代，算起来已离开人世 36 年了。这样一位已逝的老中医，在人们的感觉里却好像一位当代人物，有关他的行医故事至今仍在当地广为流传。他的医学思想，目前仍有指导意义；他的理论，对于后学者，启迪犹存。所谓不朽，大概指的就是这个意思吧。

　　此书有四个方面内容，即《血证问答》《温病鉴别·温病方歌括评议》《临证选录》，这三本是叶永清先生的重要著作，另一部分是汪建敏医生所辑《叶永清的中医人生》。四者合为一卷，名曰《杏林圣手——叶永清与〈血证问答〉》。

　　《血证问答》一书，我读硕士研究生时就在导师处拜读过。本以为血证方面只有清代唐容川的《血证论》、王清任的《医林改错》两本专著，万万没想到，导师的父亲也是一位治血证大家。展卷数读，觉叶老先生论血证，循循精要，有顿开茅塞之功；附方，词严义密，极炉火纯青之妙。此书某些理论并不见于中医理论著作，亦未载于综合性医书，而是隐于他的著作之中，自成体系。正是这些有独特见解的理论，才丰富了《血证问答》一书某些方面的理论。例如论治泥浆痰、血后脓臭痰、血小板减少紫癜等，诸如此类，均有独特的论治。

值得一提的是，叶永清的先师吴荫堂，一改前人的治血"四法"，创立治血"八法"。这些经验都是叶永清老先生在吴氏治血经验上总结出来的，丰富和发展了治血法则。

《温病鉴别·温病方歌括评议》一书，以歌诀形式进行通俗易懂的编写，参以己见。对各类病证的辨证论治推究原委，详其利弊，文笔浅近生动，言简意赅，前有先贤传奇，后有精注详释。

《临证选录》选自叶永清先生极为珍贵的临证亲笔脉案，医案记录较为详细，按语简洁。从这些医案中可以看到他的师承脉络、家传绝技，及高尚的医德、高超的医术。假若您正为一位久治不效或愈治愈重的病人发愁时，读此书或许能帮助你认清原因，找到成功的诀窍。

读过《叶永清的中医人生》，我才知晓叶老先生丰富多彩而又艰难曲折的人生故事。为了不当伪乡长，叶老先生秉持"我行适我素"，避难寿昌乡下，以为当地人诊治谋生存。还可以追寻叶老先生学医、研医，并卓然成为医学名家的历史轨迹，使我们一睹叶氏家学的医风。聊以缅怀前辈，激励后学，愿与大家共享。

高祥福

2022 年 9 月

【注】高祥福，浙江省中医院院长，主任中医师，硕士研究生导师，医学博士，全国优秀中医药研修人才，浙江省名中医。

道山学海功非浅

自 1987 年受业于浙江中医学院教授叶德铭先生，转眼三十五年过去了，恩师音容笑貌犹在眼前，我却从一个少不更事的学生进入花甲之年。我出生后一直在外祖父母身边长大，也是家中唯一继承外祖父吴士元衣钵学习中医的后代。外祖父与恩师是建德里叶的亲戚，在乡梓又曾与恩师的尊大人叶永清先生一起受业于当地著名中医吴荫堂门下，作为晚辈他常来家中看望外祖父母，所以我从小就认识叶德铭先生。中华人民共和国成立后恩师一直在浙江中医学院从事《黄帝内经》教学工作，并担任《浙江中医学院学报》主编，有非常深厚的中医理论造诣。在我打算报考中医学硕士研究生时，外祖父坚持让我投师于叶德铭先生门下，他认为先生在中医学理论方面可谓是满腹经纶。

日前，收到汪建敏医生的邀请，让我为叶德铭先生的父亲叶永清的《杏林圣手——叶永清与〈血证问答〉》一书作序，以为莫大的荣光，就毫不犹豫地应承下来了。全书采用问答的方式编写，从深入分析血证的病因、病机开始，通过临床案例，系统地就如何对中医"血证"治病求本提出了卓有见地的观点；在治疗方剂汤头歌诀的编排上也非常讲究，短短28 个字，包含了症状、医理和药物，内容之丰富令人叹为观止。叶永清先生在中医理论、临床治疗上的功力由此可见一斑。

中医治病，最难者血证。无论是在叶天士的卫气营血辨证中，还是在吴鞠通的三焦辨证中，血证均属病之重者。晚清唐容川在《血证论》

一书中，对中医血证的病因、病机、治疗和方剂做了归纳，可谓集大成者。而《血证问答》在唐氏的基础上，综合各家之长，就如何在临床上分析血证的发病及辨证施治做了更直观的解释。例如"11 问：见血休治血之理"，明确了血证的治疗不能只见标不见本、应必求其本的要义。20世纪80年代，日本岐阜市市长访问杭州时突发上消化道弥漫型出血，西药怎么也止不住血，又无法手术。当时的外科主任问外祖父中医有没有什么方法，外祖父以独参汤治疗，第二天血止。又如"25 问：唐容川云'上焦之瘀，多属阳热，每以温药为忌，下焦之瘀，多属阴凝，故产后喜温而忌寒'。试申其说"，深入分析了上焦出血和下焦出血的不同，对于帮助中医师正确地辨证论治具有非常重要的意义。还有对"28 问：《理虚元鉴》谓'呕吐见血非弱症'，其理安在？"的解释，书中经典层出不穷。

江南因气候缘故，温热疾病较多，中医治病主要崇尚叶天士、王孟英、吴鞠通治疗温病一路，以时方为主。虽然叶天士、王孟英、吴鞠通在各自的书中对温病中的血证有所论及，但主要放在营血辨证或下焦辨证的不同阶段论述，缺乏系统性。《血证问答》结合温病的相关内容，较全面地讨论了如何认识温病中的血证问题，并给出治疗方案，对于今天中医临床治疗血证有很强的指导意义。

非常感谢汪建敏医生给我这个机会，在书写过程中让我回忆外公、外婆，想起跟他们一起生活的那些美好时光；让我回忆在导师叶德铭先生门下与师兄一起求学的日日夜夜；回忆起小时候见过的叶熙春先生和叶师母，以及看我长大的杨继荪老师、吴颂康老师等先辈。想写的非常多，于是文字上东拉西扯，希望不辱使命。并以为序。

侯公林

2022 年 9 月撰于府苑

【注】侯公林，出生于中医世家，随外祖父吴士元名老中医学习中医。浙江理工大学心理系教授，浙江省心理学实验教学示范中心主任。国内中医学和临床心理学交叉领域学术权威。中国细胞生物学学会常务理事，中国医学细胞生物学学会秘书长，中国转化医学联盟常务理事，浙江省细胞生物学学会副理事长，浙江省转化医学学会副理事长，浙江省心理学学会副理事长。

浙江兰溪西乡派堰头乃叶氏祖居，中医迭出，代代相传。从明崇祯年起，迄今有十三代，有着三百余年的行医传统，聚族繁衍，代有医名。先父叶永清先生，字建邦，生于 1906 年 9 月，卒于 1986 年 9 月，为叶氏第十一代。早年得先祖公叶宝珍先生之教诲，后又从业于兰溪名医吴荫堂先生。先祖长于温病，吴翁治杂病、血证尤为擅长，两公名噪当时。父年刚弱冠，即悬壶问世，屡起沉疴，求诊者络绎不绝。1935 年挟技迁居石屏寺堪头、大同江北蓬，后定居寿昌，兼设永德堂药店，诊务繁忙，医名大噪。其不务虚名，而求实效之医技，令周边县城如兰溪、汤溪、龙游居民均慕名而来。

先父治学严谨，溯源于《灵枢》《素问》，问道于长沙，温病则探叶、薛、吴、王之奥妙，杂病则宗东垣重脾胃，血证则法仲醇、仿容川，采用一止、二消、三宁、四补，重和气血与化瘀。妇科则重奇经、气血之调理，而调肝尤为重要。在几十年临床实践中整理出一些案例，汇编了《临证选录》五卷，医案中能析病论治，虽都以经旨为依归，但能出入经文而不为经文所囿，具有整体观念和辨证论治的精神。故而 1962 年被评为浙江省首批名老中医。

《血证问答》乃先父继承先师吴荫堂先生治疗血证的心得，获先师口传心授，记其扼要之言，并掌握其中奥妙，加之几十年临床实践，汇编而成。在问答内容中，辨证确切，分析精辟，而其治疗效果较为确切。

这是一部具有特色理论见解和治疗规律的医学著作，对血证论治有着独到见解。

先父撰写的《温病鉴别·温病方歌括评议》，不仅把对各种温病的临床治疗经验、心得和认识都记录下来，还包括一些常用方剂和历代温病医家的评述。其内容严谨，立法论述有据，歌诀言简意赅，易于记诵，是一部具有理论见解和临床实用的中医专著。

综观先父一生，是重视临床实践的医家，他作为派堰头的传承者，起到承先启后的作用。他提出的一些来自实践的真知灼见，是值得我们思考的。

今把先父的《血证问答》《温病鉴别·温病方歌括评议》两部中医专著予以刊行，毫无保留地把它奉献给中医界，为中医事业发展而努力。期待读者的批评与指正。

叶淑仙　叶文渠　叶文启

2022 年 9 月

前言

今春因病居家，静坐深思，感愧医学未明，经典鲜读，家学渊源未明，每逢疑难之证，有搔首问天之叹！

回忆先师吴翁荫堂夫子，乃兰溪医林硕彦，名重当时，遐迩咸知。其治病也，辨证精详，立法神异，尤其血证之专长，称当时之圣手。常谓吾等曰："医乃仁术，贵乎心专，务需精益求精，法中求法，抱济世之心，起沉疴之疾，无愧于医道，望汝等勉之。"正将血证心得详编，名曰九九问答，无奈珠玑未录，一病长逝。

今则苦索深思，聊有一二之得，然余年也将近花甲，若不为之记载，必有遗亡之憾！缘此将先师口授心传笔之于书，仅仅记其扼要之言，至于奥妙玄微，因学浅才疏，不能洞察。望后之学者，执此法括方书，斯可得矣。

虚掷光阴五七春，生平医理未求真，
才疏学浅能知少，实践无多悟不深。

先师医术有真诠，血证专长第一仙，
审病求因洞肺腑，处方立法胜容川。

正将心得绍薪传，曾拟师生质难编，

九九颜名称问答，未留手泽叹徒然。

口授心传说理详，奇方方外有奇方，
精心研读知玄妙，莫谓区微话短长。

叶永清识

公元一九六三年三月

【附说】

　　此乃初稿，于 1965 年冬间写就，次年"文化大革命"运动开始，迄今已越十年之久，未经讨论，其中错误必多，本欲今春邀同永春、永寿二人，研讨增删。讵料，春弟卧病在床，寿弟工作无暇，不能如愿。但余也患"高心"，恐一病倒，其中未明之处，不能究悉。缘此，将初稿给尔等阅读，删除弊窦，补其未逮。然不可外传，以免遗笑方家，不致贻误他人，非余保守，实为藏拙。

永清手启

公元一九七六年元月

目录

第一编　血证问答

第一章　血证总则

003　1 问：血证之因与治疗概念。

003　2 问：气血生化有赖于脾之理。

004　3 问：唾津是属于脾，而唾血是否相同，试详言之。

005　4 问：血脱有生血之机，必先补气，其理何在？

005　5 问：《重庆堂随笔》有云"血因火溢，是其常也，气不摄血，是其变也。"其故何在？

006　6 问：先知咳嗽之因，才知咯血之病。

007　7 问：失血家宜下者，当施之于蓄妄之中。亡血家忌下者，当戒之于亡失之后。

007　8 问：亡血家为何不可发汗，其理何在？

007　9 问：唐容川云"血证不得轻用吐法"，其理何在？

008　10 问：大凡不治之血证，总由不善理瘵所致。

008　11 问：见血休治血之理。

009　12 问：呕血之证，重于吐血，其理何在？

010　13 问：胃出血与肺出血是否相同，应如何鉴别？

010　14 问：吐血虽出于胃，但有从肺从肝之别。

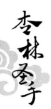

杏林圣手

叶永清与
《血证问答》

011　15 问：古人谓"咯血出于肾，又谓出于心"，试申其理。

012　16 问：试说汗血、血箭、血痣、血瘟四证之不同点。

012　17 问：失血而成虚痨者，治疗最感困难，《十药神书》所谓"大寒则愈虚其中，大热则愈竭其内。所以世之医者，无察其情"。其故何在？

013　18 问：《金匮要略》曰"从春至夏衄者太阳，从秋至冬衄者阳明"。试说其理。

014　19 问：热病微有牙衄、鼻衄，方书谓"红汗"，其理何在？

014　20 问：吐血非痨，咳嗽成痨，咳嗽亦非痨，误补即成痨，试申言之。

015　21 问：失血后有寒热症状者，若何？

015　22 问：血证有发热与不发热之分，其理何在？

016　23 问：吐血之证，有咳嗽者难愈，无咳嗽者易瘳，然欤否欤？

016　24 问：咳血而成肺病者，以胃强便实为佳。

017　25 问：唐容川云"上焦之瘀，多属阳热，每以温药为忌，下焦之瘀，多属阴凝，故产后喜温而忌寒"。试申其说。

017　26 问：麻疹见点，有少量鼻衄，是为佳兆，但大量不止，又非吉征，其故何在？

018　27 问：《理虚元鉴》谓"伤寒见血非弱证"，试申言之。

018　28 问：《理虚元鉴》谓"呕吐见血非弱证"，其理安在？

019　29 问：试述凉药、炭药止血，是否有利有弊？

019　30 问：《黄帝内经》云"阳络伤则血外溢，阴络伤则内溢"，试述其理。

030　31 问：止血、消瘀、宁络、养血，此四者，为治血之要法，其理何在？

021　32 问：治血有先消后补，试述其理。

021　33 问：治血有先补后消者，其理何在？试详言之。

022　34 问：消补并行之法，如何运用于临床？

022　35 问：气血双补之法，治疗何种血证为适宜。

023　36 问：失血之证，用滋阴凉血之法，是否有利有弊？

023　37 问：鼻衄服凉药，而病反剧者，其故何在？

024　38 问：唐氏治鼻衄，以调治肝肺，其理安在？

024　39 问：便血往往与痔血及纯红痢疾相混，应宜分辨？

025　40 问：大黄止血，取其有降冲止逆，消瘀作用为何用醋炒更佳？

025　41 问：《十药神书》的花蕊石散，对失血后是否有利有弊？

026　42 问：血证戒用苦寒，其理何在？

026　43 问：何种血证，应用犀角地黄汤？

027　44 问：《王氏女科辑要》有一妇患崩，年逾五旬，投人参阿胶不效，服黄连不安。一医主以理气止崩等药而愈，其理何在？试申言之。

027　45 问：吐血之脉必芤，小缓为应，洪大堪虑。

028　46 问：失血之脉，豁大无伦或沉微细涩，均非所宜，其故何在？试申说之。

028　47 问：吐血之脉，有上循鱼际者，其故何在？

029　48 问：试申血后脉大为瘃，脉细亦为瘃之理。

030　49 问：吐血之脉沉细弱，防其泄泻，弦细数，防其失音。

第二章　血证的辨证论治

031　50 问：恼怒伤肝，肝阳亢盛，动络失血，其症与治法试申言之。

032　51 问：抑郁伤肝，肝气怫逆，动络失血，其症及治法如何？

032　52 问：素体阴亏，木火刑金，动络失血者，其症及治法如何？

033　53 问：肝肾阴伤，阳不下潜，动络失血者，其症及治法如何？

034　54 问：痰血相裹，缠绵不愈，无咳嗽惟口渴，苔黄恶心，当究其因，以求其治。

034　55 问：吐血后期，泥浆痰之治法。

035　56 问：咳血并行，缠绵不愈，发热颧红，脉数舌绛者，其病因及治疗如何？

036　57 问：脾肺两虚，统肃无权，而为吐血咳嗽者，其症状及治疗如何？

037　58 问：心阳独亢、心气虚馁、心营不足，三种失血之证及治疗之法，有何不同？

038　59 问：血后痰臭如脓，当究其因，以明治疗之法。

039　60 问：暑伤阳络，而出血者，其症状与治疗之法若何？

039　61 问：劳伤过度，气不摄血，暴吐不止者，其症及治法如何？

040　62 问：失血之后，瘀滞未清，发为潮热，其症和治法是否与阴虚潮热相同？

041　63 问：牙衄、鼻衄，大出血不止，以何法为主？

041　64 问：血臌之因及治疗之法。

042　65 问：便血一证，有远近之分，其症状及治疗如何？

043　66 问：尿血一证，有茎中痛与不痛之分，其故何在？治法如何？

044　67 问：吐血脉大苔黄，治法如何？

045　68 问：脉虚精神疲乏，血络久损不弭，其因何在？

046　69 问：左关脉象弦劲，吐血频仍不止，试说致病之因，以及治疗之法。

046　70 问：右寸脉盛，吐血不止，是属何因，治法如何？

047　71 问：月经来潮，血量过多，且无腹痛，又无血块，其理何在？试说明之。

048　72 问：月经来潮，血量涩少，腹中疼痛，其故何在？治疗如何？

048　73 问：暴崩不止，治法如何？

049　74 问：大崩不止，参芪不效，其故何在？

050　75 问：久漏淋漓，治法如何？

051　76 问：妇人热入血室，其症状和治法如何？

052　77 问：妇女倒经，是属何因及治疗法则。

053　78 问：老年经水复行，如何处理？

053　79 问：产后出血不止，有寒热虚实之分，治法是否相同？

054　80 问：产后胞衣不下，大出血不止，应采取何种急救之法？

055　81 问：产后败血攻心，其症状与治疗之法如何？

第二编　温病鉴别·温病方歌括评议

059　前言

第一章　温病鉴别

061　一、春温与风温的鉴别

061　二、暑温（附暑厥、暑风、暑瘵、暑秽）

063　三、伏暑

064　四、湿温

066　五、温疟

067　六、瘅疟

067　七、风疟

068　八、暑疟

068　九、湿疟

069　十、痢疾

069　十一、秋燥（凉燥与温燥、风寒的区别）

071　十二、冬温

第二章　温病方歌括评议

074　一、温病条辨卷一

074　上焦篇

074　风温　温热　温疫　温毒　冬温

085　暑温

090　伏暑

092　湿温　寒湿

095　温疟

097　秋燥

098　补秋燥胜气论

101　二、温病条辨卷二

101　中焦篇

101　风温　湿热　温疫　温毒　冬温

112　暑温　伏暑

114　寒湿

120　湿温

139　秋燥

140　三、温病条辨卷三

140　下焦篇

140　风温　温热　温疫　温毒　冬温

151　暑温　伏暑

154　寒湿

159　湿温（附疟、痢）

168　秋燥

第三编　临证选录

171　一、卒中风（脑血管意外）

176　二、中风（一）

179　三、中风（二）

180　四、牙衄（血小板减少症）

183　五、湿郁（迁延性肝炎）

184　六、肝郁脾虚（肝功能异常）

186　七、胁痛（化脓性胆囊炎、胆结石）

191　八、手术后高热

193　九、手术后杂症

195　十、痰饮

197　十一、咳嗽（一）

198　十二、咳嗽（二）

199　十三、咳喘

199　十四、胸膜炎

200　十五、咽喉

201　十六、五官病

202　十七、心悸、咳嗽（冠心病）

203　十八、心悸（风湿热）

204　十九、消渴（一）

205　二十、消渴（二）

206　二十一、痹证

207　二十二、崩漏

208　二十三、月经不调

209　二十四、虚证（一）

209　二十五、虚证（二）

210　二十六、心肝两虚

210　二十七、内燥

214　二十八、眩晕耳鸣

214　二十九、不寐、头晕

215　三十、眩晕

218　三十一、暑温

220　三十二、胃脘痛

221　三十三、癥瘕

222　三十四、痞块

222　三十五、杂病

第四编　叶永清的中医人生

227　引子

第一章　童年时代

230　启蒙老师

232　父亲的影响

235　萌动的心

第二章　青年时期

239　拜师荫堂，得偿夙愿

242　答疑解惑，点亮明灯

246　珍贵的友谊

248　老师的秘密

249　代诊的考验

250　老师的赞赏

第三章　派堰头时期

254　新婚燕尔

255　受邀赴龙游行医

256　"放养"与"圈养"

257　创业期的酸甜苦辣

259　杏林新手治痼疾

260　承担家庭责任

262　家乡大展身手

第四章　远走他乡行医

266　拒不从政

268　落脚寺墈头

269　父亲的医名

271　逆境中生存

272　辛劳的妻子

273　业师荫堂仙逝

第五章　江北蓬时期

276　迁移江北蓬

278　湿温病治法

281　开药店，起"风波"

284　博采众长

第六章　寿昌时期

288　叶德铭成长史

291　德铭双喜临门

294　德铭患咳血病

295　德铭独立出诊

297　德铭的园丁之路

第七章　治学

299　治阴茎痛案

302　治中风病案

304　治谵语神狂症案

307　治中毒性肺炎案

309　治乙脑案

312　精于辨证，善于用药

314　治泥浆痰案

319　改变剂型，调整思路

321　胆囊炎、胆石症的认识和治疗
　　案例及心得体会

第八章　永德堂

331　改造"永德堂"

334　兰溪药帮

336　巧治昏厥谵语案

**第九章　寿昌县人民医院
　　　　　时期**

340　联合诊所

342　治麻疹危重案

343　传承有序

**第十章　著作《血证问
　　　　答》《温病鉴
　　　　别·温病方歌
　　　　括评议》**

353　兄弟俩磋商温病学

355　《温病鉴别》

358　《温病方歌括评议》

362　《血证问答》——一部被埋没
　　　的书

第十一章　艰难时期

366　受冲击

368　不以德报怨

371　平反以后

375　妻子过世

第十二章　晚年时期

378　心无杂念的退休医生

379　弥留之际

382　**结束语**

383　**后记**

第一编

血证问答

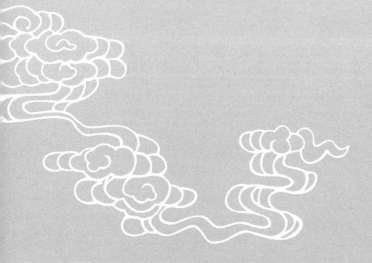

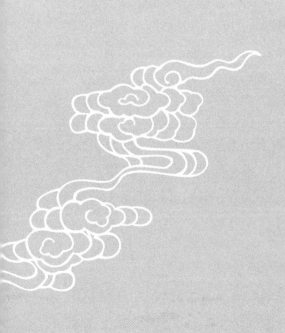

第一章　血证总则

1 问：血证之因与治疗概念。

答：血之为病，非止一端。有吐血、衄血、便溺诸血，以及妇女崩漏，症情各有不同，治疗亦各有别。夫血者，乃人身津液之所化，内行经络，外达皮毛，上下周流运动不息，若无其因，焉至妄出。究其失血之因，大致有四：一因六淫之邪外侵；一因五志之火内动；一因气虚不能摄血；一因跌仆损伤。遂致循环乖度，血液妄行，失其常道，故上则为吐为衄，下则为下为崩矣。

近今来，患血证者，固不乏人，而古人论治血者，亦难枚举，求诸治法，或滋阴火、或止血消瘀、或调经宁络，皆是泥于一偏，未能详其要旨。

先师以为："治血者，必先治气，夫气为阳，血为阴，阴阳互为其根，气凝则血凝，气运则血运，气上逆则血亦上，气下坠则血亦下也，而况气有余者，便是火。故凡有火而失血者，治宜先降其气，而火自平，是则气有余者泻之，气不足者补之，诚得治血之要道也。而不知者，往往见血以治血，胶柱鼓瑟，不知变通，直不啻操刃以杀人矣。古人云：阴虚无骤补之理，计在存阳，血脱有生血机，必先补气。然则治血不可泥，而治气必当为要也。"

2 问：气血生化有赖于脾之理。

答：气者内行脏腑，外煦腠理，必得血之所守，而后循环有度。血者循行脉络，充达肌肤，必得气之运行，而后流通无滞。故气有血帅之称，血得之而流行，血为气之所守，气得之而静谧，气与血相互为用，相互依存，不可偏胜。若一失常，血恙即至，盖气结则血凝，气虚则血脱，气迫则血妄行，气不谧而血欲宁，不可得矣；若血枯则气耗，血脱则气溃，血热则气窜动，血不宁而气欲谧，是不能矣。

窃思人身之气血，一阴一阳，互为其根，阴无阳则不生，阳无阴则不长。气属阳，阳盛即为火盛，血属阴，阴虚即是水虚，水火二脏，属于心肾。夫血生于心火，而下藏于肝气，生于肺而根于肾，但气血之来源，必赖中州脾土输运而化生，然则血虽生于心脏，必得饮食之精微，由脾经之输运，上奉于心，心得之变赤而为血。故治血者，必以治脾为要务，气虽生于肺，而根于肾，亦须饮食精微，由脾经之输运，下授于肾，肾得之蒸腾而为气。故治气者，亦须治脾为先着，前哲调治气血，以归脾、补中两方，一补脾阴而生血；一补脾阳而生气。诚为气血之生化，有赖于脾者，深有意焉。

3 问：唾津是属于脾，而唾血是否相同，试详言之。

答：书云，"脾不摄津而吐津"，又云，"脾不摄血而唾血"。唾津、唾血，均由脾不摄纳而出，脾为中州之土，土泽则滋生万物，脾润则长养脏腑，故脾之功能既能消磨水谷，化生气血，又能输运精微，洒陈六腑，是则精微气血，皆赖脾之运化而生。

脾若健运，游溢精气，口中清和，如霖如露，润泽不枯，不渴不饮，口津敷布，则唾津无由而来。倘若脾之津液不能清和和敷布，则凝聚而为唾津之病矣。脾若统血，循行经脉，周流不息，内溉脏腑，外灌皮毛，不逆不溢，气血调和，则唾血之病，何由而至。若是脾阳之卑监，气虚不能统血；或脾阴之不足，阴伤无以摄血，均能使血外溢，而为唾血之证。由此可知，津血之生化，由脾之健运，津血之外溢，由脾之不摄血。

然则治疗之法，不能离乎于脾，而脾之主要者，则在于统摄之功。欲使统摄之有权，必以补法为先务，然有补阴补阳之不同。若由思虑伤脾之阴，而致唾津、唾血者，以归脾汤主之，归脾汤有补脾养血之功；若由劳倦伤脾之阳，而致唾津、唾血者，以益气汤主之，益气汤有补脾益气之能。当知唾津、唾血，异物同源，脾阴脾阳，是不相同，若能于此探求，则庶几近焉。

4 问：血脱有生血之机，必先补气，其理何在？

答：血乃液体而属阴，流行于周身脉络，以及脏腑肌肉之间，必赖于气以运行，而后周流不息。若无气则停滞而不行，遂成瘀疬死血，既不能流通灌溉，反壅塞隧道枢机，此有血无气之为害也。然有气而无其血，为害亦非轻浅。如血之暴吐或暴崩，皆有血竭之虑，血既涸竭，气即失其归依之所，立至血脱气溃，其害极为险恶。所以前哲"血脱有生血之机，必先补气"之说。盖有形之血不能速生，而无形之气，所当急固也，实则能留一分之气，即是留得一分之血，血既留矣，气亦存焉。则气血有生化之机，阴得阳生则血旺，阳得阴长而气足。然则无形之气所能生血者，即是生血之机，必先补气。

5 问：《重庆堂随笔》有云"血因火溢，是其常也，气不摄血，是其变也"。其故何在？

答：血本静谧，无因不出，其所以出者，火与气也。夫火升则气失下降而逆乱，血随气逆而妄行，此乃血因火溢之候。若气虚则血不宁谧而失守，血因气虚而涣散，此为气不摄血之证。

《重庆堂随笔》有云："血因火溢，是其常也，气不摄血，是其变也。"究其所以，则有新邪实火，与久病之气虚，两者不同之因，出之于此。盖血从火溢者，乃邪热上窜，气火升腾，属邪盛火升之候，血因火之灼动而妄行，为经常所见之血证，故称其常。至于气不摄血，乃病久气虚，或暴吐气乏，属阳虚阴走之证，血随气之虚乏而涣散，为病变所见之血证，故称其变。

一由实火激络动血，一由气虚不能摄血。两者病因之各异，治法则迥然不同，当宗实者泻之，虚者补之，无犯虚虚实实之戒。为医者，若徒知气虚而不摄血，不知火盛而能动血，则侈谈其变，不知其常，是为乱道；或只知火盛迫血妄行，不知气虚使血涣散，则固守其常，不知所变，是不权达，皆非医道所宜也。

6 问：先知咳嗽之因，才知咯血之病。

答：肺为脏腑之华盖，司诸气之出纳，故内伤外感，惟肺病为最多。而咳嗽一症，尤觉不离于肺，然有内因外因之分。

外因者，天有风寒暑湿燥火、四时之六气，是属天地正常之气，能生化以长寿万物。若变为虚邪贼风之六淫，则人身感之而为病。

内因者，人有喜怒忧思悲恐惊，五志之七情，是属人生常有之情，助生理以调和五脏。若变喜怒失常之七气，则人身感触而为病矣。

然则内外之因，皆能使人为病，亦可令肺为咳。

若六淫外邪约束气机，其咳发于骤然者为实，虽有因风、因寒、因热、因湿之不同，至于乘肺作咳则一也。治之者，务必随其所见之证而治焉。如因于风者宜疏、因于寒者宜温、因于热者宜清、因于燥者宜润、因于湿者宜利、更有因于痰者宜化痰、因气者利气，见证既殊，治法亦异，此属于外因之咳嗽也。

或由内脏之气冲激于肺，其咳嗽缠绵不愈者为虚，其治疗更非易易，五脏六腑皆能令人咳嗽也。而其最要者，不外脾与肝肾三经，脾虚既不扶土以生金，又不能输津以奉肺，以致失其清肃下降之职，此古人治嗽而必胃药收功者，良有以也。若夫肝肾阴虚，浮阳冲激，肺当其冲，逼迫发咳，而绝无痰饮之邪者，则滋潜摄纳之法，亦不可少。倘若稍有实邪，而气未利，惟有苏医九芝，所谓涤饮利肺，诚为治内因咳嗽者，之所当用也。

盖咳嗽固不皆失血，而失血者，则少有不咳嗽者，故有先咳而后失血者，亦有先失血而后咳嗽者。一由咳久震动络中之血，随肺气而上溢，当求咳嗽之源，审其源而施治疗之法，复以止血弭络之品，使咳平而肺气下降，则血不致妄行而外出，此为先咳后血之疗法。一由血去阴伤，虚火上炎，肺失清肃之令，而为咳嗽，必求失血之因，探其因而投止血之药，佐以清肺理嗽之品，俾血止而阳络自弭，则咳无以缠绵而乃愈，此系先血后咳之疗法。唐容川有云："为医者，先知咳嗽之源，而后可知咳血之病。"旨哉斯言。

7 问：失血家宜下者，当施之于蓄妄之中。亡血家忌下者，当戒之于亡失之后。

答：证有虚实，法有攻补。惟知有虚，而不知有实，投之以补，则留邪为患；或知腑实，而不知有虚，施之以攻，则正败为虑。必先求其虚实之异，而后定其攻补之法。倘或实热，而投以温补，犹如火上添油；假若虚寒，而施以凉药，何异雪上加霜，此皆为医者之雪戒。

如失血家既有可下之证，亡血家也有忌下之证。若气火迫血而妄行，或蓄瘀留滞为殃，皆宜急下攻邪，邪去而血不致妄行，血宁是无蓄瘀之患，则新血流行无滞，灌溉于脏腑，充达于肌肤，何患其血恙之为害哉，此为蓄妄之中，当施攻下者也。或吐衄日久而不停，或崩下缠绵而不止，非气虚不能摄血，即血虚无以养气，竟成气血两虚之候，若不急投温补，反以攻下为治，虚者益虚，弱者益弱，至虚之候，反泻含冤，病因误攻而增剧，证必由此而虚痨，其为亡血之后，应戒攻下者也。为医者能具卓见，洞烛其奸，实则去之以邪，虚者投之以补，既能治其蓄妄之邪，又能愈其亡血之症。

8 问：亡血家为何不可发汗，其理何在？

答：血属阴为心所主，而汗乃心之液，汗与血所命之名不同，而其所出之源，则同出于心也。且夫亡血家，乃经常失血之人，不但阴血不足，而卫气亦失充盈。故仲景《伤寒论》中有"亡血家不可发汗，发汗则寒慄而振"。因其阴血亏损，惟图发汗，不顾其虚，血失生化之源，气无归依之所，则筋脉无以濡养，肌肉无以温煦。即《黄帝内经》所谓："夺血者无汗，夺汗者无血。"

若误发其汗，必致阴阳两虚，遂成寒慄振摇，诚为亡血家不可发汗之痛戒。故亡血家虽感外邪，非独麻桂不能使用，而荆防薄荷轻疏之品，亦须斟酌用焉。然则治疗之法如何，先滋其血，以助汗液，后宣其气，以解外邪，此为亡血家治感邪之良法。

9 问：唐容川云"血证不得轻用吐法"，其理何在？

答：夫药物既能治病以生人，亦能助病以害人。人之为病，有上下之分，药之治病，有吐泻之异。病在上者为高，高者越而吐之，此是张氏子和汗吐下三法之一。然吐法宜于邪盛气实之人，若遇气虚之体，或气逆之病，易于偾事。如吐血之人，气最难敛，血既上溢，气无不逆，若用吐法，必助气逆而上升，势必气奔而血溃，遂成败亡之证，难以挽救，其为误吐而致殒命，实为可嗟！

夫治血之法，上者抑之，使气不上奔，则血不上溢，调其肺气，降其胃气，纳其肾气，气降则血降，血静则气平。前哲云："血家最忌动气。"不但吐血之时忌吐药，如愈后亦不得轻用吐剂，往往因误吐而致血恙复萌，缠绵不愈而成痨者，实为不少。是则唐氏所谓血证不得轻用吐法，其言信而有徵，习是术者，慎勿轻试，以误生命。

10 问：大凡不治之血证，总由不善理瘀所致。

答：瘀血之为害甚矣，既能使疾病缠绵，也能致生命之危亡，故治血不得不消其瘀。前贤王清任先生有"瘀化下行不作痨"之说，其以瘀血不去，则新血不生，而五脏六腑，经络肌肉，均失所养。犹如污秽之水不除，则甘泉之水不清，亦若小人之道不退，则君子之道不进也。

若衃瘀留于脏腑之间，久则变为干血，化为痨虫，留于躯壳之间，或病为偏枯，或化痈脓，留于肌腠之间，则新血不能流行，使筋脉失资灌溉而为痹疼，均以血府逐瘀汤；或膈下逐瘀汤；或少腹逐瘀汤，按证施之。若治之不当，不消其瘀，而误投其补，多致不治之证。故曰大凡不治之血证，总有不擅理瘀所致，当知血后清瘀，可免虚痨之患。而王氏化瘀之说，实为后学之规绳。

先师有云："人身之气血，无一息之停流，气为血帅，血随气行，气得血则统而不散，血有气则流而不凝，因无谓瘀也。若一经失血，则离经之血，便成为瘀，瘀为痨瘵之主因，故治血必以理瘀为要，瘀去则虚者亦生，瘀留则实者亦死。"真是扼要之言。

11 问：见血休治血之理。

答：医之论病，必求于药，药能中病，必详于症，辨别其证，必审于因。若病因之不明，则用药必乖误，俗语有云：医道之难，难于用药，用药非难，辨证为难，辨证亦非为难，而审因为难，审因亦非为难，而求本尤为难也。

夫人身之气血，为生命之根本。人无气则不生，固无论矣，然无血亦不能生，故凡出血诸证，必以止血为先务。唐容川以止血列入第一法中，深得治血之要旨。

何以有见血休治血之戒，因病无一定之形，治有千变之法。如因气虚无以摄血，血失循行之道，涣散而外溢者，若不急以补气摄血，专以凉血止血，惟恐血未止，而气已先溃矣，此为见血休治血者，痛戒之一也。又如呕吐引起血逆而上行，惟图见血而止血，不知因呕而治呕，势必造成逆乱，而致生化失常，轻则延绵于时日，重则竟成于不治，此为见血休治血者，痛戒之二也。抑或外感六淫之邪，而致失血者，徒知止血，不治其邪，则邪热愈炽，气火愈腾，虽投尽止血之药，亦无济于事耳，此为见血休治血者，痛戒之三也。诚为治血而不求本之为害。《黄帝内经》云："治病必求其本。"旨哉斯言，而于医道，求本之要，与见血休治血之理，不亦明乎。

12 问：呕血之证，重于吐血，其理何在？

答：吐血无声，从胃而出，呕血有声，由肝而来。血之来虽为不同，而其从口而出则相同也。为医者，必洞察其不同之处而区别。吐则气较顺，而势较缓，呕则气逆，而势更急，是则吐性慢而呕性暴，呕血重而吐血为轻，呕血与吐血之所不同者，在于轻重之间耳。

然呕血非止一端，其因有六：有虚劳之因、有房劳之因、有劳伤之因、有阳虚之因、有酒伤之因、有暴怒之因，皆宜详细分辨。

因虚劳者，由病久体虚，营卫乖和，营气不能营于内，卫气不能卫于外，于是五脏之火和六淫之邪，乘机而至。虚弱之人，一遇邪火触动，则气血逆乱妄行，此由虚劳受邪而致出血，称为虚劳呕血。治之者，辨其何邪所伤也，先以清邪止血，而后理虚治劳。

因房劳者，纵欲以竭其精，精伤必及于肾，肾惫则真水不足，肝失其生身之养，肝阳横逆而恣肆，致血热妄行而上溢，此由虚劳过度而致出血，称为房劳呕血。先予清肝而止血，后与强肾以填精。

因劳伤者，辛劳过度，疲乏太甚，经络多伤，而致阳络受伐，使血不宁而妄出，此由劳伤而致出血，称为劳伤呕血。止其血，宁其络，清其瘀，治其伤，庶几新血生而络自弭，瘀血化其伤自愈。

因酒伤者，酒为阳热之物，日常饮酒，积热已深，熏蒸于胃，冲气失驯，而致呕吐，则血随呕而出，是由饮酒致呕而血出，故称伤酒呕血。宜清热化湿，平胃降逆，既能降呕而又止血也。

因阳虚者，即是气虚，气虚则血不能内守，妄行涌出，是由气虚不能统血，称为阳虚呕血。补气以摄血，血止而气谧。

因暴怒者，怒伤肝，肝为刚脏，大怒则肝气横逆，迫血妄行，由怒气而致出血，称为暴怒呕血。治宜开郁平肝，止血弭络。

呕血之症，大略如是。

13 问：胃出血与肺出血是否相同，应如何鉴别？

答：肺居胸膈之上，胃处中脘之间，其气俱以下行为顺。然其出血之因，皆由气失下降而上逆，所逆之因，各有所异，胃有阴伤炽热之分，肺有内伤外感之别。

盖胃为多气多血之府，或胃阴不足而火炽，或邪热相干而上腾，阳络被迫则血溢，盈碗盈盂而上涌。如脉数舌绛，颧红恶心者，以玉女煎加味；如口渴苔黄，便秘溺赤者，以泻心汤加味。前者补胃阴以清火，阴足而火自平，其血乃止；后者清邪热以消炎，热除而络乃宁，其血自止。

肺乃多气少血之脏，或感邪袭肺，或久咳伤肺，肃降失常，激络以动血。如形寒发热，头痛舌白者，以杏苏散加味。如咳嗽痰多，胸背疼痛者，以麦门冬汤加味。一以疏化降逆，肺宣而邪自化，邪化其血可止。一以清肺益气，肺清而络自宁，络宁则血不妄行。此乃言其大略也，然肺出多端，其症状与治疗之法，实难枚举，欲观全豹，掌握全筹，非熟方书，无以应病之变。

14 问：吐血虽出于胃，但有从肺从肝之别。

答：胃属土，凡诸吐症者，皆出于胃，而吐血亦必从胃而出，血虽非胃之所主，然胃为多气多血之腑，冲阳之气易于上亢，若冲阳上逆，血必随之而逆也。

夫血方吐之时，必失其经常之道，则有从肺从肝之异。

肺者位居最高，有华盖之称，为橐籥而主全身之气，其脉起于中焦，还循胃口。若肺气失降，迫血妄行，必循肺之脉道，走入于胃，而为吐血，因肺位处于胸部，而应于背，血必从其界地而来，则有背部作痛之感。其血由肺之脉道入胃而出，故曰从肺也。

肝者位居右胁，有刚脏之称，号将军而司藏血之职，其脉贯膈布胁，循行挟胃。若肝气横逆则血窜行，必从肝之脉道上入于胃，而致吐血。因肝居于胁下，血必从区地而来，必有胁肋掣痛之征。其血从肝之脉道入胃而出，故曰从肝也。

唐容川云："血之来路有异，治法必然不同，由背上而来者，以治肺为主。由胁下而来者，以治肝为主。"此为审证求因，从因论治之要法。

先师有云："病有主从，主者为本，从者为标，当以主病为要。然有急则治标之法，若血暴吐而有阳明症者，虽有肝肺之见证，必以降冲清火止血为先，主以泻心汤，以其泻心实乃泻胃，折其冲逆之气，俾以气火渐平，再予肝肺之治。"

为医者应当灵活运用于临床，不得固执拘泥于句下也。

15 问：古人谓"咯血出于肾，又谓出于心"，试申其理。

答：凡喉中咯出之血块，痰中带有血点或血丝者，均属咯血之类。其原有二，一出于肾，一出于心。

若水亏火旺，龙雷之火上迫肺金，载其阴血而上溢，其势虽微，其症最重。若心火上亢，血脉不得宁静，势必上逆而外溢，出血虽少，多致不起。夫肾为先天之本，心为神明之主，肾为气之根，心为血之主。气血为人身之至贵，咯血既关心肾，水火必然失济，故夫虚痨之证，由此而成，其祸害有关生死。

然其主要之治法，宜大健脾中之阳，因脾为生化之源，肾之气、心之血，皆赖脾土输运精微而化生。所以治脾其利有三：一则肾气旺而水足，则阴火潜消；二则心气盛而血充，则心阳不亢；三则运化水谷精微，复生其已竭之气血。

匪直此也，又有泻南补北之法，以黄连泻心汤泻南方之火，以六味地黄丸补北方之水，俾以心火平，而无水枯之患，肾水足则无火炎之害。庶几水火既济，心肾交泰，所咯之血自然湮灭。

然咯血之来，虽由心肾，而肺主咳，司治节之权，故咯血无不有关于肺，肺居胸中与心相连，痰咳往往带出血丝，痰不降必牵动于血，故治肺之痰，又是治咯血之捷法。

16 问：试说汗血、血箭、血痣、血瘤四证之不同点。

答：汗血、血箭、血痣、血瘤四症，在临床上实为罕见，而唐氏容川有其说焉。

先师荫堂夫子认为：汗血是久延之血证，血箭是急发之血证，此二者为血症中，一虚一实之候。而血痣为温毒之所化，血瘤乃风火之为殃，此二者虽与血分有关，其实乃皮肤之患。

而汗血之因，吾师认为：病久气虚，阴失涵敛，血从毛孔隐隐而出，状如桃花之水，非鲜红之色。以补血汤、当归六黄汤、二至丸主之，外以龙骨、牡蛎、藕节、三七粉敷之，以收敛毛孔而止血。

血箭乃血从毛孔如箭之射出，先师认为：心阳独亢，迫血妄行，起于骤然之急症，内服大黄黄连泻心汤，甚者加犀角。外以穿山甲粉或黄芩粉罨之，其血顿然而止，可免血脱之虑。

血痣唐氏认为肝经怒火，郁血凝聚而成，以丹栀逍遥散、凉血地黄汤为治。而先师认为：温毒蕴于阳明，迫血窜入肌肉，而为紫泡之证，以银翘散、白虎汤合犀角地黄汤为治。两者均有意义，故并录之。

血瘤之证，如癣疥之血点，有如疮疡之血痕，有如遊火丹，有如漆疮丹，种类虽多，总不外乎风火扰及营血耳。火盛者，起点起块，红赤作痛。风甚者，肌肤浮肿，异常作痒，均以消风清火，凉血解毒为治。

17 问：失血而成虚痨者，治疗最感困难，《十药神书》所谓"大寒则愈虚其中，大热则愈竭其内。所以世之医者，无察其情"。其故何在？

答：虚者补之，损者益之，痨者温之，皆经文之要旨，为后世之规绳。

夫虚痨皆有发热，而发热必然有火，虚痨之成，必基于火，而火所生之因，必由于阴伤。阴伤种类固多，而此处之阴伤，由失血之所致。盖血为阴，血不足，则阴虚而生内热，由内热而致虚痨者，治疗诚非易易，大寒既非所宜，大热更难施用。故葛氏所谓："大寒则愈虚其中，大热则愈竭其内，而善于治虚痨者，竟无一人。"

究其原因，审证不明，阴阳不分，气血不辨，治疗不当，岂有不明病理机制，而能愈其疾患。夫虚痨必损于阴，阴虚则阳愈亢，五脏必受其伐，心火肆炎上之令，相火腾燎原之焰，金失清肃之权，水鲜长流之用。以致肺有伏热之火，膈有胶固之痰；络有虾瘀之血，胸多壅塞之邪。斯时惟宜清金保肺，以宣清肃之令，平肝缓火，以安君相之位；培土调中，以尊生金之母；滋阴补肾，以制阳光之焰；消瘀通络，以利新生之血。此为补其虚、定其乱、截其焰、镇其浮、清其热、润其燥、疏其瘀滞，收其耗散。

虚痨之证，固然复杂，若能于此深求，虽虚痨之难治，亦可步入康衢。葛氏有云："痨证最为难治，当治于微病之邪，莫治之病深之后。"颇有深意，吾谓凡病皆然，不独虚痨如是哉。

根据临床实践，失血之人，阴气偏虚，止血不得偏于甘寒滋腻，消瘀不得多用香燥耗气，泻火不得过用大苦大寒，调理不得偏用温阳补气。

18 问：《金匮要略》曰"从春至夏衄者太阳，从秋至冬衄者阳明"。试说其理。

答：经云"热伤阳络则衄血。"阳络者，乃太阳、阳明之经络也。太阳即小肠与膀胱，阳明即大肠与胃府。此四经之脉，均循行低鼻，故鼻衄不能离乎此四经。

何以《金匮要略》有衄血在春夏发于太阳，秋冬发于阳明之说？

盖太阳主升，春夏本应生发，若因邪热闭郁不宣，则邪气上壅，迫血从鼻外溢而为衄。阳明主阖，秋冬本是收藏之令，若因内热，营气不和，则气火升腾，使血从鼻上溢而为衄。故魏念庭先生云："以太阳主外，阳明主内。春夏阳气方升，此时病衄，多因外感；秋冬阳气方降，

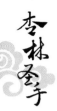

此时得衄，多因内伤。"然病情变幻多端，不能拘于四时气候。所以魏氏又云："春夏岂无内伤之衄，秋冬岂无外感之衄，要在人临症审谛，而不可拘于执言之者矣。"

且时势有变迁，阴阳有胜伏，体有膏粱藜藿之殊，病有寒热虚实之别。为医者，切不可刻舟求剑，胶柱鼓瑟，能于活泼之中，审证求因，何患临诊之乖谬。

19 问：热病微有牙衄、鼻衄，方书谓"红汗"，其理何在？

答：热病者，即吴鞠通所谓风温、温热、温疫、温毒、暑温、秋燥、冬温、温疟等。凡广义伤寒之疾患，均属于热病之一类，为六淫之所感，皆能化火以伤阴，又能激络而动血。故温病热剧之时，经常有牙衄和鼻血，微微外泄，此乃热伤阳络而出血，方书谓之"红汗"。

盖汗乃心之液，而血亦属心营，其名虽异，其源则同。微微衄血，为邪热外达之机，即是疏松之兆，温热之邪，得衄外泄，亦若外感风邪得汗而瓦解。汗与血虽各有异，然同出于心，其从外达瓦解之理，是属相同，其为"红汗"之称，可能从此而理解。

若邪热炽甚，大量衄血，最易伤阴，又非佳兆，则与大汗亡阳，其义相同。当知大衄能伤人之阴，大汗能亡人之阳，均非热病之所宜，能知微字之奥，则其利害已明，孰轻孰重，了如指掌，不受媸妍之混淆。

20 问：吐血非痨，咳嗽成痨，咳嗽亦非痨，误补即成痨，试申言之。

答：凡病初起，急发者为实；久病缓慢者为虚。而吐血亦有起于骤然之实证，也有缠绵不愈之虚证。

何以概以为痨？此乃士材《必读》一书，竟以吐血列入虚痨门中。以吐血之人必虚，而吐血者无实证，误以吐血一起，便为虚痨之候。夫血本凝静之质，随无形之气，以运行周身脉络之中，不有其因，焉能妄出。出血因素虽多，如能审因论治，以求切合病情，则致愈亦易易，又安至逼成为虚痨者哉，乃昧者不究其因。

一见吐血，便云防痨，而病者一经吐血，即惧成痨，于是补虚防痨之药，如人参、熟地、麦冬、五味子，滋补酸收，阻滞衃瘀，壅塞隧道，遂致形瘰潮热，相继而起，是则不痨亦痨。洄溪有云，"吐血非痨，咳嗽嘶痨"，其以咳嗽为痨证之诱然。咳嗽之因较多，有内因之咳嗽，有外因之咳嗽，有肺经自病之咳嗽，有脏腑之气冲激而咳嗽，岂有一嗽成痨之理。诚以肺位最高，主一身之橐龠，昔人比作华盖，若有咳嗽，即投滋补酸收，连萆并进，胶柱鼓瑟，使肺气愈闭，而咳嗽愈频，血益不止，日久气管震伤，肺气萎瘪，亦竟至不痨而痨。是则吐血之误补与咳嗽之误补，其流弊竟同，而致虚是痨之弊，亦理无二致。所以有吐血非痨，咳嗽为痨，咳嗽亦非痨，误补即成痨之戒，为司命者，可不知所慎哉。

21 问：失血后有寒热症状者，若何？

答：血后发生寒热因素，固然很多，而其主要者，不外乎营卫二字。盖营卫调和，则气血流利，是无寒热之理。若营卫失调，非寒即热、非热即寒也。但营卫之失调，有三种不同因素：一由失血过多，而致营虚卫弱者；一由外感风邪，使营卫而失调和；一由瘀滞阻塞不化，障碍于营卫者。

凡营虚卫弱之症，由卫气不能卫于外，而为恶寒，营气不能营于内，而为发热。宜养血以和营，补气而调卫，当归补血汤主之，使其营卫调和，寒热自蠲。

若外感风寒之证，风邪伤于卫分则寒，风邪入于营分则发热，营卫俱伤则发寒热。宜杏苏散，疏化祛邪，和其营卫，以清寒热。

若瘀滞内阻之证，则阻碍气血，气失调则发寒，血失利则发热。宜血府逐瘀汤，破其瘀滞，调和气血，俾以气机流利，则寒洒可蠲，血脉流通，而发热乃愈。

然三者均由营卫失调，而致发生寒热，但其主要因素不同，故有不同之疗法，为医者，应宜详细而深究焉。至于寒热往来，虽在血证之中也有发现，不得混为一谈，当求治疗之法，寓于治血方中。

22 问：血证有发热与不发热之分，其理何在？

答：气血贵乎调和，阴阳不可偏胜。气为阳，血为阴，气血不和，则阴阳失调，故阴虚即是血虚，阳虚即是气虚。

而阴虚发热者，即是血虚发热也，在血证中既有发热之证，也有不发热之证。但发热之中，又有属虚属实之异。虚热者，由于出血过多，营气先伤，营伤则阴虚不足，遂成阴虚发热之候，阴越虚而热愈炽，宜养阴以清热，阴足而热邪自退。实热者，或由瘀滞内阻，或由邪热相干。若属蓄瘀成热，则以逐瘀清热为主。若属火邪为热，则以清火撤热为宜。

至于无热之症，其所出之血，必然不多，阴气未伤，五脏六腑未曾受损，气血亦未逆乱，阴阳尚属调和，虽外溢，病势犹轻，无害于事耳。唐容川有云："血随气为运行，气以血为依归，但病血而不病气，则气足以资血源，为可治，但病气而不病血，则血足以招气归，亦可为治……若两无根蒂，不死何为。"说明独阴则不生，独阳则不长之理。

若阴虚之热，时久日长，势必累及阳虚，遂成不治之证。若阳盛之热，猛烈如炎，亦多涉及于阴虚，渐至败亡之候，为不可救药矣。

23 问：吐血之证，有咳嗽者难愈，无咳嗽者易瘳，然欤否欤？

答：咳嗽是属肺病，除六淫之外，而五脏六腑之气，皆能上熏于肺，而为咳嗽。故《黄帝内经》有"五脏六腑皆令人咳，非独肺也"之旨。由此可知，咳嗽之因，非止一端。

凡内外之邪皆能令肺作咳，而吐血之后，往往咳嗽相继而来。若血后无咳嗽，肺气尚平，清肃之令下行，水精得布，天道下际而光明，五脏六腑未伤，气血未乱，故血后无咳嗽者，易于治疗也。若血后缠绵而不愈，或蚘瘀之血留于肺，清肃失司，而为咳嗽；或肝胆阳邪熏于肺，木叩金鸣而为咳；或肾虚水泛以为痰，浮阳冲逆而为咳；或脾虚运化之失常，聚液酿痰而为嗽。

上述诸症，均是血后咳嗽，由脏腑之气，冲激于肺所致，是属内伤疾患，故血后咳嗽者，则治疗较为难耳。俗语有云"吐血不死，咳嗽必死"，其言可信而征。

24 问：咳血而成肺病者，以胃强便实为佳。

答：肺为娇脏而橐龠，主一身之气。血病无不及气，故肺为咳血主要之关键，以肺主气故也。凡肺气不平，则生咳嗽，咳久伤气，气虚则肺虚，肺虚则成痨，此其必然之势。所以咳血而成痨病者，其要在肺也。

夫肺属金，脾胃属土，土为生金之母，脾胃强健，则纳谷必佳，生化无穷，肺病消耗虽大，亦是以借资补救。若脾胃虚弱，则运化不良，精微失布，统运失常，遂致脾虚便泄，所有饮食之精华，由便泄而消耗，使胃气日渐衰微，饮食日益减少，气血既失生化之源，肺痨遂成不治之证。秦越人有"上病过中，损及于胃，下病过中，损及于脾，均为不治之症"，故有上病过中与下病过中不治之戒。

先父云："肺之为病，前怕结，后怕泄。"因肺与大肠相表里，肺病则敷布失司，大肠失濡润而致便结，病势易于增剧，故曰前怕结。更因肺病金虚，木不受制，肝强势必凌脾侮胃，以致便泄，易入虚损途中，故曰后怕泄也。此为临床实验所得，以补未备之逮。

25 问：唐容川云"上焦之瘀，多属阳热，每以温药为忌，下焦之瘀，多属阴凝，故产后喜温而忌寒"。试申其说。

答：同一瘀血为病，且有上焦下焦之分，又有阳热阴凝之异，然必有不同之因素，以及不同之症状和其不同之治疗，应宜详细申辩。

凡是上焦所成之瘀，必由吐、咯、唾、鼻衄、牙衄，诸般血证而来。上焦乃肺与心包络所属也，留瘀必居其所。心营宜清，肺气宜化，虽有瘀血内滞，仍宜清化消瘀，故不宜于温药，恐伤心肺之营。

至于下焦之瘀，非二便之出血，即胎产与崩漏，此处所说者，是指产后瘀血而言也，夫产后多以温化之法为先。若有虾瘀内阻，必属阴凝，利于温化，恐寒凉有伐生生之气，致使瘀血不消，则新血不生，酿成蓐劳之候，故有喜温补而恶寒凉之说。

然产后也有阴虚内热而瘀血留滞者，应以理阴清热消瘀为主，岂可误投温补乎。是则上焦瘀滞而有寒者，是宜温化消瘀为主，安可再投清化哉。必以辨明内外寒热虚实之异，不得拘泥上下阳热阴凝之说，须知病无一定之形，治疗有千变之异。

26 问：麻疹见点，有少量鼻衄，是为佳兆，但大量不止，又非吉征，其故何在？

答：麻为病毒，疠气流行，其毒属阳，故喜清凉，应宜外达于肌表，切忌内陷于脏腑。在麻疹初出之时，如见少量鼻衄，乃肺胃热邪外泄之机，其热由此而减轻，热轻则火亦轻，火轻即是毒轻，则麻疹易于透达，所以称为佳兆。

何以大衄不止，又非吉征？因血属阴，衄血过多，则阴伤热炽，火易燎原，毒难尽出，留于肺胃，非气逆息急之鼻煽，即壮热烦躁之不安，故麻疹而见鼻煽烦躁者，均称是逆证。因鼻煽是肺阴被灼，肃降无权，烦躁乃是胃津枯涸，毒邪内炽，若不急以清营止衄，疏透解毒，则毒势必然内陷，颇有生命之危，其祸害岂可胜言。急则肺炎而亡，缓则牙疳而死；或为麻后痢疾；或为麻后肺萎，变症多端，亦难举说，其后果总属不良。

是则衄血虽同出于麻疹之期，而所出之多寡，为凶吉之关键，岂可不辨乎哉。

27 问：《理虚元鉴》谓"伤寒见血非弱证"，试申言之。

答：伤寒见血，是属热病见血，即广义伤寒，为六淫之感症。夫六淫皆从火化，故《黄帝内经》有云："热病者，皆伤寒之类也。"是则热病伤营，营伤火炽，迫血妄行，或吐或衄，各随其经之热而外溢也。且热邪为病，起于骤然，多数属于体实壮盛之人，虽也有属体虚而感染温邪者，但其邪热总是属实。其失血也，既为邪热之煽动，其见症必有盛实之形，所以《理虚元鉴》谓"伤寒见血非弱证"，即此意耳。

何以后世一见温热病之出血，均以阴虚视之而无他，以血为人身之宝，宜藏而不宜溢，溢则必伤阴，阴伤则气血必虚，以致误认为阴虚之证。究其致误之因，良由新久不分，邪正不辨，虚实不详耳。在温病热盛而出血，确非弱证。司命者，宜熟审而思之。

28 问：《理虚元鉴》谓"呕吐见血非弱证"，其理安在？

答：呕者有声亦有物，吐者有物而无声，皆从胃府而所出也，呕吐之病，属胃无疑。胃为水谷之海，气血之源，故有多气多血之称。

呕吐即由胃气上逆而失降，必有痰湿、食积壅塞而始成。既然痰湿、食积停滞于胃，其为呕吐，势必急暴，其为病状，盛实之形，其为见血，气逆之征，当知由邪热袭胃，而使呕吐者，非虚也。由呕吐而致出血者，亦非虚也。

治之之法，化其痰湿，消其食积，降其冲逆，止其呕吐，不治其血，而血自止，亦即见血休治血之理。然则《理虚元鉴》所谓"呕吐见血非弱证"，是指先有呕吐，而后才致出血，不得与呕血、吐血之证，同日而语，诚恐后学有误，故有谆谆告诫。

29 问：试述凉药、炭药止血，是否有利有弊？

答：治疗吐血之证，止其血非难，而止血毋使变化他证是为难耳。凡吐血无论属虚属实，均由气火上逆，激动阳络迫血妄行而外溢。治之者，或用凉药止之，或用炭药止之，其收效随手而得。但血止之后，则有胸脘闷窒之不舒，胃呆纳谷之减少，渐致发热咳嗽，遂成虚痨之候。良由止血之后，未行消瘀，致离经之血，悉化为瘀，壅塞于经隧之间，障碍气血流行之路，无怪乎不良症状，随之而起。此乃只知止血，而不消瘀之为害也，有违王清任先生"瘀化下行不作痨"之旨。

若云吐血之药不可用凉药，试观仲景泻心汤，为吐血之主方，而黄芩、黄连、大黄均为寒凉之药，唐容川列入止血第一法中，其黄芩、黄连虽属寒凉，有大黄降胃破血之能，使迷途之血，无以凝结而成瘀，则络中新生之血，循行轨道。即不瘀血之排挤，亦不凝结以成瘀，虽芩连之寒凉，亦可用也。

至于炭药，亦有可用，葛可久之十灰散，其名虽称灰，其用实其炭，其药烧之存性为炭，不致过烧白灰，其中有大黄炭，仍有降胃破血之功，故其他药炭亦无碍也。葛氏与唐氏深得仲景之心意，故能运用于临床。

至于用凉药、炭药，亦非绝对不能使用，能以增入清瘀之品，毋使蓄血成瘀，是无误人之害。

30 问：《黄帝内经》云"阳络伤则血外溢，阴络伤则内溢"，试述其理。

答：人体能保持不生病，并能轻灵活动，运用如常者，全赖气以温煦之，必得阳气之宁谧，才能维持人体正常活动。又赖血以濡之，务使血液运行，才能输布营养于全身各部，则皮毛、肌肉、筋骨、脏腑，均受

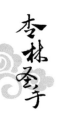

滋养，而不为病矣。气血既然流行无弊，经络必然贯穿无碍，是无血溢之疾患。

若是寒暑相荡，喜怒交侵，起居不节，辛劳过度，皆得气血之流通，以致脉络受伤。《灵枢·百病始生》篇中有"阳络伤则血外溢，血外溢则衄血；阴络伤则血内溢，血内溢则后血"之说。盖阳络责之于胃，胃宜降则和。若胃气之失降，则冲气上逆，布化失司，血从外溢，而为衄血。阴络责之于脾，脾宜升则健。若脾气之不升，则清阳之气失运，统摄失常，血从内溢而为便血。

便血与衄血，阴阳二络受伤是无凝义也。但所伤之因，实难枚举，而所治之法，亦难胜数。简言之，阳络受伤，外因居多，阴络受伤，内因居多。仅仅言其常，不能言其变，若能触类旁通，可应无穷之变。

31问：止血、消瘀、宁络、养血，此四者，为治血之要法，其理何在？

答：一止二消三宁四补，为唐氏容川治血之规绳，亦为后学之所宗。夫人身之气血，乃生命之根源，血不离乎气，气不离乎血，血无气则不能运行，气无血无所依归。

故凡一切血证，急以止血为要务，第恐气随血脱，颇有血涸气竭之虑，唐氏以止血为第一要法，深知血与气为生命最密切关系。

何以止血之后，即宜消瘀，岂不有伤于正，非然者。盖血既出络迷失故道，遂成为瘀，瘀血不去，则新血不生，而虾瘀留于经络脏腑之间，犹如木之有蛀，不急去之，非木不死，其蛀正也。凡一切不治之血证，多由瘀血留滞而成者，故王清任先生有"瘀化下行不作痨"之说，唐氏容川以此语为印证，采取消瘀为治疗血证之第二要法。但此法的运用范围较广，往往可与其他之法合并应用，如止血消瘀、滋养理瘀等。

至于宁络，乃弭补血络之法。因止血消瘀之后，新血未安其经，有复萌妄行之可能，必用宁络之法，使血络得宁，而后血即循经入络，可无妄作之虑。大凡一再失血，络裂受损，凝固不强，随时萌动，愈出愈伤，致虚致劳，必基于此。且血症除暴吐以外，未有一次失血而致殒命者，往往一而再，再而三，延成痨瘵不治之症。故瘀净之后，急予宁络，为治疗血症第三要法。

然则养血维何？凡所吐之血，已属有去无回，其血室经络脏腑均系空虚，非用温补滋养之法，不足以充实。其空虚之所，惟有补气生血、补血宁神、补土生金、补金生水、补水涵木，补法繁多，实难枚举。总之，譬如大兵之后，应以安抚为主，故唐氏以养血为第四要法。

而于血证论治，始终全备，诚为后学之津梁，若能于此深求，并探其他血证之书，可免望洋之叹！

32 问：治血有先消后补，试述其理。

答：夫病起于骤然者为实，而缠绵不愈者为虚。"虚则补之，实则泻之"，此乃《黄帝内经》示人治病之要旨。然亦宜守其常，而亦宜知其变，药有消补之不同，病有虚实之各异。

如治疗血证，则有先消后补之法。盖消者，消其瘀瘀；补者，补其气血。一消一补，即是一实一虚之治法。消其瘀瘀，瘀化则新血乃生；补其气血，正旺而瘀自化。先消后补，乃正常之治法。

凡诸失血之证，必有瘀瘀，莫不壅塞气道，阻滞气机、经隧、脏腑之中，瘀血踞留不去，则新血安能循行无阻碍哉。轻则妄走而外溢，重则酿热以成痨，故以消瘀为先务，俟其瘀化新生，隧道灵通。然后投以补养之剂，其效益彰，其功益倍，虽暴极之疴，不难转瞬而愈。

凡是此证，多由阳热动络，偶吐鲜红之人，正气犹未凋损，络瘀凝滞不通，故不宜于先补，而宜先消也。

33 问：治血有先补后消者，其理何在？试详言之。

答：病有虚实，药有补消。病之虚者，投之以补，病之实者，治之以消，此为医家之常法，固尽人而知之者。然其补消之法，莫不各有先后之分，若治疗血症，既有宜于先消而后补者，也有宜于先补而后消者。

如气虚不能摄血而吐血，血虚无以养气而气怯，急急有待温补者也。虽有络中已动之血，不能复还故道，而成瘀者，也不得妄投消瘀之剂。当知克敌者在乎将，祛邪者有赖于正也。

凡是气血两虚之血证，不先补正，而后消瘀，瘀血安能尽去哉？只知消瘀，不知补正，气血何能而充焉？不然，徒知有消，不知有补，更不知有先后之要，其为害也，岂胜言哉。惟知辨其虚实，定其消补，分其先后，庶几成竹在胸，是无遗害之弊。

34 问：消补并行之法，如何运用于临床？

答：夫病必有相间之症，既有虚中夹实，也有实中兼虚者，症情奚止一端，用药必须兼顾。

抑若血证中，有正虚而瘀滞内阻者，所以消瘀补正互相为用也。然消瘀必伤其正，补正必碍于瘀。若蓄瘀不消，必致成痨之慨；若正虚不补，必入虚损之途。如气血不足，精神萎靡，为体虚之候，而胸胁疼痛，蓄瘀凝络，乃邪实之征。际此虚实相间，必以剿扶互相为用，消补并肩而进。虚得其补，则正旺而瘀自化，瘀得其消，则瘀尽而正自旺。庶几补正无碍于瘀，消瘀无伤于正。若徒知补正而不消瘀，则为瘀留为患，倘或消瘀而不顾正，则正败为虑，势介两难。惟宜兼顾，务必临机应变，尤宜因证施方，然则运用于临床，必须辨证精详，审因正确，理法能洞悉，方药知优良，才能有济，否则难操必胜之权。

35 问：气血双补之法，治疗何种血证为适宜。

答：气为阳，血为阴。气血双补，既能补其阳，而又能补其阴也。无阳则阴无以生，无阴则阳无以化，阴阳互根，不可离决，气血相依，不得分离。

夫失血之证，气与血相离也，则五脏六腑、筋脉、肌肉、关节、骨骼均失滋养、濡润之常，以致精神倦怠，气色不华，形癯潮热，脉象虚软。血既虚，气亦亏，非气血双补，无以救其不足之阴，而复其衰微之阳，若不补其所伤之气血，安能愈其虚羸之疾患哉。

然则气血双补，为治疗虚羸必须之法，而其主要者，则有肝肾之虚，脾肺之伤。以肝为藏血之脏，脾司统血之职，肺主周身之气，肾主摄纳之权，此四者皆为气血生化之源。尤以心营为，主中之主、要中之要，因心为神明之主，主明则上下安和。

若血后咳嗽神倦，肢疲消瘦，为脾肺两虚之候，则以补气生血，如参麦饮、归脾汤，两方合用。若血后头晕腰疼，舌降脉数，为肝肾阴虚所致，则以滋阴养血，如六味地黄丸、养荣汤，同时并进。至若心营亏损，则以天王补心丹主之。但气血之虚，必有偏胜，当分其孰轻孰重以图之。

36 问：失血之证，用滋阴凉血之法，是否有利有弊？

答：凡物有利于人者，亦必有害于人也。万物皆然，而药物岂独不然乎哉。且药物治病，有关生死，其利弊为尤甚焉。业医者，必审察病因之所在，以求对证之药石，病千变药亦千变，运化无穷，去携在我。

用得其当，则毒药也良，投非所宜，即良药也毒。如滋阴凉血之品，为阴虚内热而失血者之要法也。愿夫阴虚则火动，热盛则伤络，而致血溢妄行者，投以滋阴凉血，阴得其养，而火乃熄，血得清凉而不妄动，为此证不二之法门。然滋阴之品多腻，凉血之品多寒，若遇气虚而不摄血者，或瘀滞内阻而血不循经，以致血从外溢者，皆非滋阴凉血之所宜。在气虚不能摄血之证，则赖参芪之功，挽回阳气于不足之地，则气有摄血之机，血无妄行之患。在瘀滞不化之疾，则惟大黄之功，排泄虾瘀壅滞之躯，则新血流行不滞，气无壅阻之患。其虚得补而安，其实得泄而愈。

当知药随病变，不能拘泥固执。若不辨人体之虚实，病理之阴阳，随手取方，误人生命，此皆为医者，所当禁也。

37 问：鼻衄服凉药，而病反剧者，其故何在？

答：夫药性之凉者，必有清火之功。而鼻血之出也，必是火升之故，清火而气自平，降气而血乃止。

何以服清火之凉药，而病反增剧者？

因其久流不止之鼻衄，气随血去而损伤，血因脾虚而外溢，必现虚小无神之脉象，淡白无华之唇舌，其为脾虚气弱征，不言而喻矣。症非实火之为殃，岂寒凉之所宜，况乎血不足则阴虚，气不足则阳微。当此气血不足之时，阴阳两虚之候，误投寒凉之剂，则证本寒而药用凉，何异于雪上加霜。无怪乎，其利未见，而害已随之矣。应宜温养之归脾汤，参以止血之剂，俾以血得统不妄行，自无衄血之患。

先师荫堂夫子，治鼻衄久流不止，具有虚寒症状者，以明党参一两、炮姜炭一钱，清水同煎，取汁代茶。他说："鼻窍通于肺，而鼻衄与肺自然有关。然鼻为中土而属脾，脾为统血之脏。凡诸出血，无不与脾有关，而鼻衄岂有不同之理。况乎久流之鼻衄，安能不损及于脾，若欲使脾能以统血，必得脾之健运，而后才能有统摄之机，故以明党参补脾而统血，炮姜温中而守血，使卑监之脾，得以匡扶，俾失统之血，以冀宁谧。"此方何以不用潞党参，而用明党参，以明党参补脾之功胜于潞党参。先师处方用药之灵，独有心得。

38 问：唐氏治鼻衄，以调治肝肺，其理安在？

答：鼻乃肺之苗，为呼吸之通道。唐容川有云："鼻乃清虚之道，与天地相通之门户，宜通不宜塞，宜息不宜喘，宜出气不宜出血。"固然气可出，血不可出也。

然鼻衄之来，必先由肺气之所逆，而后使血之妄行。是则气出与气逆，各有不同焉，其所出之气，是呼吸正常之气；其所逆之气，乃属邪热不正之气。究其所以，则有风寒相搏、暑湿相干、燥火刑金，以及脏腑之气上熏于肺，均能使肺气悖逆，激动肝血以妄行，使血从鼻窍而出也。气乃肺金所司，血是肝经所藏，故肝有藏血之称，肺有主气之说。气血不偏胜，气无血则不谧，血无气则不行。若气旺则血失于顺循，血弱则气无所归依。

鼻衄之因虽多，总不外乎肺气上逆，肝血之妄行耳，故唐氏以调理肝肺为主。然鼻衄之为事，其他因素亦复不少，不得专以肝肺而尽事，必以观察其他症状，而主以治疗之法，才能不致有误病人。

39 问：便血往往与痔血及纯红痢疾相混，应宜分辨？

答：便血之证，既有远血与近血之分，然又有痔血与纯红痢疾相类似，当鉴别其不同症状，予以不同之治疗。

痔血之因，可分为以下几点：一由风湿燥热之邪相合成。一由饮食失节，过度肥甘厚腻，生冷辛辣炙煿之物；或肌饱失常，或饮酒过量。一由起居失慎，久坐久立；或负重远行；或房事过度。一由其他病变，泻痢日久；或长期便秘；或妊娠生产，以及腹部肿瘤等。

而其主要病因，则在湿热下注，气血乖和，经络交错，致使瘀血、浊气，下注肛门，成为痔漏之证。常因大便擦破而出血，所下之血一线如箭，或点滴不已，与远血之先粪后血者，近血先血后粪者，固然不同也。

至于纯红痢疾，则有里急后重之感，而便血是无此种症状焉。在痔血则以脏连丸主之。纯红痢疾，则有白头翁汤。血虽同一肛门而出，然其所成之因，所见之病，各有其异，若不审察精详，必有张冠李戴，指鹿为马之误。

40 问：大黄止血，取其有降冲止逆，消瘀作用为何用醋炒更佳？

答：药之治病，有一定之功能，然也有经过炮制，而增强其他之疗效者。如用蜜炙，则有和缓药性而无猛烈之害；用酒炒则有升散活血之能；用盐炒则下行入肾之妙；用米炒则有和中健胃之功；用醋炒则有酸收敛肝之效。

如大黄味苦寒，长驱直下，除暴安良，去邪存正，而有将军之称，为阳明腑实证，承气汤中推陈荡涤之主药也。在寒滞积结，则有温下之法；在虚人挟积，则有补泻并行之法，故有补泻相辅而行，寒温相机而用之妙。在吐血证中，则有止血消瘀、降冲理瘀之功，若经醋炒其效更佳。盖血属阴，其性黏滞，大黄苦泄，走而不守，必得醋之酸收以降之，毋使药过病所，伐及无辜，致伤正气。至于炒炭止血，以黑属水，红属火，水能克火，而大黄炭之善于止血者，取其相济之义耳。然则药之宜于炮制者，岂可置之度外，而不探求研究哉。

41 问：《十药神书》的花蕊石散，对失血后是否有利有弊？

答：药以治病，利弊并行，既有起死回生之利，也有伤生致死之弊。喜生恶死，人之恒情，爱利憎弊，亦人之恒情。

然则药之利弊如何？在于用者善与不善耳。如葛氏花蕊石散，既能消瘀又能止血。凡诸消瘀之药，皆能伤气，惟花蕊石散，独得一气之偏，神于化血，而不伤气，真祛瘀之妙品。且夫瘀血不去，则足以阻碍新血，而失灌溉之流，一切虚痨均由此而来。

盖血后消瘀，固无疑义，然虚实当分。凡失血之后，离经之血，不能复循故道，必积蓄以成瘀，不得不用花蕊石散以化之，毋使积瘀成痨。倘若阴虚之体，其血之来如涌泉，或续发不断，竟成气血两虚之候，误用此散，则令其血尽化为水，使一身之血，具归乌有，其人岂能有生乎？

所以花蕊石散，为体实者，瘀血内壅之圣方；为体虚者，气血枯涸之砒毒。是则利弊之端，出于良工与庸手，故曰：药之利弊，在于用者之善与不善耳。

42 问：血证戒用苦寒，其理何在？

答：病有虚实寒热之分，药有补泻温凉之异。凡病之热剧者，必欲以凉剂而清之，药之苦寒者，必投于火盛之疾患。而血证因于气火者，亦必投以苦寒之品，苦以泄之，寒以清之，使气火无以内炽，则血证无由而生焉。故仲景有大黄黄连泻心汤，为治血热妄行之要方，唐氏容川以此方为止血法中第一圣剂。

然血证有虚实寒热之不同，则有当用与戒用之各异。如属实热火盛之血证，苦寒固属不谬。至于气虚不能摄血，抑或血虚无以养气，脉呈虚弱之象，面有不华之色，肢疲神倦，萎靡不堪，证已深入虚损途中，若误投苦寒之品，岂不雪上加霜，坠井而又下之以石乎。

总之，血证不尽由气火而致吐，其治法亦不专以苦寒而尽事。惟证属于实火者，苦寒固不疑忌，而属气虚者，切勿轻投。

43 问：何种血证，应用犀角地黄汤？

答：古人立方，乃示医家治病之法。为医者，应从病而立法，从法而成方。如犀角地黄汤，为阴虚内热出血之主方也。在组成则有犀角、地黄、芍药、丹皮；在功用则有清热解毒，凉血消瘀；在治法则是热淫于内，治以咸寒。在血证必是阴虚火炽，血涌如泉。凡阴虚之体，内热如焚，灼动阳络，破裂难弭，血必盈碗盈盂而出，脉必洪数，舌必红绛。以犀角咸寒清心去火，直入血分，清营热而止血；地黄凉血补阴，以生新血；芍药破血行滞，使血不致壅塞；丹皮能泻血中伏火，破血以逐其瘀，使蓄血得以下行，毋使留瘀为患。

盖血证骤然而涌出者，多数由火热而来，热伤阳络则吐血，热伤阴络则下血，故上下失血，属于火热因素，均以犀角地黄汤为主。然此汤均系清营凉血之品，如遇气虚失血之证，投之其祸立至。医之治病，虽曰宜遵古训，亦须活法在人，神而明之，化而裁之，万变不穷，施用不尽。若不分虚实寒热，徒执成方以治病，何异于刻舟求剑，又何往不动辄而得咎哉。古语为之戒曰："病伤犹可疗，药伤最难医。"此亦言乎用药之不可不慎也。

44 问：《王氏女科辑要》有一妇患崩，年逾五旬，投人参阿胶不效，服黄连不安。一医主以理气止崩等药而愈，其理何在？试申言之。

答：崩漏之治法，补气养阴，是其常法，苦寒清火，是其变法。何以守常法投参胶而不效，从变法服黄连而不安，可知此证之崩血，既非气虚营弱，亦非邪热扰乱。竞以理气止崩等药投之而愈，然则其愈之理，当深究以明其义。

盖气为血之帅，血之崩疾，必先由气之失调，而后血乃妄行。且夫血赖气以运行，气凭血而存留，血无气则不行，气无血则不存，气与血有密切关系。故气行则血行，气滞则血滞，气凝则血凝，气结则血结，气病而血无有不病之理。崩血之症，治以理气止崩等药而愈者，其理不亦明乎，当知气病可以累及于血，血病亦可以涉及于气，若能分其气血之要，则崩血之证虽为复杂，而病灶在气在血，其孰轻孰重，审察已定，灵活运用，随机应变，何患崩血不愈。

先师有云："气属阳，其刚健，血属阴，欲其柔顺。女子多郁，则气行不健，而血行不利，壅滞而为崩血，其以理气之药寓于止崩队中，无怪乎其收效显著，而甚捷也。"

45 问：吐血之脉必芤，小缓为应，洪大堪虑。

答：芤脉之象，状如葱管，以葱象中空。夫失血之人，血脉亦空，如同葱空样，故失血之脉必芤。而芤为失血之脉，乃此形象之义。

至于小缓为应，洪大堪虑，盖吐血之症，血既伤而气安能无损，既是气血两虚之候，脉见小缓，证虚而脉亦虚，脉证相得，病易痊愈，故曰为应。若洪大之脉，非气火之有余，即邪热之内蕴，气血被其扰乱，阳络不易宁谧，则吐血迁延时日，遂成难愈之证。其后果非阴虚，即为肺痨，因脉证相反，治疗为难，故曰堪虑。

先师有云："吐血之证，如逢洪大之脉，均非吉兆，务宜审察精详，辨证论治。若血之暴吐，而症状实者，必先除暴安良，驱其邪而存其正，以冀脉转和缓，可从凶而化吉。若吐血已久，而症状虚者，先宜固本扶中，补其血而充其气，俾以脉静柔和，可化恶为夷，否则皆为死候。"

46 问：失血之脉，豁大无伦或沉微细涩，均非所宜，其故何在？试申说之。

答：脉症贵乎相合，既不能症盛于脉，亦不可脉盛于症。脉症相反，治疗诚难，万病若是。且夫吐血之脉，若豁大无伦，或沉微细涩，均非其所宜也。

盖"豁大"为外实中空之象；"无伦"乃至数之不调，是属阴气伤伐阴液受损。至若"细微"为阳气之虚；"沉涩"即瘀滞内阻，是属阳气衰微，隧道室塞。究之豁大无伦属阴虚，沉微细涩属阳虚，阳虚则阴无以生，阴虚则阳无以长，阳失长养之机，阴失生化之源，凡是此种之脉，均为阴血受伤，阳气无根，瘀滞壅塞，隧道难通，皆为不治之证，故曰血证一见此类脉象，知其病深且剧，不易治也，岂可以寻常小恙视之。李中梓云："失血诸证，脉必见芤；缓小可喜，数大堪忧。"

为医者，能于脉症合参，既不全凭于脉，而忽视于症；也不偏重症，而轻弃脉。审察血证如是，而其他疾患亦必如是耳。

47 问：吐血之脉，有上循鱼际者，其故何在？

答：证有正虚邪实之不同，脉有不及太过之各异。凡不及之脉，则有虚微短小，乃病久之正虚，致气血津液之枯耗。而太过之脉，则有实数弦长，为邪热之壅盛，即脏腑经络之亢奋。其不及与太过，诚为虚实之天渊。

至于吐血脉证，亦宜合参，既不宜脉实证虚，亦不利脉虚证实。凡是脉虚正虚，脉实证实，均属脉证相得，治疗较为易之，实者泻之，虚者补之，是有一定法程。若血去而脉浮洪，为阴虚阳亢所致，治疗定必为难。尤其上循鱼际之脉，更为难治也，其为亢极之盛，僭逆之害，气与血并举而升，阴与阳相互而乱，血愈吐而气愈伤，阴愈伤而阳愈亢，则僭逆之脉，更易越上耳。

盖鱼际之脉，由阴虚肺气失降，血枯肝阳上僭而所致。李东垣云："胃气下陷，五脏气乱，皆在于肺者，取之手太阴鱼际。"说明鱼际为手太阴肺脉所主，肺为华盖，居于至高，各经之气上熏于肺，故肺有朝百脉之称，故肺气得以下降，则肝阳蜷伏，自无上鱼际之脉。若肺气卒然悖逆，则肝阳上僭，而现上循鱼际之脉，然非大剂补肺养肝，育阴潜阳，不足以滋填不平之阴，而潜不秘之阳。

48问：试申血后脉大为痨，脉细亦为痨之理。

答：脉之理微，自古难明，若不精详审察，率尔操脉，鲜有不误人夭折者。诚能洞悉脉理，对证治疗，以冀病机之吻合，则庶乎回春有赖矣。

《金匮》云："夫男子平人，脉大为劳，极虚亦为劳。"是指久病内损而言。凡是此脉证，则有痨倦、虚痨、五痨、酒痨、房痨、病痨、伤痨、情痨、暑痨、童子痨、少年痨、老人痨、妇人痨、骨蒸痨、干血痨、传尸痨等。从此以后，对吐血后期，称之为肺痨，而肺痨亦有脉大为痨，脉细亦为痨之说。窃思陈修园脉法有云："大脉如洪不是洪，洪兼形阔不雷同，绝无舞絮随风态，有似移兵赴敌雄。新病邪强知正怯，夕病外强必中空。"由此可知人身之脉，由气血而变化，阴阳气血相互资生，血为阴之质，血不足则阴虚，阴虚则阳浮，阳浮则脉大。但大而无力，为有余于外，不足于内，与痨症外假实而内真虚，却相适合，故云脉大为劳。

然则细脉如蛛丝之象，乃冷气之相干，何以亦称为痨？盖细为少阴不足之形，少阴属于心肾，心为神明之主，肾乃先天之本，肝木为心火之母，肾水乃肺金之子。血后气血两虚，肝肺俱伤，母病及子，心肾交亏，而细为精血内损之本脉，故云细亦为痨。大与细虽形象之不同，而精血内损则一也，所以均称痨脉。

王氏《重庆堂随笔》云："脉大为烦劳伤阳，可用参、术、草甘温以除大热，脉迟为冷劳，可用姜、桂、雄、附辛温以振残阳，毕竟阳伤冷劳不概见而易治，阴伤火痨则甚多难治。何也？烦劳伤阳，节其痨易，而阳气亦易复也；情欲伤阴，遂其情难，而阴液亦难充也。"说明阳伤易治，阴伤难瘳。然血为液而属阴，吐血而成痨者，亦属阴伤之痨，为难治之证，所以血证之痨，治疗诚非易事，为医岂可不知乎哉。

49 问：吐血之脉沉细弱，防其泄泻，弦细数，防其失音。

答：病之变化多端，脉之理微难明，为医者能审察精详，成竹在胸，虽有千变万化之病态，玄妙无穷之脉理，亦可探本求末，是无望洋兴叹！

如吐血之脉，沉细弱防其泄泻，弦细数防其失音，此乃前哲临床之经验，为后学之所薪传，当究其所因，以明其至理。

久病之人，出现沉细弱之脉者，乃脾肾不足，为阳损之体。盖沉脉主里为寒为冷，细弱乃脾肾阳虚衰弱之象，肾虚则命门之火衰微，脾弱则清阳之气失运，以致消化功能不良，饮食之精华，不为气血之生化，反成泄泻之诱因，故吐血而见沉细弱之脉，必有泄泻之后果。

弦为肝之本脉，细数乃阴虚有火之证。凡是肝阳偏旺，其人阴分必亏，而内热亦炽，阴虚则血必亏，血亏者肝火必旺，肝火旺必鸱张，木火反侮于金，肺失清肃之令，而为咳呛。咳久音嘶，是属碎金之例，故吐血而弦细数之脉者，为失音之预兆。此皆前人经验之谈，从实践中而所得也。

第二章 血证的辨证论治

50 问：恼怒伤肝，肝阳亢盛，动络失血，其症与治法试申言之。

答：人有喜怒忧思悲恐惊之七情。七情不损，则五志之火不动，五痨之伤不成，而咳血之证亦无而来也。

如恼怒伤肝，是属伤于七情之一。盖肝为将军之官，而主谋虑，又称多血少气之乡，其志为怒。怒则肝气悖逆以鸱张，阳邪亢盛而内炽，络裂失弭，血涌如泉，量多色紫，或是鲜红，且有气逆息急，胸胁作痛之感，颧红面赤，火势炎上，脉数而洪，口干烦躁，大便秘结，小溲色赤。病多起于骤急，体多在于壮实，其人素嗜烟酒，以及辛辣之物，积热已深，暴怒触发。斯症之成，缘由于怒，怒则动气，气逆生火。

治当折其锐气，泻其内热，清火以止血，开郁以平肝。如泻心、三黄之类，复以赭石、郁金苦泄镇肝之品，寓于止血队中。

附病案：

治疗诸葛左吐血证，病人喜饮醇醪，肺胃炽热已深，又嗜辛辣之味，肝胆阳邪必盛。因事不如意，动怒而吐血，血来盈碗盈盂，神倦面无华色。前医恐气随血脱，主以独参汤，病家犹豫未决，速请家父望诊，脉弦而实，苔黄而厚，邪热壅塞，气火上升而失降，血随火升而上逆，惟恐血涌闭塞而息窒，为虚脱之反面。以黄连、大黄泻心汤，增加茅草根、代赭石、郁金、焦栀、藕节炭为方，一剂涌吐已止，再剂大腑已通，气火由腑通而下降，血恙由火降而渐清。后以清瘀宁络，清肃肺胃，兼泄肝胆而瘥。

51 问：抑郁伤肝，肝气怫逆，动络失血，其症及治法如何？

答：谋虑抑郁，损及于肝，肝属木宜条达，而主疏泄，故有喜逍遥而忌抑郁。凡肝木抑郁之人，其气血必结，结则生火，火动则伤络，络伤则血溢，两胁必然作痛，咳时其痛益剧。其血紫而有块，其量少而不多，脉象弦而且滞，颜面白而间青，且有顾虑重重，郁郁不欢病态，其病既由抑郁而成。

治疗必以解郁为先，宜丹栀逍遥散，方中白术、茯苓助脾以疏肝，当归、白芍益荣血以养肝，薄荷解热，甘草缓中，柴姜升发，乃木郁则达之，丹栀寒凉，因血热以清之。俾以肝郁得舒，气结得散，气平而火乃熄，火熄而络自弭，则血不受气火灼动而宁谧，是无血证之患。但柴胡升散，生姜产热，若脉弦而劲，舌降津枯，为阴虚火炽，切易轻投。

附病案：

刘姓妇，患吐血，屡发屡愈，日久不瘥，多医治疗，均未见效。就诊于家父，脉虽弦而不劲，血虽吐而不多，两胁疼痛，闷郁不舒。肝气抑郁而失疏，阳络被激而失弭，肝郁非朝夕而来，吐血乃缠绵宿恙。欲止其血，必得络弭，欲弭其络，必先解郁。以丹栀消遥，参以止血消瘀弭络，胁痛减轻，血亦渐止，后以养血疏肝解郁而愈。

52 问：素体阴亏，木火刑金，动络失血者，其症及治法如何？

答：肝为刚强之脏而属木，肺为娇嫩之脏而属金。金强木必受制，木旺反侮于金，然则木火刑金，是属反侮，方书谓"木叩金鸣"之病。因其素体虚衰，肝木鸱张，横逆不驯，浮阳上越，肺金首当其冲，右降之职失常，清肃之令失司，以致咳呛频仍，激动阳络，络破出血，咽喉刺痛，声浊不清，气逆息急，发热颧红，脉弦细数，舌降少苔，为虚实相间之证。虚者，虚于肺阴薄弱；实者，实于肝阳亢盛。

治当清肺养阴，泄肝宁络，采滋润养阴补肺于一方，集消瘀苦泄平肝于一炉，为补泻并行之法。此病先师首以龟板、龙牡泄肝潜阳，以平鸥张之势，继用阿胶、冬地滋阴养肺，以伸清肃之令，使横逆之肝阳得以蜷伏，而阴虚之肺不受反侮之刑。

附病案：

1972年春天，鸢飞鱼跃之时。曾治某某，咳嗽频仍，激动阳络，络破出血，咽喉刺痛，声浊不清，气逆息急，发热颧红，脉弦细数，舌绛少津，为虚实相兼之证。虚者，虚于肺阴不足；实者，实于肝阳有余。治予清肺养阴，泄肝宁络，采阿胶、冬地、女贞子、旱莲草，滋润养阴；集龟板、龙牡、三七、藕节，消瘀止血，以平其肝，此为补泄并行之法。经服旬余，咳平血清，后经调理肝肺而愈。

53 问：肝肾阴伤，阳不下潜，动络失血者，其症及治法如何？

答：肝属木，肾属水。肾水亏则木失涵敛，而肝阳恣肆，乃越于上，肝火旺则累及于肾，而肾水枯耗，则虚亏于下。所以古人有肝肾同治，乙癸同源之说，以冀水木得涵，可无偏胜之患。

至若肝肾阴伤，阳越不潜，而动络失血者。良由积弱之躯，情志有乖；或病久损及阴营；或恐怒有伤肝肾，肾水亏耗于下，肝阳浮越于上。激其络，动其血，或血丝或血点，倏发倏愈，缠绵不瘥，芽萌已久，根植颇深。故有潮热盗汗，咽痛颧红，气逆息急，咳嗽痰稠，脉细数，舌质殷红，呈一派阴虚阳浮之象。

法当滋肾水以涵肝，敛浮阳而止血。以六味地黄丸、大补阴丸、二至丸为主，如熟地、首乌、山茱萸、淮山药、白芍、龟板、阿胶、龙齿、蛤壳、女贞子、旱莲草，皆为主药。但阴柔甘腻之品，恐其留为患，应取消瘀治痨、化痰理嗽之品，加于柔腻队中，匡其不逮。

附病案：

占姓妇，曾经一再失血，络裂久损不弭，或血丝或血点。其血丝由肝家而来，其血点从肾经而出。脉弦细数，舌绛无苔，潮热盗汗，头晕腰疼，面色黯滞，形神清癯，肝肾之虚，毋庸疑义。治予熟地、首乌、龟板、山茱萸、淮山、白芍、阿胶、牡蛎、石斛、女贞、旱莲、白薇、地骨皮、丹皮，出入为方，守服旬余，而血始净，潮热盗汗渐清除，后经多方调理，才获安康。

54 问：痰血相裹，缠绵不愈，无咳嗽惟口渴，苔黄恶心，当究其因，以求其治。

答：医无常法，病无定形，审证求因，从因论治，此乃医家要法，为后学之准绳。

夫痰血缠绵不止者，非旦之病患，其来也深且久矣。幸无咳嗽相间，肺气尚平，治节之令正常，犹能散津四布，故无渴饮。且口渴之症，有邪热灼烁而为渴者；有津液干枯而为渴者；更有瘀热内阻而为渴者。由此观之，可知此证，既无邪热为患，又非津液干枯，更非瘀热内阻。然此证之为病人，谁生厉阶？湿火之为咎也。其苔黄恶心，由胃气失降，湿遏生火，火动气升，气火既然上逆，未有不干阳络，无怪乎痰血相裹，缠绵而不愈也。况夫阳络失弭，责之于胃，胃气失降，则患恶心。要之湿火，为此证肇发之原因，而胃气为此证主要之关键。

先师曰："此症病灶在胃而不肺，故有恶心而无咳嗽，是属冲阳之气逆而不驯，故宜温胆汤合千金苇茎汤，祛湿热以清火，平胃气而降逆，去则胃气清和，冲阳之气下降，何患其恶心不愈，而痰血不清哉。"

附病案：

某左吐血，已经半载，痰血相裹而来，无咳嗽之见症，无恶心之现状。医者见血而投滋腻止血之剂，清阳之气被其抑遏，冲阳之气被其扰动，脾受湿困而痰生，胃受湿遏而化火，苔黄恶心，缘之而起，痰血相裹乘机而至。脾为统血之脏，又是生痰之源，胃为总司之腑，又是阳络之主。拟予半夏、茯苓、枳壳、陈皮、芦根、冬瓜仁、生薏苡仁、淡竹茹、川连、藕节、茜草炭、仙鹤草，约服一周，恶心已除，痰血亦清，后以归脾汤调理而安。

55 问：吐血后期，泥浆痰之治法。

答：医道之难，难于认证，证既不识，治疗必乖，而用药亦难中窍，非张冠李戴，即隔靴搔痒，无不误人生命。

如泥浆痰，乃吐血后期之病，然其症状与致病之因，及治疗之法，皆当精详审察。名曰泥浆痰者，知其色不深红，淡若桃花之水，状如泥浆之色，故以名之。

盖此证非朝夕而来，为积累宿恙，先由肺气之虚，金虚不能生水，水亏则火扰于营，肾失闭蛰封藏之本，真气从外泄，为极败证候，治之不当，多致不救。

凡是此等之证，先师主六味地黄丸，加龟板、牛膝、五味、麦冬、沙参，补肾阴以摄真元，益肺气而生肾水，其效应如桴鼓。而其主要者，在于熟地，倘用生地，必失其真。先师又曰："此证脉必细数，舌必清润，既无脾胃之见证，亦无肝胆之疾患，其所以然者，金水两虚之故，然则舍肺肾，而何所求哉。"但此证之名与治疗之法，方书记载较少，此是先师临床心得，以补前人未备。

附病案：

淳安移民吴某，在淳安已吐血多年，亦经多医治疗，其血络难消失，或发或愈，滋蔓而难图。迁寿（寿昌县）后，来医院中医科门诊治疗。脉象细数，舌苔清润，咳嗽痰多，动则喘气，所投止血宁络，化痰理嗽，也难见效。忽见所吐之痰乃是泥浆之色，随即问曰："何时而起，所吐均是如是否？"病人诉述约将一月，始则夹杂痰中，近来所吐均是如此之色。即以六味地黄汤加减，守服旬余，痰血减少，而泥浆之色，日渐清除，仍以滋补肺肾而痊。

56 问：咳血并行，缠绵不愈，发热颧红，脉数舌绛者，其病因及治疗如何？

答：治病之要，全凭辨证，增一病则加一药，减一病则除一药。是则病增而药亦增，病减而药亦减，病变者而药亦宜变也。喻嘉言有"先议病而后议药"之说，诚为药随病变之训，为医者应以随其不同之证情，进以不同之治疗。

如咳嗽吐血，亦须详辨。如咳血并作，缠绵不愈，发热颧红，脉数舌绛者，为阴虚阳亢之征。凡阴虚者，阳易升浮，则发热颧红，由此而来；阳亢者，血络失弭，其咳血缠绵，因之而起。要之欲使血不上溢，必先清火；欲阳不上亢，必先理阴。然则育阴潜阳，清火宁络，为此证之箴规。

先师亦尝有云："阴不平则阳无以潜，络不弭则血无以止。"恒以龟板、阿胶、玳瑁、生地、淮牛膝、白芍、沙参、麦冬、川贝母、叭杏、女贞、旱莲等。既能育阴潜，又能清火弭络，以冀血止嗽平，是无阴虚阳亢之患。

附病案：

李姓妇，咳嗽而兼吐血，曾经寒暑屡更。咳愈久而肺愈伤，血益吐而络益损，发热颧红，脉数舌绛，为阴虚阳亢之征。拟以龟板、阿胶、玳瑁、生地、淮牛膝、白芍、麦冬、元参、川贝母、叭哒、女贞、旱莲等，养阴潜阳，肃肺而理嗽。咳嗽次第减轻，吐血日渐而愈。

57 问：脾肺两虚，统肃无权，而为吐血咳嗽者，其症状及治疗如何？

答：凡消磨水谷，运化精微者脾也。脾为统血之脏，统运失常，则血不归经，妄行而外溢，出血之因，是由脾虚不能统摄所致哉。而通调水道，职司敷布者肺也。肺主清肃之令，肃降失职，则气不下降，窜行而上逆，咳嗽之因，乃由肺虚无以肃降而生焉。

然则咳嗽吐血相继而来，经年累月，病久元虚，遂成土虚金损。盖土为万物之母，土虚则脾运不良，滞其枢机，乃生肢疲神倦，纳减便溏之症。而金司肃降之令，金损则肺肃失常，窒塞气机，则有胸宇懑闷，气逆息急之候。倘若脾肺虚损，必现㿠白无华之色，萎靡不振之精神，脉象虚弱无力，舌质清润无苔，是属气虚不能摄血，血虚无以养气，为气血两虚之候。

非温补脾肺，不能以资气血之化源。脾得其补，则健运正常，增其纳，实其便，即是培元之道；肺得其养，则清肃有权，化其痰，利其气，乃为宣达之机。肺气无上逆之咳，脾血无上溢之吐，可免脾虚肺损之虑。

附病案：

昔日寓大同时，曾治龙游胡某，咳嗽吐血，岁月数更，纳呆便溏，短气懒言，面色㿠白无华，精神萎靡不振，脉象虚弱无力，舌质清润无苔。是属气虚不能摄血，血虚无以养气，为脾肺两虚之候，气血俱虚之征，非温补脾肺，不能以资化源。以潞党参、淮山药、焦白术、白茯苓、石莲子、炒扁豆、北沙参、生黄芪、肥百合、阿胶珠、五味子、川贝母，调治匝月，渐入康后，投气血双补，久服而安。

58 问：心阳独亢、心气虚馁、心营不足，三种失血之证及治疗之法，有何不同？

答：心阳独亢，为心火过盛之人；心气虚馁，乃正气衰微之象；心营不足，系阴虚内热之征。三者之因，既然不同，而失血之症状与治疗之法，亦当各异。

凡心阳亢盛之证，多由外邪扰及心阳，阳邪上越，激络出血，血色鲜红，脉必左寸洪数，症必烦躁不安。治宜清火宁心，先予泻心汤，以清邪火，继以补心丹，以宁心神。

至若心气虚馁之血证，必见脉细言微，精神萎靡，短气倦怠，面色不华，唇淡不荣，所吐之血亦不鲜红，为气虚不摄血之候。以独参汤为主，无形之气能于生血也。

而心营不足之血证，良由心营耗损，内热侵淫，阳络失弫，血遂外溢，神浮而悸，交睫不安，咳嗽痰红，或颧红潮热，阴虚之象一斑已露。治以二至、归脾之属，取其清营清热，兼理心营。

先师有云："凡是邪热扰及心阳之血证，属于实热居多，易于治疗。而心气虚馁与心营不足之血证，皆为内损之候，证情复杂，治非易易，务宜深思而熟审焉。"

附病案：

案一，胡某，因邻居失火，惊恐之下，极力抢救，精神疲乏，当夜未曾休息，越日即吐鲜红，烦躁不安，寸脉洪数，心火妄动炎于上，血随火升而上溢，此为心阳独亢之血证。治以清火宁络止血，以犀角、黄连、焦栀子、茅草根、藕节炭、十灰丸等，服后血乃止，后服补心丹而愈。

案二，杨某，吐血，脉细言微，精神不振，短气乏力，面色不华，唇淡不荣，血色亦不鲜，是属心气虚馁之血证。予以补气宁心止血，潞党参、生黄芪、全当归、炒白芍、炒白术、白茯苓、炮姜炭、炙甘草等药，连服数帖，兼服独参汤，而血始止，后以气血双补而瘥。

案三，黄某，邪热灼烁以伤营，营伤血少而心动，内热侵淫，血从外溢，神浮心悸，交睫不安，颧红热灼，脉象细数，阴虚之象一斑已露。治以二至丸、归脾汤、补心丹，三方之中，择其要者而施之，继服补益

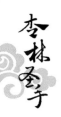
心营而奏绩。

59 问：血后痰臭如脓，当究其因，以明治疗之法。

答：痰之为病，非止一端。有风火灼烁之痰，有湿热蕴酿之痰，有瘀血津液凝滞而为痰。

在血后痰臭如脓，当知非风火为痰，亦非湿热为痰，是属瘀血津液互结而酿成。然则其腥臭之因，从何而来？究之瘀属蚜血，津液乃气血之源，瘀血既留于肺胃之间，势必障碍清肃布化之机，则津液与瘀血相互蟉蟖，燔熬煎灼而成斯症焉。主以千金苇茎汤，以桃仁去瘀而生新，芦根、冬瓜仁以清肺胃之热，生苡仁降逆而排脓痰，加上旋覆、新降、西藏红花、川贝母、叭杏，以助消瘀化痰之功。

昔观先师曾治一人，吐血后痰脓甚臭。师曰："汝是否吐血后服过温补之药乎？"病者曰："然也，恐吐血成虚，经服参芪温补之品。"师曰："得之矣，此乃治血不知理瘀之咎也。"遂以千金苇茎汤加味而愈。

然瘀血不化而成痨者，尽人皆知也。至于瘀血不消，而化臭脓之痰，血证书中较少，惟《金匮要略》中，有肺痈成脓一证。以附方千金苇茎汤主之，此证由风热郁肺，血与热凝而成。臭脓之痰与血证中血蟉蟖燔熬津液而成臭脓之痰颇相类似，其致病之因，固然不同，而其车专化相同，故亦千金苇茎汤主之。

阅读王旭高医案："血止三日，而痰吐如污泥且臭，是胃大肠、肺气败坏而成肺痨。"诒按："痰如污泥是必血液败腐，日久而然，并非肺痿，宜以苡仁、丹皮，仿内痈治例。"所谓"血液败腐"即是瘀血为患，又谓"仿内痈治例"，当遂《金匮要略》治肺痈。附方以千金苇茎汤，然此汤对消瘀排脓，消除臭秽，确有立竿见影之效。

附病案：

张某，患吐血病，面色垢滞而无华，痰臭如脓。检阅前医之方，均是参芪胶地之属，此乃治血不善理瘀，误投温补滋腻而为害，使瘀血与津液相搏结，酿成臭脓之痰。非祛痰不能排除臭脓之痰；非清肃不能宣展肺胃之气，拟以桃仁、芦根、冬瓜仁、生薏苡仁、广三七、旋覆花、新绛、白芷、红花、叭杏仁、瓜蒌霜等，出入为方，经服数剂，原方守进而安。

60 问：**暑伤阳络，而出血者，其症状与治疗之法若何**？

答：暑气在天，为熏蒸之气，乃阳热之邪。它的特性主升主散，其病多发于阳明，以阳明主燥热，暑与热易于相合故也。

夫六气皆从火化，而暑为热邪，其化火也，尤为易，其伤人亦最迅速。故叶天士有"热地为炉，伤人最速"之说。凡是暑邪侵入阳明，酿热激络以动血，血必涌吐而出。因阳明属胃，胃为多气多血之腑，血既被邪所迫，必然暴涌而来。其症则有心烦发热，口渴引饮，脉洪而大，溺色必黄。如热盛而血多者，以白虎汤、犀角地黄汤主之；若热轻而血少者，以天水散加藕节、茅根之类。

先师有自制清暑止血汤，专治暑热出血之证。如临床若遇暑伤阳络而出血者，治之效如桴应。其方组成，即：扁豆花一两、鲜茅根二两、鲜藕二两、芦根二两。考诸药物，诸有清暑止血之功，故能显著，录此以供临床选用。

附病案：

曾治金某吐血，时当长夏，溽暑炎蒸，远出方归，忽然吐血，涌吐盈盆，心烦口渴，发热溺黄，脉数而洪。是属暑伤阳络而出血，以白虎汤加止血之剂，服后热退身安，烦渴顿除，血亦遂止。

61 问：**劳伤过度，气不摄血，暴吐不止者，其症及治法如何**？

答：劳其筋骨，伤其营卫，名曰劳伤。若劳伤过度，必损及气血，既然气血有伤，其势必然紊乱，暴吐之因，必基于此。

其始也，先伤于气，气为血帅，气已伤而血安能不受其伐，血随气逆而外出，气因血去而损伤，气愈伤则愈吐，竟成气虚不能摄血，倾吐无余，遂致元阴欲绝，中气衰微，汗出肢冷，面色淡白不华，甚则昏厥，脉虚大而芤，或细弱而伏，颇有阴阳离决之势。

非独参汤不能挽回元气于垂亡之乡，古人所谓："血脱有生血之机，必先补气。"先父曾治一人，由劳伤过度，而致出血者，血涌如泉，颇有气随血脱之危，即以大参（吉林人参）五钱浓煎缓服，血即渐止，气亦

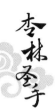

渐充，一日一夜，计服人参之多，后以双补气血而安。

附病案：

某人劳力过度，气伤血逆而上升，血涌如泉，愈吐愈多。血愈多气愈伤，气益虚而益多，竟成气不摄血之候。脉象虚芤，面色无华，非补气不能以摄其血；非养血不能以固其气。参芪以补气、胶地以补其血，血足气乃生，气旺而血自充。

62 问：失血之后，瘀滞未清，发为潮热，其症和治法是否与阴虚潮热相同？

答：夫失血之后，脉静身凉，则清安可保，而勿药矣。以其阴气虽亏，而阳气不亢，阴与阳尚得其和，故身凉而无发热之见症。若瘀血之阻滞，或阴虚而不足，均能发生潮热，所以血后潮热因素虽多，而瘀滞为主要之一。

倘若瘀血留于肌肉者，则翕翕发热，肢体刺痛，因肌肉乃脾经所主，必有瘀血滞于脾，以甲乙化土汤和脾阴，佐以桃仁、红花、地骨皮，消瘀以除热。倘瘀滞于经络者，则时而发热，筋脉掣疼，因筋脉为肝经所主，必有瘀血留滞于肝，以血府逐瘀汤清肝之络，参以郁金、三七、银柴胡，理瘀而散热。若瘀留于腑者，则日晡发热，腹中疼痛，盖日晡热为阳实证，必虾瘀蕴于肠胃而为患，以丹皮汤消肠胃之炎，加三七、藕节、知母，以消瘀而散热。若瘀留于脏者，则有蒸蒸发热，胸胁窒疼，以胸协为肝肺之所属，非肝气为瘀血之阻滞，即肺气被瘀血之所阻，柴胡清骨饮与人参养肺汤，随证酌用。至若阴虚而潮热者，非素体之薄弱，即病久之阴虚，当审其因，分别其治之。

总之，瘀血发热是属实热，与阴虚而致潮热者，则有天渊之别。若是留瘀而发潮热者，则以消瘀为主，瘀化则热自除。阴虚而致潮热者，则以补阴为主，阴足而热乃蠲。观此可知，瘀血之潮热与阴虚之潮热，两者截然不同，岂可相混，而不分其为虚为实也。

附病案：

陶左，吐血之后，时而发热，遍身酸痛，脉络不舒。虾瘀阻于隧道，新血不生，营气不和，发热之因，缘由于此。竟合古人所谓"瘀血不去，则新血不生"，拟仿王清任先生化瘀之法，瘀去则热无以稽留，热退则血自然而生。

63 问：牙衄、鼻衄，大出血不止，以何法为主？

答：牙衄即齿血，齿乃骨之余，生长于牙龈。龈属胃，齿属肾，其名虽曰牙衄，其血实出于龈，故牙衄不能离乎肾胃二经。

在胃有虚实之分，在肾则有虚火而已。胃实之火，脉必洪数，舌苔必黄，发热而兼便闭，以通脾泻胃汤主之。胃虚之火，脉必细数，舌必殷红，龈烂而兼口燥，以甘露饮为主。肾虚火炎之衄，齿枯血渗，夜卧出血，以六味地黄汤主之。

至于鼻衄，必由肺火壅盛，激络动血而来，因鼻为肺之窍，呼吸之门户，肺气上逆而失降，血因气逆而上溢，以清燥救肺汤，或人参泻肺汤主之。

至于二衄大出不止，如属实热者，急以泻心汤或犀角地黄汤，频频煎服。若是气虚不摄血者，即以独参汤，亟亟煎进，均以止血为要务，留得一分血，保得一分气，则有一分之生机。前贤王永嘉云："吾恐有形之血，岂能使之速生，而无偶之阳，何法使之速降，所以止血之大旨也。"其亦以止血为要务，合乎唐氏容川，先以止血为要。

先父曾治一人，鼻衄频流不止，诸药无效，自采鲜冬青树叶（即女贞子树叶）四两捣汁而服，其血立止，此乃民间良方，可治实火之血证，录此以供选用。

附病案：

胡左，阴虚不易骤复，络损不易骤弭。牙鼻二衄复发，区区之血，积少成多，漏卮不易填塞，恢复诚属为难。肺阴由鼻衄而所伤，肺阴伤则火炽，鼻衄因火炽而不守。肾胃因牙衄而受伐，肾伤则水不足，而阴亏；胃伤则火炽而络裂。滋肾水而理阴，清胃火以弭络，养肺之阴以消炎，阴足而火自平，火平而血乃止，以冀牙鼻二衄之向安。

64 问：血臌之因及治疗之法。

答：臌症非止一端，有气臌、水臌、血臌之分。而此处以血证为主，专指血臌而言。

血臌之症，有血积壅滞之臌；有瘀化为水之臌。良由妇女停经蓄血，或崩漏瘀留，以及生产恶露不化者，皆能致之也。后世诸家，对血臌之症，多数认为妇人之病。而喻氏嘉言谓："男子亦恒有之，以东南涯下之区，鱼盐饶富之地，鱼者甘美之味，多食令人热中，盐者碱苦之品，多食偏走于血，气热则结，而血流失，于是气居血中，血里气外，由此而成臌者，亦属不少。"所以男女均有是症，若瘀血化水，则以五皮而参消瘀；若蓄血不化，则以抵当之属；至若甘美之味而成热郁，而血滞者，当以清热行血，使热邪不郁，而血液流通不滞，是无臌症之患。

附病案：

李右，阳络为病，责之于胃，阴络为病，责之于脾。脾为统血之脏，胃为多气多血之乡，上则咯血吐鲜红，下则便溺俱血。血虽已止，虾瘀未清，腹膨为臌，面色深黄，瘀血化水而为臌，渗入皮肤以为黄。治以消瘀行血，理臌祛黄。

65 问：便血一证，有远近之分，其症状及治疗如何？

答：凡血从上而出者则抑之，从下而出者则举之，一抑一举，为上下失血，主要治疗之法则。故吐衄之血，必先降逆，便下之血，则宜升举。升举者，非指补中益气之谓，如开提疏发，皆属升举之类，《寿世保元》以槐角丸统治便血之证，为通俗之疗法。

然便血有远近之分，远者，血在深而离肛门远，先便后血，故名远血。近血者，血在浅而离肛门近，先血后便，故名近血。

大抵远血由中宫失守，血无所摄而下，为脾不摄血，血入大肠，即《黄帝内经》所谓"阴结下血"，黄土汤主之。黄土即伏龙肝，能温脾止血，白术、附子温阳健脾，地黄、阿胶滋阴养血。温阳而不伤阴，滋阴而不损阳，以柔制刚，以刚济柔，刚柔相济，尤氏称此方为"有制之师"。若用得当，有立竿见影之效。

而近血则有肠风脏毒之分。血清者，肛门不痛，谓之肠风；血浊者，肛门肿硬，谓之脏毒。盖肠风由外风留滞肠胃，郁而为热，热极动血，槐角丸主之，而疏风清火和血之药，亦系通治便血之方。脏毒犹如痈疽之毒，由大肠积热而成，赤小豆当归散主之，赤小豆去湿清营解毒、当归活血导热解都，湿除而热自解，热减而毒自清，而血乃止，故赤小豆当归散，为治脏毒便血之主方也。

附病案：

案一，张左，圊血经年，先便后血，是属远血，由中宫失守，使血而不行。脉象细弱，四肢清冷，非温阳不能运其脾；非滋阴不能以止其血。古人谓：阴结下血，以黄土汤主之。

案二，唐某，风热留于肠胃，以致先血后便，名曰近血。其血清而不浊，肛门亦无痛苦，是肠风便血，拟以疏风清火而止血。

案三，夏右，血浊不清，肛门肿痛，名曰脏毒，亦属近血。由大肠积热而成，利湿热和营血，赤小豆当归散主之。

66 问：尿血一证，有茎中痛与不痛之分，其故何在？治法如何？

答：膀胱与血海并地而居，尿血一症，非湿火之为殃，即气之不摄。血虽同出尿道，然有痛与不痛之分，痛者为血淋，实者为多，无痛为尿血，虚者为多。

实者，非太阳、阳明传经之热，即心经遗热于小肠，或肝经遗热于血海，均有热结之症。其血溺出，皆有淋滴不通之象，且有刺痛、割痛之感。夫太阳、阳明传经热者，为外因，取仲景桃仁承气汤，以治阳明之结热；小柴胡汤加桃仁、牛膝，以治太阳之结热。若心经遗热于小肠，肝经遗热于血海者，为内因，采导赤散加丹皮、连翘，以治心经之热；龙胆泻肝汤加郁金、牛膝，以治肝经之热。此为血淋有痛之治法。

其虚者，非脾虚气不摄血，即心血虚而火旺，抑或肺虚制节之失常，悉是虚弱之疴。其出血也，如溺长流，绝无阻滞，也无痛苦。倘脾虚之不摄而溺血者，则以四物汤为主，加参芪姜炭之属。心经血火旺而溺血者，以四物汤加黄连阿胶汤主之。肺虚制节之失常，以致溺后渗血者，以人参补肺主之。此皆虚而无痛之治法，尿血、血淋因素虽多，不外虚与实之分，若能从此研究探求，而治疗尿血、血淋之症，不无小补矣。

附病案：

案一，翁左，血溺起伏，缠绵半载，脉象虚小，苔黄质绛，心烦寐艰，口苦无味。血去营已受其伐，温盛脾胃被其遏，证属阴虚湿恋。治法颇为棘手，理阴必碍其湿；治湿必伤于阴，阴愈亏而温愈难清；湿愈滞而阴愈难复。化湿寓于养阴队中；理阴处于化湿阵内，既不伤阴又不碍湿，湿去而脾胃自和，阴足而心营自复。化湿不离乎芩连，理阴不能缺少胶地，阴平而火乃熄，火清而血自宁。

案二，江某，血淋疼痛，状如刀割，脉象弦数，舌红无苔，阴虚心火内炽，迫血下行小肠。拟以养心以清火，靖阴络以治血，心无下遗之火，溺无下行之热，溺无血淋之苦。

67 问：吐血脉大苔黄，治法如何？

答：病有虚实，药有补攻。凡病之虚者，必求之于补，病之实者，必取之于攻。攻其邪以存其正，补其正以祛其邪，毋使虚者益虚，实者益实。所以仲景有急下存阴之旨，为证实者所设也，东垣有补中益气之法，为证虚者而所立也，此乃古训之遗传，为后学所遵行。

故夫治病必分属虚属实，宜补宜攻。既不误于实证之攻，也不误于虚证之补，诸病若是，而吐血亦必如是。且吐血虽有属虚之证，然实者亦属不少，如吐血脉大苔黄是气实也，气实必生内热，内热必然生火，火旺必扰及于营，营伤络破，血从外溢。盖脉大乃气火升腾，苔黄为邪热内炽，必致血液反其常，有翻江搅海，波涛汹涌之势，故血盈碗盈盂而出。若不除暴安良，平逆定乱，惟恐其血倾吐而尽，岂不危者。急宜仲景大黄泻心汤，夺其实，除其暴，泻其火，清其热，则逆乱自平，血无涌吐之患。若谓泻心汤攻代太过，畏而不投，姑息养奸，为害非浅，因大黄能除暴安良，有调和五脏之功，为斩关夺门之将，有克敌擒寇之能，系邪实针对之方。

谚云："医贵识病，病识其真，则硝黄皆是对病良药，病识不真，则参芪皆是杀人毒品。"至于泻心汤，治疗血证之良，唐氏容川论之最详，乃作考证。

附病案：

朱某，忽然吐血，所吐甚多，脉象洪大，舌苔黄厚，大腑数日未行，胸膺多日不舒。阳明经腑俱热，热而激动阳络，血逆络破而妄行，来势甚狂而急剧。为实火之吐血，苦泄之法为宜，若能清火，泄可祛邪，邪火下降而不上冲，血乃宁而不妄行。

68 问：脉虚精神疲乏，血络久损不弭，其因何在?

答：人身之气血，流行于经络之中，脉为血之府，而脉之虚实以辨人身气血之强弱。夫脉之虚者，气血亦虚，气虚则神疲，血虚则形枯，精神必然衰败。而精神为人身之本，精神饱满，气血充盈；精神疲倦，气血亏损。

然其亏损之因，实难枚举。而血络久损不弭者，也是其中之一。凡是血络不弭，必系出血缠绵难愈之证，出血之量虽少，但经年累月，积少以成多，漏卮而难塞，则血安能不受其伐。血既虚矣，气必亏焉，而精神萎靡，形癯消瘦，唇淡无华，诸虚毕露。盖此气之虚者，由血无以养气，然血不止者，由气虚不能摄血，血从外溢，涣散无度，失其循行之道，故血外溢而不止。

此证先师主以参芪补气而摄血，加以炮姜守血而止血，血归于经，不致妄行，何患其血络久损而不弭，缠绵而不愈哉。另以别直参、鱼线膏、白芨粉、丝棉炭共研为丸，以补血络之伤，亦是止血之妙法，屡试屡效验之良方，奏效甚捷，以供参考。

附病案：

何左初诊，望色萎黄而无华，诊脉虚小而无神，吐血倏发倏愈，已越三年之久。形癯消瘦，神疲倦怠，气虚则血失统帅而血溢，血虚则气失归依而气怯。非补气不能以止其血；非养血不能以固其气，气血充盈，血恙可平。以党参、黄芪、当归、白芍、炮姜炭、藕节、女贞、旱莲、茜草根炭为方。连服十余剂，血恙次第清除，阴得阳生则血旺，阳得阴长而气足，气足则血有统领之帅，是无妄行之血，血足则气有归依之所，是无涣散之气。惟久虚之体，易骤复发，还须静摄之功，以助药物之效。

二诊复方，前药去炮姜、旱莲、茜草，加山药、茯苓、白术、枣仁，约服数十剂，后服牛乳而瘥。

69 问：左关脉象弦劲，吐血频仍不止，试说致病之因，以及治疗之法。

答：肝为藏血之脏，而脉应于左关，弦乃肝之本脉，劲为气实之征。其血频吐不止者，是气火激动肝阳，鼓血从上而出也。盖肝阳不潜，则气火不降，气火升腾，则血络不弭。络脉失弭，则血不止，急以旋覆代赭镇肝而降逆；焦栀、黄连泄肝以清火；白芍、藕节敛肝以止血；郁金、旱莲平肝以弭络，肝阳已平，气火亦熄，络无冲激裂痕乃弭，无从而来，是无吐血之患。然不能独凭于脉，必以脉证相合，治疗方能有济，若凭于脉，不审其证，如遇至虚盛候，脉弦而不劲，大而不实，为阴虚劳伤之脉，岂旋覆代赭之所宜。

先师常谓吾等曰："病有从脉不从证，也有从证不从脉，只问其证，而不切脉，则失凭依之据，若切脉而不问其证，未免挂一漏万。谚云：望问闻切不可缺一，吾愿为医者，慎勿河汉斯言。"

附病案：

邱右，脉弦苔黄，吐血频仍，两胁作痛，口苦干燥。由气火激动肝阳，鼓血从上而来，非泄肝无以潜其阳，非降逆无以止其血。拟以旋覆代赭泄肝而降逆，参以黄连、焦栀，清火以止血。

70 问：右寸脉盛，吐血不止，是属何因，治法如何？

答：血无火则不逆，火无气则不生，火动气逆，血乃逆乱，此必然之理也。大凡失血之因，乃气火之为殃，盖气为血之帅，既能使血循行有度，亦能使血妄行逆乱，其故安在？

一为正气，是属正常之气。一为邪气，乃属悖逆之气。气字虽同，邪正有别。正气有生化长养之能，邪气有侵淫损耗之害。凡属气逆而吐血者，顺其气机，降其火势，不止其血，而血乃止。

何以有右寸脉盛，血出不止焉？盖右寸之脉，为肺之所属。夫肺体法天，有华盖之称，掌清肃之令，操治节之权，为橐籥而司全身之气，宜平不宜逆，宜降不宜升。右寸脉盛者，即肺气之横逆，有升腾之势，而无下降之机，气既上升，血无不升之理，无怪乎其吐血终日而不止也。欲使血之不吐，必得右寸脉平；欲使右寸脉平，必得肺气下降，是则肃肺降逆为治此血之良规。肺气既已下降，右脉必然平伏，定无逆乱之气，亦无妄行之血，其血自然循行经络，不复吐血矣。

吴鞠通云："血症若见右脉盛者，必先治肺之说。"先师亦云："治血必先理气。"皆为有道之言也。

附病案：

王左，脉因肺热而右盛，血因气逆而上吐。肺主气，气为血帅，气逆是以血亦上逆也。咳嗽气逼，胸膺不舒，右降之令失之已久。降逆止血为斯证之法程，苏子降气乃此病之主方。

71问：月经来潮，血量过多，且无腹痛，又无血块，其理何在？试说明之。

答：经云："天地温和则经水安静。"说明人身之气血调和，冲脉无病，月事按时而下。若是冲脉受损，则摄纳无权，经水妄行，大量而去。既无腹痛之症，则非瘀滞为患；又无血结之块，亦非崩血之候。

《素问》所谓："天暑地热则经水沸溢。"为火盛血热妄行之证：其色鲜红或紫，其质稠黏而浓，心烦口渴，面赤唇干，舌降苔黄，脉象滑数。治宜清热凉血，以《女科准绳》先期汤主之。

然也有脾失统运，气虚不能摄血，而妄行者：血色淡宁清冷如水，面色枯而淡白无华，气短懒言，怔忡怯冷，肢软无力，舌质淡红，苔白而润，脉象软弱。由气虚下陷，冲脉不固，治宜固气摄血，以景岳举元煎主之。

若因烦劳过度，或由忧思郁怒，都能波及冲脉，而致月经过多不止。劳者温之，虚者补之，郁者开之，结者行之，当随其因而调治焉。

附病案：

黄左，素系火盛之躯，又嗜辛辣之物。火盛者，阴必亏而阳易亢；食辛者，胃既热而肝亦旺。血热妄行，经来如注，色红稠黏，血量颇多，脉数面颜发红，唇干口渴引饮。肝之疏泄太过，冲失摄纳之权。拟以四物汤加芩连，清火凉血之剂。

72 问：月经来潮，血量涩少，腹中疼痛，其故何在？治疗如何？

答：妇女之病，贵乎调经，经调则月事按时而下，既不太多，亦不太少。若其失调，多则为病，而少则亦为病矣。经云："天寒地冻，则经水凝泣。"此喻经水涩少不多，易成经竭经枯之候，究其主要原因，属于血虚为多然也。

其他之因素，或由痰湿阻碍气血生化之源；或由瘀滞壅塞气血流行之道；或由津液干枯而失灌溉之常，必使经隧欠通，而后月事涩少。

若色暗紫滞，少腹硬满作痛，脉象沉涩，是属瘀凝为患。宜通瘀调经，以牛膝散主之，使其瘀化新生，隧道流通而无涩少之虑。

若色淡不红，少腹绵绵而痛，脉虚无力，为血虚之所致。宜当归补血汤，增其源而流自长。

至若肥胖妇人，行经不畅，血量不多，肢倦身疲，胸脘满闷，少腹疼痛，舌苔腻厚，脉滑而弦，为痰湿阻滞之征。宜祛痰化湿，二陈加蚕、朴治之，俾以痰湿蠲除，则气血流利，经隧无壅塞之弊，潮汐无窒塞之虑。

抑有形瘪体弱，经行点滴不多，五心热灼，脉细而虚，为津液之枯涸。宜养液生津，使河津渐充，而癸水复多。

为医者，若能于此审察精详，治疗适宜，可免经枯经竭之患。

附病案：

姜右，肝血不荣而形枯，脾色不足而色悴。月经虽来，涩少不多，其血色淡而不鲜，脉象虚细无力，精神萎靡不振。冲脉失调而血滞，肝脾失和而血虚。统血之脏不健，非补气不能以生其血；非养血不能以理其冲。增其源而流自长，补其血而汐自多，归脾汤加味。

73 问：暴崩不止，治法如何？

答：暴者，突然而来；崩者，横决而来。秦天一有云，"崩如山冢崒崩"，言其血之横决莫制也。夫月经暴涌而出者，状如山岳之崩颓，故名崩血，又称崩中。以脾为中州之土，而司统血之权，所崩之血，即中州所统之血。

崩为急症，前哲有暴崩宜涩之说，诚恐出血过多，气随血脱，而致殒命。当此之时，急以独参汤送服十灰丸，既有止血之能，又有补气之功，挽回于狂澜于仓卒之间，然后当求其崩血之因，随其因而分治，亦可防其他之变。

前贤楼全善（楼英），治崩善用炭药，以血见黑即止。如香矾散，香附醋浸一宿，炒黑为炭，每一两入白矾二钱，米饮空心调服，此气滞者，用行气炭止之。他如五灵脂散，又名抽刀散，用五灵脂炒炭，每服一钱，温酒调服，此血污者，用行血炭止之。荆芥散炒黑，每服三钱，童便调下，此气陷者，用升药炭止之。若血热崩中，不问远近，用槐耳作炭，酒调服数分，此血热者用凉血炭止之。如圣散即棕榈、乌梅各一两，干姜一两五钱，同烧为炭，此血寒者，用热血炭止之。

崩血虽同，用炭虽同，而寒热行升，各有运用之妙。叶天士云："凡崩血初起，先宜止血，以塞其流，急则治其标也。血既止矣，如不清源，则滔天之势，必不可遏。热既清矣，如不端其中，则散失之阳，无以有持。"此乃治崩之要旨，司命者，应宜深思而熟审之。

附病案：

顾右，产后多胎，屡经流产，奇经八脉已受其伐，摄纳之权已失其职。崩血如注，盈蓆盈床，脉象虚小，面色无华，气虚则血失统摄，主固则血自归经，拟以补气摄血理崩法。

74 问：大崩不止，参芪不效，其故何在？

答：暴崩宜涩，久漏宜通，此乃治崩之常法，为古训之遗传。

如大崩不止，主以参芪者，是补气以止其血也，且无形之气能于生血。而崩漏之症，得参芪者应宜获效而瘥，何以大崩不止而无效？

因其药与病违，不相适合，由医诊断不明而无效，非参芪药性不良之为咎。药既不适于症，症必不应于药，况乎人参和中以补气，黄芪补气以健中，均属温补之品，为气虚之要药，在气虚不能摄血之证，投之无不奏效。若属邪热激动为崩，误投参芪，诚如火上添油，非但无功，反受其害。所以参芪不效之崩血，决非气虚之候，必属邪热为崩。非肝火之为殃，即胃热之沸腾，以肝为藏血之脏，而冲脉隶于阳明，既有肝火之鸱张，又有阳明之蕴热，岂参芪温补之所宜。

先师云："此症必有苔黄、呕吐、脉弦、头疼等症。当求苦辛泄降，和胃清肝，左金、温胆两方，并驱而进。若脉小气虚，神倦崩血不止，非参芪不为功，而苦泄之法又当禁用。为医者，能明虚实寒热之不同，则庶几病无遁情矣。故前哲有脉症贵乎合参，药病宜乎适应之训。"

附病案：

案一，石屏翁履修，善于医，令妹患崩血甚剧，邀余往诊，适余出诊未归，不及前往。翁自以补血汤与胶艾汤加味，服之无效，即煎东洋参三钱，服后崩血反而增剧，忽然呕吐频仍，势濒于危，举家惶恐，不得已专人邀余，乞为一诀。

脉象弦数，苔黄而厚，崩血颇多，面颊发红。邪热蕴结于阳明，阳明为气血两旺之乡，而气血隶于阳明，胃热沸腾，冲任受伐，血因热迫血而妄行，冲不摄血而下崩。崩血之因，不越于此，参芪助邪、胶地腻邪，均非所宜。拟以黄连、半夏合温胆汤，服后呕吐顿除，崩血渐止，连日守进，日见其瘥，后以调气血而安。

案二，1961年酷暑夏季，汪姓妇患崩，出血盈席盈床，脉细如丝，兼有烦躁不安，口渴欲饮，前医恐其血脱气溃，投以止崩益气，未见其效。请余往诊，病人已奄奄一息。诊为暴崩挟暑，即投东洋参二钱，急煎频服，次晨崩止，心烦口渴亦除，继以益气止血而安。

此证脉细如丝，为去血过多，血脱气溃之象，然烦躁口渴，为暑热内蕴之征。如单以血脱益气而治，暑热不清，激络动血，血必不止；如单以清暑而治，不固其正，必然气脱而亡。故以东洋参之甘温益气培脾，扁豆花清暑而化湿，药味虽少，而益气清暑之功兼备，收效亦佳。

75 问：久漏淋漓，治法如何？

答：久漏非朝夕而来，淋漓乃不断之状。漏下者，漏卮难塞，言其血之漫无关防，病势缓而且重也，往往由漏而成虚。漏下之重要，岂可以寻常小恙观之。

盖血生于心、藏于肝、统于脾，流行升降，灌注八脉，如环无端，处处流通，运行不息。经云："阴在内，阳之守也。气得之以和、神得之以安、毛发得之以润、经脉得之以行，身形之中，不可斯须离。"

至于经血久漏不止，其为虚也，是其主因，其为治也，胶艾参芪。然其致病之因颇多，有因冲任不能摄血者；有肝不藏血者；有脾不统血者；有热在下焦，迫血妄行者；有因元气大虚，不能摄纳其血者；又有瘀血内阻，新血不能归经而下者。当究其不同之因，以求治疗。

在冲任失职，则以理冲调任，补血汤加胶艾主之；若肝血不藏，则以敛肝止血，二至丸加连梅主之；若脾血失统，则以摄血归经，归脾汤加姜炭主之；若热迫血行，则以凉血清营，四物汤加芩连主之；若气虚不摄，则以补气摄血，独参汤主之；若瘀血障碍，则以祛瘀生新，失笑散主之。上述诸法，如能掌握筹维，则漏下治疗，思过半矣。

先师治下焦失固，瘀血内阻，经漏不止者，以辰灵丹用参芪汤送服，即愈。录此以资参考。

附病案：

大产既多，小产亦频，气血之虚，冲任之亏，从何而起，不言而知。冲脉无摄纳之权，则经漏缠绵而不愈；任脉失担任之职，则带淋漓而难清。腰脊酸疼，肾虚所致，肢力疲乏，健运不灵，脾不统血，则陷入冲脉而为漏，肾不摄纳，则下泄任脉而为带。补气养血，理冲脉以治漏下，扶脾强肾，理任脉以治带下。

76 问：妇人热入血室，其症状和治法如何？

答：血室即是胞中，又名血海，为血所居之地。热入血室，乃妇女经水适行，或适净之时，以及月事非期而至，均有邪热乘袭血室之候。其症则有寒热往来，昼则明了，夜则谵语。仲景《伤寒论》中，有热入血室三条，论之甚详，后世医家创作，均从此演进。

凡是妇人血室空虚，或不静谧，则热邪易于乘机扰动，其病在血而不气。气属阳，日为阳，气未病，故昼明了；血属阴，夜为阴，血已病，故夜央谵语。应宜清营清热，营清而热自退，热退而营自清，则热入血室之证，得治而安。

王孟英先生治疗热入血室，其法有三：

一为经水适来，因热邪陷入而搏结不利者，宜破其血结，丹参、归尾、桃仁、红花、郁金、赤芍之类。

二为经水适断，而热邪乃乘血海空虚，以袭之者，宜养阴以清热，生地、阿胶、黄芩、丹皮之属。

三为邪热伤营，逼血妄行，致经未当期而致者，宜清热而安营，白薇、青蒿、白芍、生地、丹栀芩连等等。

潜斋三法，诚为治疗此证之箴规，亦为后学所遵之法则。

附病案：

案一，汪右，经行而间发热，发热适值经行，热甚而经忽停，经停其热愈炽，烦躁渴饮，谵语喃喃。邪热窜入于营，心胃均受其伐，腹中阵阵作痛，腰部时时酸疼。瘀血留滞于内，冲任被其为病。是属热入血室之候，由邪热陷入博结，以致停经。宜破瘀以通经络，血散则经自行，谏和营以清热，营气和则热自靖，汛事即可复行，是无热入之患。

案二，叶右，潮来方净，血室空虚，发热谵语，脉细舌红，热邪乘虚而袭，扰及于营。营伤则热邪愈炽，热盛则谵语频仍，宜养阴以清热，热清谵语亦清。

案三，吴右，邪热灼烁以伤营，迫血妄行则外溢。汛期未届而潮来，冲脉无故而伐，病因热迫血窜动，营清热退血自了。

77 问：妇女倒经，是属何因及治疗法则。

答：妇女月经，名曰月信，按月而行也；又名天癸，癸属水，水性从下，水以下行为顺，故月经亦以下行为常。

何以有妄行倒经之病？良由火热熏蒸，肝气横逆，郁气不舒，怒气上冒，则血逆倒行，而从上窍出也。肝为藏血之脏，火为阳热之邪，而月经为冲脉所主，冲为血海，隶于阳明，为气血两旺之府。若值经行之期，或邪热灼烁于营，或肝气激动于冲，故血不循经以下行，反从上窍而倒出。

症情既逆，治当顺下，必使邪热无扰于营，肝气不犯于冲，血无妄行之由，倒经无从而作。然则倒经之血，与咳吐之血不同，咳血必有咳嗽相间，吐血必无经讯之行，而倒经之血，必在经行之期，伴有衄吐之血也。

先师主以四物汤，加红花、桃仁、牛膝、丹参、焦栀、丹皮、茜草根之属，破血以通络，清火而降逆，俾以血返下行，必无上逆之患，则倒经无由而来矣。

附病案：

某妇，屡次经行，吐衄甚多，脉弦而数，舌红无苔。肝火激动于冲，冲血随火上溢，血不循经以下行，反从上窍而倒出。症情既逆，逆者顺之；病因激动，激者平之。平肝清火，无使扰动于冲，顺气平逆，血无倒行之由，血能从下而排泄，吐衄随机而瓦解。

78 问：老年经水复行，如何处理？

答：经云，"妇女二七而天癸至，月事时下，七七而天癸竭，月事不行"，此为正常规律。若年至五旬以上，绝经数年未行，忽然汛潮又至，初来较少，继则渐多，其色或黑或红，俗名"老树开花"，由少而多，而致崩溃。

其致病之因，则有以下数端：非肝血之不藏，即脾血之不摄；非精过泄而动命门之火，即气因郁而发龙雷之炎，二火相煽，血乃妄行，虽似乎行经，而非行经。

究之凡此诸症，皆属虚候，非大剂固摄，则肝经所藏之血、脾经所统之血，必致一倾而空，颇有气从血脱之虑。急以安老汤，投之于未崩之前，借以补肝脾之气，气足则血不致妄行，兼以滋填肾水，以安龙雷之火。木得涵养而不鸱张，脾不受克而能健运，肝有藏血之能，脾得统血之职，何患其血不归经，而有妄行之理哉。

附病案：

余某逾花甲，绝经十年，忽然经水复行，其血之来颇多，胜于青壮之时，是属反常之象。头眩肢疲，肝脾两虚；腰脊酸重，肾水不足，肝脾肾三脏交亏，气血同时为病。补益肝脾之气，气足则血循行轨道；滋养肾之水，水足则肝无鸱张之势；肝不伐脾，脾有统血之能，肝得藏血之职，自无复行之经，亦无老树开花之象。

79 问：产后出血不止，有寒热虚实之分，治法是否相同？

答：产后所下之血，即是衃血，名曰恶露，应宜排泄。其以瘀血化，则新血自生；新血生则瘀自化，气血流行无弊，子宫收缩正常，是无产后出血不止之症。夫恶露在正常情况下，一般二旬左右，应宜完全排尽。如果逾期淋漓不断，即是出血不止，又称恶露不绝。

盖产后本属气血两虚，而出血既然不止，其属于虚，固无疑义。脉必虚小，面必无华，唇舌淡白，精神萎靡，肢力倦怠。治宜补气养血，归脾胶艾之属，此为产后出血必然之疗法，亦即产后宜温补之理。

然亦有因热实而出血者，此产后素体火旺，兼感温邪，热则逼血外溢。因产后冲任两伤，蓄血无权，邪扰于营，以致出血不止，必有发热脉数，舌绛苔黄见症。法以清营撤热，黄连四物汤主之。俾以热去而室静谧，其血自止矣。

附病案：

某妇，产后已逾一月，恶露缠绵不清。瘀滞不清，留于子宫，腹中时痛时止，发热或有或无，冲任两脉蓄血无权，邪热扰动，迫血下溢。产后之血，虽称恶露，应宜排泄，但排泄之期已过，气血必然受伤。拟以芎归汤加味，理瘀止血，血止则营气乃和，发热腹痛俱瘥。

80 问：产后胞衣不下，大出血不止，应采取何种急救之法？

答：胞衣即胎盘，胎儿娩后，胎盘经久不能产出，称为胞衣不下，古人称"息胞"。为产后危害最大的疾患，其险与难产相同，故《产育宝庆集》说，"临产莫重于催生，既产莫甚于胞衣不下"，其为产后危害，无可比喻者矣。

然其致病因素，则有初产用力困乏，或冷风相干，或瘀血凝滞，或血入胞衣，均足以胞衣不能产下。至于出血不止，而胞衣不下者，为血枯产路干涩，其危也已不待言。须知产路干涩，必得气以煦之，血以濡之，在此危重千钧一发之际，急以止血为先务，血止气谧，产路得以濡润，而不干枯，则胞衣得下。然则惟有补血汤，益气而生新，化瘀而止血，新血生而不妄行，瘀血化而不停滞，为急救之良法。

总之，胞衣不下，由于气血运行不畅，胞宫活动减弱，不能促使胞衣排出。其导致气血运行不畅之因素，则有气虚、寒凝两种，必以补气养血，温经行滞，使气足血充，寒散瘀去，则胞宫机能恢复，胞衣自下。

现代新法接生，既免难产之危害，又无胞衣不下之患，胜于旧法之接生，诚为产妇之幸福也。

81 问：产后败血攻心，其症状与治疗之法如何？

答：妇人产后二三日之间，患发热恶寒不行，狂言呼叫，奔走如驰，方书所谓，"败血攻心"，实由心脏败血所致。败血所生，斯症之因，由产后血虚，心失所养，精神紊乱，神浮志散，遂成败亡之象。

夫产后血室空虚，脏腑之血，安能有余，惟有心胞之血，以护其心。因心包血少而虚，不能保障心脏，而各经脏腑之气，直冲于心，以分取心中之血，则心包既不能内顾其心，又不能外御乎众，其内外交迫，有无可如何之势。故症状似热非热，似癫非癫，似狂非狂。亟以大补心中之血，使各经脏腑，得其所养，不再扰乱于心，则心脏泰然无事，其诸脏腑，自然安静，而所患之症，即以向安。当采傅氏安心汤出入。

附：西医血小板减少的紫癜症亦属出血之类，在中医如何认识？试申言之。

答：紫癜症乃属西医之病名，中医书籍记载较少，而其症状与斑点不同，则与紫块相似焉，所以前哲有蓝斑紫块之称。

良由邪热内炽，扰乱于营，迫血妄行，渗于肌肤，即斯症之所由来也。如牙龈口鼻以及二便有血者，甚至全身肌肉，碰之发紫，揿之则乌为此证。末期败血现象，鲜有良药以奉其生，为医者应宜法中求法，方外求方，以救垂危之候。

然则其症有虚实之分，若病之初起，于骤然者，脉数苔黄底降，面颜红赤，诸窍出血，全身乌块，药难奏效，死亡最多，急之进以犀角地黄汤，或白虎承气等汤，以冀侥幸于万一。至若因其他疾患而引起者，倏发倏愈，脉必软弱，舌质清润，面容淡白，以养荣汤加止血之品，此为营气两虚之候，延绵时日，不易奏绩耳。此症文献记载不多，而临床则常遇之，录此提出，以希后学之研究。

第二编

温病鉴别·温病方歌括评议

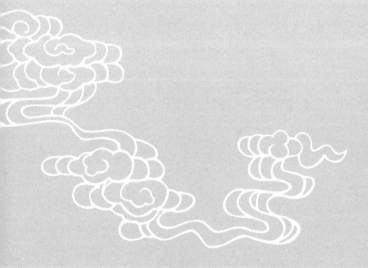

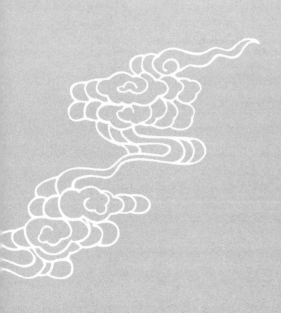

前言

余读吴氏鞠通温病条辨，恒觉理解不深，缘出把温病划出三焦路线，欲使病邪如火车之行轨道，不能有丝毫之溢出，致活病限于死条中。

先师尝谓吾等曰："温病条辨，心裁卓著之处颇多，而杜撰神传之说，亦复不少，惜哉！其瑕瑜之不分，所以后世诸家评议纷纷，要在学者，能辨媸妍，分清真伪，不受圈子之所限，择其要者而从之，斯可得矣。"

余自临床以来，运用叶薛吴王诸家治疗温热之法，从王氏清化开泄，较为得力，而叶氏外感温热篇，尤为服膺，对温病条辨之方，亦常采用，收效良多。今年春余出席省人大会议，返家时路经兰溪，适吾弟建寅任兰溪人民医院中医科之职，便道往游，见有温病条辨方剂歌括，是吾弟业余之新作，取而读之，言简意赅，易于记诵，可作初学之津梁，以助临床之实用。若能将此歌括，熟读暗诵，精思细审，统握筹维，免致岐路兴嗟，望洋深叹。

因原文未录，学者不易领悟，有鉴于斯，遂将歌括加以整理，并将条辨原文，予以摘录，取其精华，弃其糟粕，列入按语，将平时所见所闻，一一详载歌括之末。又将温热病名之鉴别，冠之于首，能以识别各种热病之性质，则可因病论证，因证立方，药从病变，操纵自如，可免寒温莫辨，表里不分。

自愧学浅才疏，经典鲜读，实践无多，水平有限，尤恐指鹿为马，极易自误、误人。至于文词之不雅，歌括之不工，因文墨短浅，药病限止，谫陋之因，实由于此。务后之学者，择其敝窦，补其未逮，诚不敢自谓尽善美也，是为序。

公元一九六一年三月

叶永清识

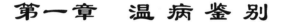

第一章　温病鉴别

一、春温与风温的鉴别

春温病因：依据《黄帝内经》冬伤于寒，春必病温的理论，前人认为冬时受寒，伏于体内，待春而发的是为春温。

风温病因：一般来说，是外受温暖之气，触而即发的疾病。

春温症状：初起头身皆痛，四肢倦怠，寒热无汗或咳嗽口渴，舌红无苔或舌苔浮白，脉举之有余，寻之或滑或数。

风温症状：陈平伯《外感温热篇》云"风温身上畏风，头痛、咳嗽、口渴，胸闷脉数，苔白为邪在表；又身热咳嗽，自汗口渴，胸闷脉数，舌苔微黄者，病在肺胃也"。

二、暑温（附暑厥、暑风、暑瘵、暑秽）

暑温病因：暑乃六气之一。《黄帝内经》曰："在天为热，在地为火，其性为暑。"《时病论》言："其时天暑地热，人在其中，感之皆称暑病。"李东垣说："暑热者，夏之令也，人或劳倦，或饥饿，元气亏乏，不足御天令之热，于是受伤而为病。"

暑温症状：

1. 气分：一开始便发热，身困汗出，背微恶寒（因汗出过多而恶寒，与表不解的恶寒不同），头痛且晕，面垢齿燥，口渴引饮，心烦恶热，烦则喘渴，静则多言，大便或秘或泻而不爽。（烦则喘渴，静则多言，张景岳解为："……汗出烦躁为喘，为大声呼喝。若其静者，亦不免多言，盖热邪伤阴，精神内乱，故言无伦次也。"）暑温脉多洪大有力，如汗多伤阴，则脉见虚象，故《黄帝内经》也有"脉虚身热为伤暑"之记载。

2. 血分：高热持续，谵语烦渴不解，继则神志昏迷，甚则发斑，或四肢痉挛。

暑从火化，转变极速，不像湿温邪那样长期羁留。凡暑邪侵入营分后，很快便波及血分，症见舌红紫降，脉象细数，若沉小有力，则是热邪深入。

按一般中医文献记载，在暑温的范围，尚有暑厥、暑风、暑瘵、暑秽等四证。兹为于识别将四证的症状治法，列表归纳于下：

病名分类	原因	主要特征	治法	例方
暑厥	暑热闭窍	猝然昏厥、肢冷、面垢齿燥	开窍、泄热、清心	牛黄丸
暑风	暑热引动内风	猝然昏倒、四肢抽搐、角弓反张、牙关紧闭	清热、息风	清营汤加羚羊角、紫雪丹、牛黄丸
暑瘵	暑热伤肺、迫血妄行	烦热、咳血、衄血、咳而兼喘	清热、凉血、清肺	清营汤去黄连佐以清络饮加丹皮茅根倍生地
暑秽	暑热秽浊、蒙蔽清窍	闷乱、烦乱、呕恶、肢逆	芬香、辟秽	六和汤加菖蒲、热甚用牛黄丸、寒者加玉枢丹

陆九芝云："喝，即暑也。受暑言喝者，以暑病属。诸伏寒，至夏至后发病之名，故曰中喝，使不相混，此仲师法也。"

吴鞠通曰："暑非汗不解，可用香薷发之，大汗不止，仍归白虎法。固不比伤寒、伤风之漏汗不止，而必欲桂附护阳实表，亦不可屡虚其表，致令厥脱也。观古人暑门有生脉饮法，其义自见。"

三、伏　暑

伏暑的病因：由于夏月摄生不慎，感受暑邪，潜伏体内，迨至秋季，复受新凉，引动潜伏暑邪所致。

邪伏膜原，而在气者，为轻而浅；邪伏于营，而在血分者，深而重。吴鞠通曰："长夏受暑，过夏而发者，名曰伏暑。霜未降而发者轻，霜已降而发者重，冬日发者尤重。"说明感邪之后，伏藏的时间，对病势的轻重，也有关系的。

何廉臣曰："伏暑之邪，古无是说，至深秋而发者，始见于王肯堂《证治准绳》，这可祢伏暑命名之开端，然有伏至来春始发之，缘中气因太泄而伤，邪热因中虚而伏。"

伏暑症状：

1. 卫分：这是新凉外袭，引发伏暑的初期，恶寒身热，肌表无汗，头痛体痛，口渴或不渴，与一般普通感冒的症状颇为相似。所有不同者，是本病到了下午热势稍重，入暮更剧，至天明得汗，则诸恙稍缓。（卫分症状，可能与不规则的疟疾相混，如经治疗，寒热渐趋定时，疟型显者，那可按照疟邪的治疗法则。）

2. 气分：如恶寒无汗等症状已解，则完全呈现暑邪本来面貌，病人体温很高，但热不寒，热甚于夜，天明得汗，身热稍轻，而胸腹之热，依然燔灼，辗转反侧，烦躁不安，渴喜冷饮，胸腹皮肤多数会出现红疹或白㾦。可能兼有肠胃症状，如或恶或呕，大便稀溏，或便秘不行等。

3. 营分：热度很高，日轻夜重，头痛而晕，两目红赤，面有油垢，四肢厥冷，而胸腹热灼如焚，心烦恶热，躁扰不宁，神识时清时昧，口中妄言，喃喃不休，口虽干而不喜饮，饮入即呕，咽燥依然，大便多秘，或解而不畅，或溏而不爽，肛门灼热，溺短赤涩。

伏暑的营分症状，来路有二：（1）起始即现营分症状，是因暑邪深伏营分，由新凉诱发，故兼有轻微的恶寒现象；（2）由气分转变而来，没有恶寒现象。

4. 血分：邪在血分，较在营分尤重。里热益炽，外热反而不高，四肢厥冷，神志昏迷，烦则狂言乱语，静则郑声独语，手足瘛疭，咬牙龇齿，呈风动痉厥之状，鼻孔干燥而焦，唇裂齿燥，或下血衄血或发斑疹。

伏暑的预后，也以由里达表，是转化的佳象。如邪热内陷，由气入营，由营入血，都应当作坏证看。

伏暑发病季节，大多数在秋季，西医的流行性乙型脑炎，也是在秋季为多。因有人认为中医的伏暑，即西医的流行性乙型脑炎。目前，对这种说法，还不能作为定论，因中医所称的伏暑，所指的范围很广泛，但流行性乙型脑炎的症状，与伏暑某些症状相同，故可以这样理解。中医的伏暑，可以包括西医所称的流行性乙型脑炎在内，这是可能的，有关这一问题，尚待今后进一步研究。

四、湿　温

湿温的病因：湿为六气之一，为重浊阴邪。至于长夏感之而酝酿成温，其来也渐，其去也迟，且其氤氲黏腻。非若寒邪之一汗即解，温热之一凉即退，故难速已。

吴鞠通说："长夏初秋，湿中生热，即暑病偏于温者，名曰湿温。"

薛生白曰："太阴内伤，湿饮欲停聚，客邪再至，内外相引，故病湿热。"

湿温症状：

1. 初期（以卫分症状为主）：

吴鞠通："头痛恶寒，身重疼痛，舌白不渴，脉细而濡，面色淡黄，胸闷不饥，午后身热，状若阴虚。"头痛恶寒是本病初起，新感客邪的现象，客邪解除，但热不寒。若身重面色黄胸痞等症，为湿温初期特征的现象。

2. 中期（包括气分和营分的症状）：

（1）气分症状：在卫分之后，便转入气分。由于湿性黏腻，能阻滞表邪的转化，所以表邪不易速解，故卫分、气分同时出现，症见寒热纠缠不清（也有初期即寒热乍作、状如疟疾、胸闷烦闷、干呕欲噎、口腻等）。当卫分症象消除，气分症状出现后，也因湿邪的阻滞，发热长期稽留，形成朝轻暮重的现象。

但是，在临床上"湿"与"热"往往有偏重的倾向，因之分析，湿与热两者孰轻孰重，是诊断中的一个主要关键，兹特申述如下：

湿邪偏重的，其形成原因：主要是由于脾土不振，不能运化湿邪所致。一般症状是：凛凛恶寒，温温发热，头目胀痛皆重，如裹如蒙（《黄帝内经》云：因于湿，首如裹），四肢酸疼，身重难以转侧，胸膈痞满，口淡或微腻，渴不引饮，饮而喜热，或竟不渴，有时自觉热盛，但挟其皮肤并不灼手，面色黄而滞，多睡眠，神识略有昏蒙，舌苔白腻，或白滑而厚，脉濡而缓，大便溏而不爽，或水泻，小便混浊不清……

热邪偏重的，其形成原因：主要由于胃热熏蒸，阳明气盛，邪热与之交并。一般症状是：发热不恶寒（即恶寒亦剧微），甚或壮热汗出不解，头晕而痛，或抽掣而痛，嘈杂似饥而欲饮，口秽喷人，口苦渴不引饮、或烦渴喜凉饮，胸腹痛满，按之灼手，面色微红、或黄赤而含油垢状，大便或秘、或下利黏垢，小便短赤，舌质尖边红赤，苔白少而黄多，或黄厚，或黄糙欠润，脉象虚数，也有弦数。

这里要附读两个问题，即战汗与白㾦问题。因为湿热留连在气分的时候，无论是湿偏重，或热偏重，常常有战汗和白㾦的发生，但须观察正邪的胜负而决定预后的吉凶。

战汗脉静身凉，神清气爽，是热随汗出，邪怯精胜，便是好转现象。如身凉脉疾，躁扰不安，是气脱险候，或汗已出而身仍热，其脉急疾而烦躁者，是精怯邪胜多死。

白㾦以色润晶莹，有神者吉，蔻白似枯骨，乏泽空壳稀散者，为气竭多凶。

（2）血（营）分症状：湿温病不从气分而解，便要进一步，窜入营分或血分。由于湿处热外，热蕴湿中，如制饴造酱，转化很慢，往往先逼留于气营之间，白㾦虽然分批发出，湿仍不能化，大便虽通，热仍不能清，致使邪热内传，及致窜入营分、血分以后，病势比在气分时，要更加严重。

湿温之邪，传入血分后症状：壮热口渴，神昏谵语，心烦不眠，或直视发痉，或撮空理线，或妄笑发厥，舌质光红，甚则深绛而干，或兼见鼻衄发斑、发疹，或上下失血等症。

实际上，在讨论血分的症状时，已包括营分的症状在内。根据前人论点，所谓血分，是病邪已波及血分的，比在"血分之气"的营分，又深一层。营分之病变，重点在手厥阴心包经，血分的病变，重点在足厥阴肝经。

（3）末期有两种转归，一为好转，一为恶化。

好转：一是身热逐渐下降，而至正常体温，或常温以下（因病后体虚之故）。二是在体温下降的同时，口中和，食欲渐恢复。三是起居安适，神清气爽，睡眠安然。

恶化：一是伤阴，大抵热邪传入营分时，多有此变，神昏痉厥，昏沉嗜睡，晕厥不语，或迷糊不清、循衣摸床、撮空理线，或口有糜点、上腭生疳。二是亡阳或然汗液大泄，或剧烈吐泻，体温或然低落，全身清冷。与此同时，神志反现不清，昏昏欲睡，冷汗津津，脉象沉微，几不可辨，呼吸微弱，亦有频频作呕者，男子囊缩，女子乳痿。三是下血，邪入血分，往往大便泻血，一般见到这样现状的，死亡很高。尤其是出血过高的，好像亡阳的情况一样，很快就会死亡。也有血液已经隐溢肠腔，未及排出，便已死亡的。

五、温　疟

温疟病因：先伤于风，而后伤于寒，或冬天感受风寒，伏藏于骨髓之中，到了夏天，为暑热之气薰蒸而成（据《黄帝内经》疟论大意）。

温疟症状：定时发作，先热后寒，热多寒少，头痛如破，骨节烦疼，心烦自汗，口渴引饮，时时欲呕。发作开始，脉象大多阳浮阴弱，热甚则转滑数，到了发寒的时候，又往往带有弦意，舌苔多黄，甚则焦黑。

诊断：以定时发作，先热后寒等症状，为主要特征。所谓"先热后寒"，一方面与一般疟疾的先寒后热，恰恰相反。另一方面程度上发热是主要的，恶寒仅是次要的现象。舌苔化为焦黑者，是热盛津伤之象。

六、瘅　疟

病因：肺中素有伏热，或阳盛或阴虚的体质，再感受了外邪，而舍皮肤分肉之间，郁而发为本病（据《黄帝内经》疟论大意）。

症状：定时发作，但热不寒，体若燔炭，手足如烙，汗出气粗，烦渴引饮，时时欲呕，脉象多数而兼弦，舌质红、苔黄而欠润，甚则干焦燥裂。

诊断：以定时发作，但热不寒等症状为主要特征。以本病但热不寒的特点，不难与先热后寒之温疟，及先寒后热之一般疟疾鉴别。舌苔干燥裂者，是津液欲竭之征。

七、风　疟

病因：《黄帝内经》载"夏暑汗不出，秋成风疟"。《医宗金鉴》认为风疟的成因："是先伤于寒，后伤于风。"由此可知，风疟是由于长夏先受阴暑，伏而未发，至秋感风而发。

症状：初起恶风自汗，头痛身疼，继则定时发作，热多寒少，热甚则烦躁，虽有汗而不易透解。初起脉多浮弦，继则不浮而弦数。初起舌苔薄白，数次发作后，则转黄色。

诊断：主要以初起时，身热恶风，自汗不解等症状为特征。本病除定时发作以外，其症状之特征，与一般风邪在表者类似，尤以初起为然。

脉搏多弦数，舌色转黄，热多于寒，是风邪化热之征。

八、暑　疟

病因： 长夏纳凉感受阴暑，暑汗不出，邪伏体内，至秋触犯新凉，发为本病。

症状： 初起恶寒壮热，寒轻热重，口渴引饮，着衣则躁，去衣则凛，肌肤无汗，必待汗出淋漓，其热始退。初起脉象多浮弦，热甚则洪大或软，舌苔黄而糙涩，甚则苔黄起刺焦裂。

诊断： 本病以壮热憎寒、暴渴引饮、苔黄糙涩，以及着衣则烦，去衣则凛等症状，为主要特征。

本病发病之初与气分伏暑颇相类似。

雷少逸论风疟与暑疟的不同点说："盖风疟之为病，寒少热多，不似暑疟恶寒壮热，或着衣则烦，去衣则凛。风疟则头疼自汗出，不似暑疟肌肤无汗，必待汗出淋漓而热始退，风疟之脉，弦而兼浮，不似暑疟，脉象纯弦，或洪或软，若此分别，投剂自合拍耳。"

脉洪大而软，舌苔深黄，焦裂起刺，是暑化燥之象。

九、湿　疟

病因： 冒雨淋漓，或汗出遍体，用冷水洗浴，或长处卑湿之地，感受湿邪，伏于太阴，偶触风寒，发为湿疟。

症状： 恶寒发热，热势不扬，微自汗出，一身重痛，肢节腿胫更甚，呕逆胀满，胸膈不舒，口黏腻或苦，大便溏泄或滞下不爽，小便赤涩。初起脉象多浮濡，继则转为弦数，舌苔初起白滑厚腻，继则转为黄色。

诊断： 本病以身热不扬，肢疲重痛，胸闷泛恶等症状为特征。

本病初起与湿温极难鉴别，待定型以后，始能确诊，且在发作期中，似与湿温及其他温病之兼湿者的症状相似。

胸闷愈甚者，湿邪愈重，舌苔变黄，脉转弦数，是从热化之象。

十、痢　疾

病因：夏秋之交，热郁湿蒸，人感其气，内犯脾胃，脾不健运，胃不消导，热挟湿食，酝酿于内，因成本病。

吴鞠通说："湿温内蕴，夹杂饮食停滞，气不得运，血不得行，遂成滞下，俗名痢疾。"

症状：痢疾的主症为里急后重，腹痛肛坠，如厕频数，下血冻及黏液，或赤白夹杂，如鱼脂脑一样。

有时有前驱症状：如四肢倦怠及水泻等，转严重者必发热。

初期粪便，似有平常屎臭，不过混有血丝、血斑及黏液，数小时或一二日后，则下带血之纯粹黏液。

血量多或鲜红或暗红，因其色红，所以称之赤痢，脓黏液量多而色白者，甚则黄白，因其色白，所以称之为白痢。

下痢次数轻，则日五六行，较重者二三十行，更重者六七十行，最重者几乎身不能离厕，所下甚微，而里急后重之苦，不堪言状。

十一、秋燥（凉燥与温燥、风寒的区别）

病因：在秋天燥金之令时，凡肌体不能适应这种变化，感受而成"秋燥"之病。燥气有两种性质，一属于寒；一属于热，因之有"凉燥"和"温燥"两种不同的类型。如秋凉气候，感受多成"凉燥"，和秋燥无雨，气候亢热，感受多成"温燥"。

俞根初说："燥凉较严冬风寒为轻，燥热较暮春风温为重。"认识了这两种的病因，不但有助于辨认症状，而且也能作为选用方药的依据。

症状：为了便于辨认凉燥、温燥两类不同症状，列表如下。

凉燥	温燥
症状：初起头痛、身恶寒无汗，鼻鸣而塞、状类风寒、惟唇燥咽干、干咳连声、胸满气逆、两助窜痛、皮肤干疼、舌苔白薄而干、扪之戟手	症状：初起头痛、身热干咳无痰、痰稀而黏、气逆而喘、咽喉干痛、鼻干唇燥、胸满助痛、心烦口渴、舌苔白薄而燥、边尖俱红

秋燥是属于新感性的一种疾病，但既不同于风寒伤感，又不同于内伤燥证，也不同于一般温病。

凉燥与温燥在性质上虽有不同，但都首先犯肺脏，这是因为燥邪伤耗肺津所致。

凉燥，除一般感邪症状外，余皆肺燥缺津之象；温燥肌肤灼热而少恶寒，其伤津之象更较显著，从烦渴喘燥苔，可以理解。

唇燥咽干是燥气伤于内；皮肤干痛，是燥气伤于外。这是外界气候失调，影响机体所致，属于肺气伤而津液不能敷布之象。肺津伤则气失所涵而上逆，故喘逆干咳，肺燥而气痹不通，故有胸胁满胁痛现象。

诊断：秋燥的苔脉特征，苔的特征，已如上表所示，至于脉象的特征，如俞根初说："燥症多细涩，因有兼症变证，虽见虚数浮大等兼脉，但重按则无不细涩也。"

俞氏关于脉象的体会，这是他临床经验的积累，脉如丝、沉而微软、涩脉延缓，往来极难。是津伤气结之证，燥邪在气，必有浮火，燥邪伤血，必兼虚数。

凉燥与风寒的区别，其新感症状与风寒相似，但凉燥特有唇燥咽干，两胁窜痛，舌苔白干，扪之戟手。

	凉燥	风寒
1	新感者是凉燥之气	新感是风寒之气
2	燥气劫夺太阴（手）之津，故干咳而两助串痛，胸漫气逆，皮肤干痛	风寒郁遏太阳之阳，故肌表紧束，头痛体痛较重

（续表）

	凉燥	风寒
3	初期即现唇燥，咽干舌苔干燥等一派燥像	舌淡口和，苔白薄、望之湿润
4	脉搏多细而涩或带弦象	脉象多浮而兼紧
5	病理较长，初起时津气即现干燥，化热后伤阴尤甚	病程甚短，治疗得宜，则不致化热伤津

温燥与风温之区别：（1）温燥，多见于深秋，风温多见于冬。（2）温燥多见胁痛，风温少见胁痛。（3）温燥少见逆传，风温易见逆传。（4）温燥脉见细涩，风温脉见浮数。

凡燥之伤人，首先入肺，初在气分，甚则入血，或伤络脉。如初起恶寒发热，咳嗽，唇燥咽干，口渴不引饮，胸痛舌白燥，或如砂扳，此邪伤肺气。如邪移大肠，甚则苔干而降，胸痛不能转侧，咳逆甚而血溢，或口舌糜烂。以上俱属伤及血分，连及络脉的症状，至于逆传心包的神昏谵语，则不若风温之速而易死。

十二、冬　温

病因：本病的形成，不外乎气候与体质两个方面。如雷少逸说："冬温者，冬应寒而反温，非其时而有其气，人感之而即是病也。劳力辛苦之人，动作汗出，温气乘袭，多在于里。"

冬令非时之暖，是为阳不潜藏，冬应寒而反温，阳气外泄，而失正常收藏之职，人体正气如有亏损，亦如有泄无藏，则易感外邪。经云："邪之所凑，其气必虚。"又云："正气内存，邪不可干。"具可说明，机体须能适应外界环境之变化，方不致病。从雷氏所说，劳力汗出，与阴虚内损之人，均易感受冬温，这是说机体如有弱点，邪易乘虚而入。但因体质不同，而反应在症状方面，也有程度上的差异，在表者则须散邪，在里者须顾阴而散邪，亦为中医对待疾病之整体观点。

症状及诊断：冬温症状的临床分类，也不越温病的体系，卫、气、营、血，四个类型。

卫分症状：初起头痛无汗，恶寒发热，口渴鼻干或鼻塞流涕，咳嗽气逆，咽干痰结，舌苔由白而黄。

冬温虽与伤寒在同一季节发生，且邪在卫分时，亦见发热、头痛、无汗等，与伤寒同样之症状，因此，必须辨别清楚。

伤寒可见头项强痛，而冬温则无。冬温有口渴鼻干，咽干痰结等症，而伤寒则无。但先感温邪，又感寒凉，也有见鼻流清涕，咳嗽等症的。然而冬温则脉见多浮数。

气分症状：汗出热不解，口渴恶热，咳嗽胁痛，脉滑数，舌赤苔黄且燥；或烦热大渴，面赤咳嗽，脉数或洪，舌苔黄糙尖赤；或烦躁不安，谵语便秘腹满，舌苔黄而干燥，脉弦或伏。

汗出热不解，是但热而不恶寒，表邪虽罢，渐向里传（卫—气—上焦的传变）。所以口渴咳嗽不除，烦热大渴脉洪，这是阳明气热之象，说明邪已转入阳明气分。烦躁谵语，腹满便秘，全系阳明腑证之象。此谵语与邪入心包有别，因脉见弦而不滑实，加腹满据按，即可舍脉从症，益以增液之品。

营分症状：表热不扬，里热内炽，烦躁少寐，谵语神昏，斑疹隐约，脉弦而数，舌降苔黄燥。

由于气分不解，则转入营分，从有口渴亦不思饮，如气分之邪不净，苔现黄白，须透营泄热，因邪在肺胃之间。

血分症状：烦躁神昏，谵语舌绛，斑色紫点，脉数或促；或舌绛而干，斑疹隐现，神迷或善笑，寻衣摸床，撮空理线，手足振颤，脉细数或弦细见促。

上述症状，前属实属血热，非凉血清热，则万无生理。后属虚是热极阴虚，阳动化风，血虚不能濡润养筋脉，而虚风内动，非火邪肝亢之风，须育阴养血，介类潜阳，到此已入险境。

此外，更有伏暑证，虽多发于秋令，但也有至冬而发者。冬月发者，则病邪尤重，中医称为伏邪，与冬温新感不同，开始即壮热头疼，咳嗽烦渴，无汗恶风，或自汗恶热，或咽痛下利，口干舌燥，或目赤便脓，或肢厥烦闷，神昏谵语。

伏暑与冬温不同，伏暑邪自发，即见高热，且易内陷。

第二章 温病方歌括评议

以温病条辨之方剂，编成歌括，并采诸家之经验，使各种热病的性质和方剂有了一个概念性的认识，不但可以掌握它的症状变化，而且更能知方剂配伍的奥妙，在治疗中可以因病处方，因证立法，药随病变，毋使以药试病也。

一、温病条辨卷一

上焦篇

【风温 温热 温疫 温毒 冬温】

《温病条辨》原文（一）：温病者，有风温、有温热、有温疫、有温毒、有暑温、有湿温、有秋燥、有冬温、有温疟。

叶永清按：分条详辨，似属很清，但观诸家评语，也有不合经文，也有自条自辨之误。吴氏意欲把病情分为详细，竟致愈细而愈乱，学者宜当领悟焉。陆士谔评："疫证不得与温热同治，当以吴又可，余师愚两家为正鹄。"沈辛甫评："鞠通混疫于温，实为无识。"真确论也。陆士谔又评："暑温名目最属不通，夫和煦之气曰温，亢热之气曰暑，既暑矣，何至于温？鞠通当亦哑然自笑。"

叶永清又按：士谔既知暑属亢热之邪，何以致温为和煦之气。吾谓暑为亢热之邪，温为发热之候，而以暑温命名，是无不通之理。

《温病条辨》原文（二）：凡病温者，始于上焦，在手太阴。

叶永清按：此节乃叶天士，温邪上受，首先犯肺之说，盖叶氏指外感温病而言。风为百病之长，而无定体，如天时寒冷，则风从寒化，而成伤寒。天时温暖，则风从热化，而为温病，凡温邪上受，必先犯肺，故有咳嗽。而吴氏谓一切温病，皆先伤肺，岂不谬哉。陆士谔云："冬温、春温、夏暍、秋燥，症系暴感，谗始于上焦耳，若此等界限不清而强欲划界以限病，未免动手即错矣。"此条劈头就是"凡温病者，始于上焦，在手太阴"十二字，不但印定后人眼目，且为病邪划定路线，不许丝毫错误，必无是理。王孟英曰："温热之究三焦者，非谓病必上焦始，而渐及于下也，伏气自内而发，则病起于暑有之，胃为藏垢纳污之所，湿温、疫毒病起于下者有之，暑邪挟湿者，亦犯中焦；又暑属火，而心为火脏，同气相求，邪极易犯，虽始于上焦，亦不能必其在手太阴一经也。"

《温病条辨》原文（三）：太阴之为病，脉不缓不紧而动数，或两寸独大，尺肤热，头痛，微恶风寒，身热自汗，口渴，或不渴，而咳，午后热甚者，名曰温病。

叶永清按：鞠通自注有"伤寒之恶寒，太阳属寒水而主表，故恶风寒。温病之恶寒，肺合皮毛而亦主表，故亦恶风寒也。太阳病则周身之阳气郁，故身热；肺主化气，肺病不能化气，气郁则身亦热也。太阳自汗，风疏卫也；太阴自汗，皮毛开也，肺亦主卫。渴，火克金也。咳，有肺气郁也。午后热甚，浊邪归下，又火旺时也，又阴受火克之象也"。根据上述病情，既知肺气受邪化火，阴虚火旺为病，岂桂枝之所宜也。窃谓欲借仲景之余气，以张大其阀阅耳。

《温病条辨》原文（四）：太阳风温、温疫、冬温，初起恶风寒者，桂技汤主之；但恶热、不恶寒而渴者，辛凉平剂银翘散主之。温毒、暑温、湿温、温疟不在此例。

桂枝汤：桂枝六钱、芍药二钱、炙甘草二钱、生姜三片、大枣二枚。

方解：以桂枝为君，味辛性温，功能解肌发表，温通卫阳；芍药为臣，味酸性寒，功能和营敛阴。所以桂枝君芍药，为发汗中寓敛汗之意；芍药臣桂枝，乃和营中有调卫之功。他如生姜味辛，可佐桂枝以解肌泄邪；大枣味甘，可佐芍药以和营益阴；甘草性味甘平，调和诸药，有安内攘外之能。

歌诀：太阳为病桂枝汤，芍草桂枣与生姜；恶风恶寒营卫弱，无寒但热不宜尝。

辛凉平剂银翘散：连翘一两、银花一两、桔梗六钱、薄荷叶六钱、竹叶四钱、生甘草五钱、荆芥穗四钱、淡豆豉五钱、牛蒡子六钱。

方解：以银花、连翘、竹叶辛凉撒热；荆芥、豆豉芳香散热；牛蒡、薄荷、桔梗、甘草宣肺清热，散结除风，利喉解毒。此方之妙，预护其虚，纯然清肃上焦，不犯中下，无开门揖盗之弊，有轻以祛实之能。

歌诀：太阴温病是何形，但热无寒渴饮频；平剂银翘甘桔共，牛蒡豉竹薄荷荆。

叶永清按：此条自注中，谓按仲景伤寒原文，太阳病但恶热不恶寒，而渴者，名曰温病，桂枝汤主之。王孟英说："吴氏肆改经文，今通查伤寒论，却未见此数语。鞠通自谓跳出伤寒圈子，而又不觉已入嘉言套中（因嘉言曾谓仲景治温病用桂枝汤，以示微发于不发之意），又不甘为人下，窃取圣训，而不自知诬贤误世之罪，亦可慨已。"汪谢诚曾言："鞠通发愤着书，功已不细。士雄存瑜去瑕，鞠通净友也。"王孟英曰："夫鞠通既宗叶氏，当详考叶氏论案以立言，如《指南温热门》第三案云：温邪上受，内入于肺，肺主周身之气，气窒不化，外寒似战栗，其温邪内热必从热化。《风温门》第五条云：风温入肺，气不肯降，形寒内热，乃愤郁之家，用药皆是辛凉轻剂。至《幼科要略》，论三时伏气外感，尤为详备。于春温证，因外邪引动伏热者，必先辛凉以解新邪，自注用葱豉汤。垂训昭然，何甘违悖，意欲绍述仲圣乎？则祖上之门楣，不可夸为自己之阀阅也。"尤在泾曰："温病伏寒变热，少阴之精已被劫夺，虽有新旧合邪，不得更用桂枝汤助热，而绝其本也，岂吴氏皆未之闻也。"

总之，《伤寒论》中桂枝汤，原为太阳而设。鞠通用手太阴风温、温热、温疫、冬温等证，虽有初起恶风恶寒症状。但桂枝辛温解肌，与太阴温热，有所不当，确为《温病条辨》中之一大疵也。

《温病条辨》原文（五）：太阴温病，恶风寒，服桂枝汤已，恶寒解，余病不解者，银翘散主之；余证悉减者，减其制。

叶永清按：医之治病，掌握轻重缓急，为收效之关键。吴氏所谓减其制者，深得轻重缓急之意焉。

《温病条辨》原文（六）：太阴风温，但咳，身不甚热，微渴者，辛凉轻剂桑菊饮主之。

桑菊饮：杏仁二钱、连翘一钱五分、薄荷八分、桑叶二钱五分、菊花一钱、桔梗二钱、生甘草八分、芦根二钱。

方解：此辛凉宣透之方，取桑叶、菊花者，桑得箕星之精，箕如风，风气通于肝，故桑叶善于平肝风、且芳香有细毛，横纹最多，故亦走肺络、而宣肺气；菊花晚成，芳香味甘，能补金水二脏不足，也有平肝清火之功能；复以杏仁等味以理嗽，清热解渴，使肺有宣化，病可随药而瓦解。

歌诀：轻剂辛凉解表方，咳而身热颇相当；杏仁桑菊兼甘草，桔梗芦根翘薄裹。

叶永清按：桑菊饮方虽平淡，理法甚通，方药轻灵，用之汤当收效甚捷。《指南风温门》第五条云："风温入肺，气不肯降，形寒内热，乃愤郁之象。"其用药皆是辛凉轻剂，盖愤郁之形寒与外邪之恶寒，大有区别，学者宜当着眼。圣人不忽于细，必谨于微，为医者于此等处，尤当加意焉。

《温病条辨》原文（七）：太阴温病，脉浮洪，舌黄，渴甚，大汗，面赤，辛凉重剂白虎汤主之。

白虎汤：生石膏一两、知母五钱、生甘草三钱、白梗米一合。

方解：白虎清热解渴，热退则津液不受其逼迫，而汗自止，真有虎啸风生，恶热者金飙退热之妙。

歌诀：重剂辛凉白虎汤，脉洪身热渴而烦；石膏知母甘和米，虎啸风生热自凉。

叶永清按：白虎有三禁，脉不数、口不渴、汗不出，不得用白虎，如果确系阳明经热者，用之立竿见影之效。若用之不当，祸即旋踵，应手而效固多，应手而败者不少，此乃不识三禁之害之咎。如挟阳明腑实者，则有宣白承气，较为适宜。

《温病条辨》原文（八）：太阴温病，脉浮大而芤，汗大出，微喘，甚至鼻孔扇者，白虎加人参汤主之；脉若散大者，急用之，倍人参。

《温病条辨》原文（九）：白虎本为达热出表，若其人脉浮弦而细者，不可与也；脉沉者，不可与也；不渴者，不可与也；汗不出者，不可与也；常须识此，勿令误也。

白虎加人参汤，即前方加人参三钱。

方解：汗涌鼻煽脉散，阴虚而卫不固，化源欲绝之微，从白虎退阳邪，人参扶正气养液，为救化源欲之妙法。

歌诀：化源欲绝最堪虞，邪去阴生喘汗除；白虎退阳参养正，脉如散大倍人参。

叶永清按：用白虎加人参汤主要关键，在于脉象散大。若是脉洪数加参，则有留邪为患，以治热病津伤，更为妥当。余近年来，采用王氏之法，所治甚多，收获不少。此症热势炽甚，有津涸液耗之虞，故用人参养阴。若曰固正阳，是以火济火矣，人参岂补阳之药乎？而王氏孟英，改用西洋人参，真得其奥矣。

《温病条辨》原文（十）：太阴温病，气血两燔者，玉女煎去牛膝加元参主之。

玉女煎去牛膝加元参、熟地易生地：生石膏三两、知母四钱、元参四钱、麦冬六钱、生地六钱。

方解：以麦冬、石膏、知母清气分之炎；以生地、元参清血分之热。气血兼顾，庶毋偏胜之弊。

歌诀：气血两燔玉女煎，去膝加元法更全；熟地易生清不腻，石膏知母麦冬偕。

叶永清按：本方去牛膝加元参，改熟地为生地，因牛膝性能下趋，不合太阴证之用，熟地滋腻，有助邪为杰之患。如此灵活变通，堪称老手，此由临床实践中所得之经验也。

《温病条辨》原文（十一）：太阴温病，血从上溢者，犀角地黄汤合银翘散主之。有中焦病者，以中焦法治之。若吐粉红血水者，死不治；血从上溢，脉七八至以上，面反黑者，死不治；可用清络育阴法。

叶永清按：太阴温病出血，应辨证立方，不得以犀角地黄汤、银翘散两方为尽事。例如，有肺炎气管炎之出血，心胃之火上炎，动络而出血，况乎阳络为病而出血，责之于胃，均当辨别论治。至于吐粉红血水，乃是阴虚真元败极之候，必属阴虚久病兼感温邪者。若是身体强壮，骤然发病者，是无此种血证也。至若脉来七八至者死，脉浮吐衄无功之意耳。

《温病条辨》原文（十二）：太阴温病，口渴甚者，雪梨浆沃之；吐白沫黏滞不快者，五汁饮沃之。

雪梨浆：以甜水梨大者一枚，薄切，新汲凉水内浸半日，时时频服。

歌诀：心烦口渴雪梨浆，薄切鲜梨浸水凉；频饮生津兼养阴，清而不腻救阴伤。

五汁饮：梨汁、荸荠汁、鲜芦根汁、麦冬汁、藕汁或用蔗浆。

歌诀：白沫稠黏胃火成，须知脾饮不同因；藕荠苇麦梨鲜榨，五汁甘寒效最神。

方解：甘寒养液生津，能倏热除烦。凡温邪伤阴，津枯热耗者，得此饮如同金浆玉液，枯木逢生。

叶永清按：温邪内蕴，肺胃受伐，肺失敷布之司，胃失清和之气，聚液成沫，频频而吐。以鲜冬瓜瓤四两，热水煎水频服即止，其效如神，若兼口渴者，可加活水芦根一两同煎。若是脾虚不能摄津而吐白沫者，则以参芪补气，以摄其精微，与肺胃失宣而吐白沫者，大有天渊之别。一由温邪灼烁而吐白沫；一由脾虚不摄而吐沫，既有不同之因，治疗亦当各异。

《温病条辨》原文（十三）：太阴病得之二、三日，舌微黄，寸脉盛，心烦懊侬，起卧不安，欲呕不得呕，无中焦症，栀子豉汤主之。

栀子豉汤：栀子五枚、香豆豉六钱。

方解：病在上焦膈中，在上者，因而越之。故取涌之以栀子，开之以香豉。

歌诀：太阴为病二三天，懊侬心烦卧不安；欲呕不能汗未汗，豉开栀涌越之痊。

叶永清：栀子豉汤为清烦解浊之方，非涌吐上逆之剂。为治虚烦懊侬而立，非治实烦壅滞之汤，为误治后，救偏补弊而设，非发病期间，导壅消滞可施，为表里双解开展上焦之需，非邪热郁结中下两焦可用。

《温病条辨》原文（十四）：太阴病得之二三日，心烦不安，痰涎壅盛，胸中痞塞，欲呕者，瓜蒂散主之，虚者加参芦。

瓜蒂散：甜瓜蒂一钱、赤小豆二钱、山栀子二钱。

方解：此条与上条有轻重之分，有痰与无痰之别。上条用栀子豉汤快涌膈中之热，此条以瓜蒂散急吐胸中之痰，恐其邪入包宫而成痉厥也。瓜蒂、栀子之苦寒，合赤小豆之甘酸，所谓酸苦涌泄为阴，亦在上者，因而越之之方也。

歌诀：痰涎壅盛窒胸中，欲呕心烦吐又无；瓜蒂散方栀子豆，虚人还得人参芦。

叶永清按：瓜蒂散方中的栀子宜生用，生者涌吐之力较强。凡瓜蒂皆苦，如遇酒肉饱食之人，卒然昏厥，不省人事，或胸中壅塞，难言其状者，可用瓜蒂一两（用全蒂）煎汤灌入，得吐即苏，此法使用较多，效亦显著。

《温病条辨》原文（十五）： 太阴温病，寸脉大，舌绛而干，法当渴，今反不渴者，热在营中也，清营汤去黄连主之。

清营汤去黄连：犀角三钱、麦冬三钱、银花三钱、生地五钱、丹参二钱、连翘二钱、元参三钱、竹叶心一钱。

叶永清按：温病发热，热则口渴，必然之趋势。今寸脉大，舌绛而干，反而不渴饮，盖两寸为心肺之所主，其脉大为病势进展，转瞬即至，急以清热清营，可免干竭之虑。若发热舌腻，口不渴者，不在此例，定有痰湿交互其中，故无渴饮也。

《温病条辨》原文（十六）： 太阴温病，不可发汗，发汗而汗不出者，必发斑疹；汗出过多者，必神昏谵语。发斑者，化斑汤主之；发疹者，银翘散去豆豉加细生地、丹皮、大青叶，倍元参主之。禁升麻、柴胡、当归、防风、羌活、白芷、葛根、三春柳。神昏谵语者，清宫汤主之。牛黄丸、紫雪丹、局方至宝亦主之。

化斑汤：石膏一两、知母四钱、生甘草三钱、元参三钱、犀角（水牛角代）二钱、白粳米一合。

方解：斑为阳明证，昔人均以白虎汤治发斑，于白虎汤中加犀角、元参，名曰化斑汤，此热浮于内，治以犀角之咸寒，加元参消散热壅之毒邪，其功更倍。

歌诀：化斑汤内石知甘，犀角元参粳米煎；汗出无由斑毒发，热淫于内治咸寒。

银翘散去豆豉加细生地、丹皮、大青叶，倍元参：即银翘散去豆豉，加细生地四钱、大青叶三钱、丹皮三钱、元参加至一两。

方解：疹形红点高起，与麻疹痧相类，系血络中病，故主以芳香透络，辛凉解肌，甘寒清血也。

歌诀：斑肌疹络要分明，红点高浮是疹形；平剂银翘去香豉，加丹青地倍元参。

清宫汤：元参心三钱、莲子心五分、竹叶卷心二钱、连翘心二钱、犀角尖二钱、连心麦冬三钱。

方解：咸寒甘苦均能清泄膻中，凡心有生生不息之功能。心能入心，清秽去浊之品，能充心中生生不已之生气。元参味苦属水，补离中之虚；犀角灵异味咸，辟秽解毒；莲心甘苦，倒生根，能使心火下通于肾，使肾水上上潮于心；连翘象心，能退心热；竹叶心锐，通窍清火；麦冬心能散心腹之结气。

歌诀：清宫汤内用诸心，膻中秽浊立时清；莲心翘冬元参共，咸寒犀角效如神。

安宫牛黄丸：牛黄一两、郁金一两、犀角（水牛角代）一两、黄连一两、硃砂一两、山栀一两、雄黄一两、黄芩一两、梅片二钱五分、麝香二钱五分、珍珠五钱、金箔为衣。

方解：芳香化秽浊而利诸窍，咸寒保肾水而安心体，苦寒通火府而泻心阳。牛黄得日月之精，通心主之神；珍珠得太阴之精，而通神明；合犀角咸寒解毒除邪，补水救火；郁金乃草之香、梅片乃木之香、雄黄乃石之香、麝香乃精血之香，合四香以为用，使闭锢之热邪温毒深藏厥阴者，一齐透出，邪秽自清，神明乃明；黄连泻心火、栀子泻心与三焦之火、黄芩泻胆肺之火，使火邪随诸香而散；硃砂补心体泻心用，合金箔坠痰而镇固。

歌诀：神昏谵语主安宫，犀角黄连中郁同；梅片硃珠栀子共，为衣金箔腊丸封。

紫雪丹：滑石一斤、石膏一斤、寒水石一斤、磁石二斤、羚羊角五两、木香五两、犀角（水牛角代）五两、沉香五两、丁香一两、升麻一斤、元参一斤、炙甘草半斤、朴硝二斤、硝石二斤、辰砂三两、麝香一两二钱。

方解：诸石利水火，而通下窍；诸香化秽浊，而通上窍，使神明不致坐困于浊邪而终不克复其明也；磁石、元参补肝肾之阴而上济君火；犀角、羚羊泻心肝之火，以解毒除邪；甘草和诸药而败毒；丹砂补心体以镇静。诸药皆降，独用一味升麻，盖欲降先升也。诸药用气，硝石用质者，以其水咸结成，性峻而易消，泻火而散结也。

歌诀：紫金犀羚兼滑寒，沉丁磁木草升玄；朴硝硝石辰砂麝，辟秽清心自古传。

局方至宝丹：犀角（水牛角代）一两、硃砂一两、琥珀一两、玳瑁一两、牛黄五钱、麝香五钱。以安息香重汤燉化，和诸药为丸，一百丸，蜡护。

方解：此方会集各种灵异，皆能补心体、通心用，除秽邪、解毒结，共具拨乱反正之功。

歌诀：解毒除邪至宝丹，麝犀硃玳珀牛黄；安息重燉汤化入，为丸蜡护好收藏。

叶永清按：自化斑汤至至宝丹，此六方各有专能，各有所用。如化斑汤与加减银翘散，一治阳明肌肉之斑；一治血络热淫之疹。又如清宫汤与安宫牛黄丸，一治膻中秽浊之邪；一治厥阴温毒之邪。又如紫雪丹与至宝丹，一为宣通上下诸窍，使心脏不被浊邪所困，而复其神明；一为拨动反正之功，使心脏不受热邪所害，而复其体用。此数方之区别，真有毫厘千里之出入，在临床上使用时，须对证斟酌施治可也。但珍珠重镇，犀角通灵，病在神昏谵语，投药极宜审慎，究竟是邪入心包，是阳明谵语，亟须辨别。倘病在阳明，误投此种镇重辛窜药物，惟恐开门揖盗，一举而送入心包，不可救药矣。所以陆氏九芝有，"阳明为温病之薮"的说法，忌用珠黄犀麝等品。

《温病条辨》原文（十七）：邪入心包，舌蹇肢厥，牛黄丸主之，紫雪丹亦主之。

叶永清按：凡病涉于险途，处方应宜审慎。如舌蹇肢厥，必须辨别发于何经，确是心包为病，牛黄、紫雪是无疑义。如或阳明为病，必须清泄阳明经腑之邪。又如神昏谵语，也有心包与阳明为病，若无清醒之时，且熟人尽都不识，则是心包为病。如或时清时糊，虽谵语而熟人尚能认识，则是阳明为病，必须腹胀便秘之见症。

《温病条辨》原文（十八）：温毒咽痛喉肿，耳前耳后肿，颊肿，面正赤，或喉不痛，但外肿，甚则耳聋，俗名大头温、虾蟆温者，普济消毒饮去柴胡、升麻主之，初起一二日，再去芩连，三四日加之佳。

普济消毒饮去升麻、柴胡、黄芩、黄连：连翘一两、薄荷三钱、马勃四钱、牛蒡子六钱、荆芥穗三钱、僵蚕五钱、元参一两、银花一两、板蓝根五钱、苦桔梗一两、甘草五钱。

方解：此方轻可去实之法，以马勃、僵蚕、银花，化其清气；以薄荷、桔梗、荆芥、连翘、甘草，疏化解毒。除升麻者，升散太过；除芩连者，因初起病邪在外，尚未入里，不得用里药。

歌诀：原方普济去升柴，初起芩连亦勿加；翘薄板蓝参草桔，马牛荆芥并银花。

叶永清按：普济消毒饮，乃是通俗之方。凡是风热壅遏，以致络气不通，头面肿疼者，均可使用。如病重毒甚者，可加玉枢丹外涂内服，或六神丸亦可吞服。陆士谔评议：鞠通畏升、柴之升腾飞越，一并除去。虽加牛蒡、马勃，而上焦之温毒，何从宣泄？此方之升麻、柴胡犹之画龙点睛，精神全在于此点。畏其升腾，少用可也。叶意：升麻有消风解毒之功，少用则毒邪从外消散，免致内患，且有银花、元参、板蓝根钳制，少数升麻决不致偾事。但柴胡应宜去掉，恐其劫夺肝阴也。

《温病条辨》原文（十九）：温毒外肿，水仙膏主之，并主一切痈疮。

水仙膏：水仙花根，不拘多少，剥去老赤皮与根须，入石臼捣如膏，敷肿处，中留一空一孔出热气，干则易之。以肌肤上生黍米大小黄疮为度。

方解：水仙花得金水之精，隆冬开花，味苦微辛，寒滑无毒。苦能降火败毒、辛能散邪热之结、寒能胜热、滑能利痰。其妙用全在汁之胶粘，能拔毒外出，使毒邪不致深入脏腑伤人也。

歌诀：疮痈温毒痛难当，退肿消炎绝妙方；水仙花根称第一，去皮捣烂敷而康。

叶永清按：水仙花根能损伤皮肤，三黄二香散能保护皮肤，采取两方合用，既能消肿毒而止痛，又不损坏皮肤，可称两全之法也。

《温病条辨》原文（二十）：温毒敷水仙膏后，皮间有小黄疮如黍米者，不可再敷水仙膏，过敷则痛甚而烂，三黄二香散主之。

三黄二香散：黄连一两、黄柏一两、生大黄一两、乳香五钱、没药五钱。

方解：三黄取其峻泻，诸火而不烂皮肤；二香透络中余热而理痛。

歌诀：仙膏敷后发黄疮，过遏皮肤起溃疡；急用三黄二香散，柏连乳没共军黄。

叶永清按：此方宜于红肿之痈疮，若只肿而皮色不红者，非此所宜也。

《温病条辨》原文（二十一）：温毒神昏谵语者，先与安宫牛黄丸、紫雪丹之属，继以清宫汤。

叶永清按：凡是热邪扰乱神明，神昏谵语之证，珍珠重镇、犀角通灵、牛黄化痰、麝香通窍，均可随诊斟酌试用，不独温毒为然也。

【暑温】

《温病条辨》原文（二十二）：形似伤寒，但右脉洪大而数，左脉反小于右，口渴甚，面赤，汗大出者，名曰暑温，在手太阴，白虎汤主之；脉芤甚者，白虎加人参汤主之。

叶永清按：暑之为病亦由浅入深，不得以白虎而尽事，起首用参，惟恐不妥，还须慎重为宜。如经过辛凉药物治疗而出现上述症状者，方可使用白虎加人参汤。《叶香岩三时伏气外感篇》中引用了明末清初医家张风逵的一句名言："暑病首用辛凉，继用甘寒，再用酸泄酸敛。"可称要言不烦矣。

《温病条辨》原文（二十三）：《金匮》谓，太阳中暍，发热恶寒，身重而疼痛，其脉弦细芤迟，小便已，洒然毛耸，手足逆冷，小有劳，身即热，口开，前板齿燥。若发其汗，则恶寒甚，加温针，则发热甚，数下，则淋甚。可与东垣清暑益气汤。

清暑益气汤：黄芪一钱、黄柏一钱、麦冬二钱、青皮一钱、白术一钱五分、升麻三分、当归七分、炙甘草一钱、神曲一钱、人参一钱、泽泻一钱、五味子八分、陈皮一钱、苍术一钱五分、葛根三分、生姜二片、大枣二枚。

方解：虚者为宜，实者禁用，汗不出者亦禁用也。而方中无清暑之药。

歌诀：清暑益气术归芪，甘麦人参五味陈；苍术葛根姜柏枣，青皮神曲泽和升。

叶永清按：中暍是夏天的暑热病，夏天炎热多汗，人身气液易耗，因此中暍的脉症常显出虚弱的现象。治疗上应宜照顾津液，应取甘寒生津保肺，固阳益阴为法。又夏令湿热交蒸，暑病每挟湿邪，治法又当表散微汗，以祛湿邪。能认暑热与暑温之别，胸有成竹，庶不致误。

又按：本条中"若发其汗，则恶寒者，加温针，则发热甚者，数下，则淋甚"，因为汗则伤阳，下则伤阴，温针则以火济火，故设此三禁，以免病情恶化，学者宜深深体会焉。

又按：方名清暑益气汤，不知鞠通之意何在？还须进一步讨论。王孟英也有清暑益气汤，此方配伍较为妥贴，在临床易于使用。附方于下：北沙参、麦冬、知母、甘草、黄连、鲜石斛、西瓜翠衣、绿豆衣、粳米。

《温病条辨》原文（二十四）：手太阴暑温，如上条证，但汗不出者，新加香薷饮主之。

新加香薷饮：香薷二钱、银花三钱、鲜扁豆花三钱、厚朴二钱、连翘二钱。

方解：取厚朴、香薷之辛温，以解外感时邪；以银花、连翘、扁豆花清暑撤热。

歌诀：暑温无汗热弛张，新加香薷饮子方；银扁二花连薷朴，覆杯得汗即身凉。

叶永清按：暑温舌白恶寒，发热无汗，香薷最为适宜。若有身酸疼痛者，加秦艽、刺蒺藜较好。

《温病条辨》原文（二十五）：手太阴暑温，服香薷饮，微得汗，不可再服香薷饮重伤其表，暑必伤气，最令表虚，虽有余症，知在何经，以法治之。

叶永清按：凡是暑症，经过出汗，当分别其轻重而处理，否则遗误必多。若暑邪未清，应宜清化；若汗出津伤，生脉散主之。所以古人《暑门》有生脉散法，其义自见，其经自明，要在用者，灵活驱遣可也。

《温病条辨》原文（二十六）：手太阴暑温，或已经发汗，或未发汗，而汗不止，烦渴而喘，脉洪大有力者，白虎汤主之；脉洪大而芤者，白虎加人参汤主之；身重者，湿也，白虎加苍术主之；汗出，脉散大，喘渴欲脱者，生脉散主之。

白虎加苍术汤：即白虎汤加苍术三钱。

歌诀：暑温烦渴汗淋漓，脉大而洪白虎宜；身重腻苔为有湿，原方加术有神奇。

生脉散：人参三钱、麦冬二钱、五味子一钱。

歌诀：暑温喘汗脱将临，脉散元根命必倾；生脉散中参麦味，敛阳养液即安宁。

方解：白虎加苍术者，以白虎清阳明之热；以苍术化脾经之湿。热清而汗渴自除，湿去而身重自愈。生脉散酸甘化阴，守阴所以留阳；阳留而汗自止也。汗多而脉散大，其为阳气发泄太甚，内阴不相留恋，以人参补肺中元气也。

叶永清按：同一太阴暑温症，在大同小异之间，其处理即有天渊之别。而其最主要者，脉耳。《金匮要略》载："以弦细芤迟，为中暍"，盖暑症脉象多虚耳。《活人书》曰："中暑与热病相似，但热病脉盛，中暑脉虚，以此辨之。"柯韵伯认为："伤暑的脉或见弦细，或见芤迟，都是虚脉。阳虚则见弦细；阴虚则见芤迟。"于此，可悟中暍之证，阳气既虚，阴津亦感不足。

《温病条辨》原文（二十七）：手太阴暑温，发汗后暑证悉减，但头微胀，目不了了，余邪不解者，清络饮主之。邪不解而入中下焦者，以中下法治之。

清络饮：鲜荷叶边二钱、鲜银花二钱、西瓜翠衣二钱、鲜扁豆花一钱、鲜竹叶心二钱、丝瓜络二钱。

方解：芳香清化轻灵之品，以治肺络中之余邪。盖肺主气，肺气化则余邪自化矣。

歌诀：清络饮内取诸鲜，竹捲丝瓜荷叶边；银扁二花西瓜翠，暑温汗后解余邪。

叶永清按：若病邪深入中下焦者，不得以清络饮轻浅之药而治深入之病。所以，本条中有"邪不解，而入中下焦者，以中下法治之"，说明了非清络饮之所能胜任也。

《温病条辨》原文（二十八）：手太阴暑温，但咳无痰，咳声清高者，清络饮加甘草、桔梗、甜杏仁、麦冬、知母主之。

清络饮加甘草、桔梗、甜杏仁、麦冬、知母：即于清络饮内加甘草一钱、桔梗一钱、甜杏仁二钱、麦冬三钱、知母三钱。

方解：清络饮能清肺络中无形之热，加甘草、桔梗开提；甜杏仁利肺，而又不伤气；麦冬、知母保肺阴而制火也。

歌诀：暑温但咳又无痰，肺部无形郁热张；清络饮中甘桔入，麦冬知母杏仁参。

叶永清按：暑温，肺络中既有无形郁热，甜杏仁只有润肺之能，缺少宣肺之功，莫如苦杏仁宣化功尤倍。

《温病条辨》原文（二十九）：两太阴暑温，咳而且嗽，咳声重浊，痰多，不甚渴，渴不饮者，小半夏加茯苓汤再加厚朴、杏仁主之。

小半夏加茯苓汤再加厚朴、杏仁：半夏八钱、茯苓六钱、厚朴三钱、生姜五钱、杏仁三钱。

方解：小半夏加茯苓汤，蠲饮和中；再加杏仁、厚朴利肺泻湿，预夺其喘满之路。

歌诀：咳而声浊是痰凝，小半夏汤加茯苓；渴饮不多为湿阻，再加厚朴杏仁泥。

叶永清按：痰多不甚渴，渴不多饮者，确由痰湿内阻，蟠踞于中脘，故不渴也。抑有渴而喜热饮者，亦由痰湿内阻，气机郁窒，脘闷不舒，盖热则稍舒其闭，故喜热饮也。

《温病条辨》原文（三十）：脉虚，夜寐不安，烦渴，舌赤，时有谵语，目常开不闭，或喜闭不开，暑入手厥阴也。手厥阴暑温，清营汤主之；舌白滑者，不可与也。

清营汤：犀角（水牛角代）三钱、麦冬三钱、银花三钱、生地五钱、丹参二钱、连翘二钱、元参三钱、黄连一钱五分、竹叶心一钱。

方解：夜寐不安，烦渴舌赤，时有谵语，乃心神虚怯，营气不存，神明欲乱也。目常不开，常欲开以泄其内火，且阳不下交于阴也；或喜闭而不开者，阴为亢阳所损，阴损则恶见阳光也，故以清营，急清营中之热，而保离之虚也。

歌诀：脉虚欲寐不安宁，烦渴时谵手厥阴；清营银花连竹麦，丹参犀地并元参。

叶永清按：清营汤乃滋阴清热之剂，适合于阴伤内热，舌绛津干等症。若舌白者，为有湿也，滋润之品非所宜耳，故有不可与也之句。

《温病条辨》原文（三十一）： 手厥阴暑温，身热不恶寒，精神不了了，时时谵语者，安宫牛黄丸主之，紫雪丹亦主之。

叶永清按：心属火，暑为阳邪。而两暑热易伤心营，心营被其扰动，精神不振，神明不安而谵语者，但恐非尽于牛黄、紫雪之辈。

《温病条辨》原文（三十二）： 暑温寒热，舌白不渴，吐血者，名曰暑瘵，为难治，清络饮加杏仁、薏仁、滑石汤主之。

清络饮加杏仁、薏仁、滑石汤：即清络饮内加杏仁二钱、滑石三钱、薏苡仁三钱。

方解：以清络饮清暑温而去血络中之热，加杏仁、薏苡仁、滑石，化湿利气，以冀邪退气宁而血可止也。

歌诀：暑温寒热吐红痰，气血被伐表里伤；清络饮加杏薏滑，两和内外审当详。

叶永清按：清络饮缺少止血药，拟加茅草根、藕节以清瘀而止血，较为妥当。

《温病条辨》原文（三十三）： 小儿暑温，身热，卒然痉厥，名曰暑痛，清营汤主之，亦可少与紫雪丹。

叶永清按：稚阴薄弱为纯阳之体，暑温痉厥而成痫，除紫雪之外，可与鲜扁豆花、鲜菖蒲、鲜忍冬藤以及钩藤、天麻等。

《温病条辨》原文（三十四）：大人暑痫，亦同上法。热初入营，肝风内动，手足瘛疭，可于清营汤中，加钩藤、丹皮、羚羊角。

叶永清按：暑为阳邪，痫病多痰，手足瘛疭，内风陡动，肝阳挟痰火随气而上逆，清窍被其蒙塞而发作，以豁痰宣窍熄风定痫为治。既曰暑痫，不能离乎清化暑邪之品。

【伏暑】

《温病条辨》原文（三十五）：暑兼湿热，偏于暑之热者为暑温，多手太阴证而宜清；偏于暑之湿者为湿温，多足太阴证而宜温；湿热平等者两解之。各宜分晓，不可混也。

叶永清按：暑温与湿温，两者之中孰轻孰重为异耳。暑重者为暑温，以清暑为主，而化湿佐之；湿重者湿温，以化湿为主，而清暑佐之。决无偏清偏温之理。

《温病条辨》原文（三十六）：长夏受暑，过夏而发者，名曰伏暑。霜未降而发者少轻，霜既降而发者则重，冬日发者尤重，子、午、丑、未之年为多也。

叶永清按：伏暑至深秋而发者，始见于王肯堂《证治准绳》，系中气因太泄而伤，邪热因中虚而伏。

《温病条辨》原文（三十七）：头痛，微恶寒，面赤烦渴，舌白，脉濡而数者，虽在冬月，犹为太阴伏暑也。

叶永清按：王肯堂云"伏暑甚则伏至来春始发，此冬月尤为重焉"。

《温病条辨》原文（三十八）：太阴伏暑，舌白口渴，无汗者，银翘散去牛蒡、元参加杏仁、滑石主之。

　　银翘散去牛蒡、元参加杏仁、滑石：即银翘散去牛蒡、元参加杏仁六钱、滑石一两。

　　方解：邪在气分而表实之证，故以银翘散辛凉解散，加滑石、杏仁者，清暑而兼宣化也。

　　歌诀：银翘散内去参蒡，加入杏仁滑石方；伏暑太阴无汗症，白苔口渴气先伤。

　　叶永清按：银翘散中本无元参，何以有银翘散去元参，是否另有一个银翘散方？学者宜参考方书，以求其是焉。

　　《温病条辨》原文（三十九）：太阴伏暑，舌赤口渴，有汗者，银翘散加生地、丹皮、赤芍、麦冬主之。

　　银翘散加生地、丹皮、赤芍、麦冬：即银翘散加生地六钱、丹皮四钱、赤芍四钱、麦冬六钱。

　　方解：邪在血分而表实之证，以银翘散解其在表之邪；以生地、丹皮、赤芍等清血中之热。

　　歌诀：伏暑邪伤血分中，渴而舌赤汗无从；急用银翘加血药，丹皮赤芍地黄冬。

　　叶永清按：同一太阴伏暑，其不同之处舌白、舌赤之异。舌白者在气分；舌质赤者在血分，故临床时，必须详细分辨，才不致误。

　　《温病条辨》原文（四十）：太阴伏暑，舌白口渴，有汗，或大汗不止者，银翘散去牛蒡、元参、荆穗，加杏仁、石膏、黄芩主之。脉洪大，渴甚，汗多者，仍用白虎法；脉虚大而芤者，仍用人参白虎法。

　　银翘散去牛蒡、元参、荆穗，加杏仁、石膏、黄芩：即银翘散去牛蒡、元参、荆穗，加杏仁六钱、石膏一两、黄芩五钱。

　　方解：邪在气分而表虚之证，以银翘散去牛蒡、荆穗之疏散，加杏仁、石膏、黄芩以清热解渴而宣肺气。

　　歌诀：银翘散去荆蒡参，加入黄芩膏杏仁；伏暑汗多兼口渴，白苔气分热弥深。

叶永清按：此症因有口渴大汗，汗泄表虚，因热所逼而成，非若卫阳虚之汗泄，可同日而语也。

《温病条辨》原文（四十一）：太阴伏暑，舌赤，口渴，汗多，加减生脉散主之。

加减生脉散：沙参三钱、麦冬三钱、五味子一钱、丹皮三钱、生地三钱。

方解：邪在血分而表虚之证，以生脉散加丹皮、生地，既顾表证之虚，又能凉血清热。

歌诀：太阴伏暑已伤营，舌赤口渴汗频频；生脉散方加减法，丹冬味地并沙参。

叶永清按：此方即生脉散加生地、丹皮，可称加味生脉散，不能称加减生脉散，且证属伏暑，方中缺少清化之品。叶意：可加一二味清化之药为妥。

《温病条辨》原文（四十二）：伏暑、暑温、湿温，证本一源，前后互参，不可偏执。

叶永清按：伏暑病，当辨暑重、湿重，为主要关键。如暑重者，宜参照暑温证治法；湿重者，宜参照湿温证治法。

【湿温　寒湿】

《温病条辨》原文（四十三）：头痛恶寒，身重疼痛，舌白不渴，脉弦细而濡，面色淡黄，胸闷不饥，午后身热，状若阴虚，病难速已，名曰湿温。汗之则神昏耳聋，甚则目瞑不欲言，下之则洞泄，润之则病深不解。长夏深秋冬日同法，三仁汤主之。

三仁汤：杏仁五钱、飞滑石六钱、白通草二钱、白蔻仁二钱、竹叶二钱、厚朴二钱、生薏苡仁六钱、半夏五钱。

方解：三仁汤轻开上焦，盖肺主一身之气，气化则湿亦化，湿气弥漫，本无形质，惟有轻开宣化之法最妥。故发汗，汗伤心阳，湿随辛温发汗之药蒸腾，上蒙心窍则神昏；上蒙清窍，则耳聋、目瞑不言。若下之，误下伤阴，而重抑脾阳之升，脾气转陷，湿邪乘势内溃，故洞泄。若用柔药润之，湿本阴邪，柔润阴药，二阴相合，同气相求，遂有锢结而不可解之势。

歌诀：湿温发病势缠绵，吴氏三仁气化宜；夏朴杏仁并竹叶，苡薏白蔻滑通煎。

叶永清按：湿温初起，应宜轻开宣化，盖发汗重伤其液，是非温病所宜。但下之一法，在湿温中，也有非下不能以愈其病，且伤寒有下不嫌迟，湿温有下不嫌早之说，学者亦须注意。王孟英治温，有开之、化之、清之、泄之，足以尽之之说，能熟读其书，自能悟其奥妙。

《温病条辨》原文（四十四）：湿温邪入心包，神昏肢逆，清宫汤去莲心、麦冬，加银花、赤小豆皮，煎送至宝丹，或紫雪丹亦可。

清宫汤去莲心、麦冬，加银花、赤小豆皮：犀角（水牛角代）一钱、连翘心三钱、元参心二钱、竹叶心二钱、银花二钱、赤小豆衣三钱。

方解：湿热著于经络，多身痛多热之候，医者误治遂致神昏肢逆。以清宫汤，清包中之热邪，加银花、赤小豆皮，以清温中之热，而又能直入手厥阴。至宝丹去秽以复神明。

歌诀：清宫汤去麦莲心，加入银花赤豆皮；邪陷心包原误治，温家误汗训谆谆。

叶永清按：证因误治而成，以清宫汤廓清膻中之邪，至宝丹复其神明之志，治法极为妥当。叶意：再加入鲜石菖蒲宣通清窍，为清凉队伍之中寓温化以作响道也。其所以煎送至宝丹或紫雪丹，亦取二丹中有辛道之品耳。

《温病条辨》原文（四十五）：湿温喉阻咽痛，银翘马勃散主之。

银翘马勃散：连翘一两、牛蒡子六钱、银花五钱、射干三钱、马勃二钱。

方解：喉为肺系，肺气被温邪郁窒不化，则气火上干于咽为病，故以轻药开之。其闭在气分者即阻；闭在血分者即痛也。

歌诀：湿温喉痛病邪深，秋火型金肺失清；方用清凉微苦法，翘蒡马勃射干银。

叶永清按：凡遇温热喉痛，均可用此方治疗。如胃火重者加石膏、芦根、石斛；如阴伤者加鲜生地、元参、麦冬；如遇毒重者加红重楼、板蓝根，随证加减，收效甚捷。

《温病条辨》原文（四十六）：太阴湿温，气分痹郁而哕者，宣痹汤主之。

宣痹汤：枇杷叶二钱、郁金一钱五分、白通草一钱、射干一钱、香豆豉一钱五分。

方解：上焦清阳愤郁而致哕，故以轻宣肺气为治。

歌诀：湿阳上焦肺失宣，胸脘痞闷呃频添；急用苦辛宣痹法，枇通豉郁射干煎。

叶永清按：哕俗名为呃，张山雷先生解释甚详，学者宜参考其书。但呃之一症，治法颇多，宣痹汤为治湿温中之呃，至于呃逆之症，当求其所病之因，而求其所治之方，不能拘泥于此一端耳。

《温病条辨》原文（四十七）：太阴湿温喘促者，千金苇茎汤加杏仁、滑石主之。

千金苇茎汤加杏仁、滑石：苇茎五钱、薏苡仁五钱、桃仁三钱、冬瓜子二钱、滑石三钱、杏仁三钱。

方解：此方专治太阴湿蒸为痰喘喘息不宁，故以千金苇茎汤轻宣肺气，加杏仁、滑石利窍而逐热饮者。寒饮不在此例。

歌诀：苇茎加滑杏仁汤，温邪喘促号神良；温热酿痰或此疾，寒邪为饮勿宜尝。

叶永清按：苇茎汤为治肺痈之圣剂，必有邪热薰灼于肺，或壅寒于肺。若属寒饮与肺气虚者，切勿沾唇。

《温病条辨》原文（四十八）：《金匮》谓太阳中暍，身热疼重而脉微弱，此以夏月伤冷水，水行皮中所致也，一物瓜蒂散主之。

一物瓜蒂散：瓜蒂二十个。

方解：瓜蒂涌吐邪，暑湿俱解，而清阳复辟矣。

歌决：脉微而弱又身疼，暑湿交侵中暍称；瓜蒂念故煎取水，一杯不吐再添增。

叶永清按：涌吐之法宜于突症，更宜于急症，但不宜过度，恐伤胃气而致他变。

《温病条辨》原文（四十九）：寒湿伤阳，形寒脉缓，舌淡或白滑，不渴，经络拘束，桂枝姜附汤主之。

桂枝姜附汤：桂枝六钱、干姜三钱、白术三钱、熟附子三钱。

方解：形寒脉缓，舌白不渴，而经络拘束，全系寒证，故以姜、附温中，白术燥湿，桂枝通行表里也。

歌诀：温中燥湿且通阳，法取桂枝姜附汤；舌淡口和脉缓慢，桂枝术附并干姜。

叶永清按：热湿治肺，寒湿治脾，以苦辛温治寒湿，苦辛寒治热湿，概以淡渗佐之，甘酸腻浊，在所不用，此乃叶天士治温证独得之心法。

【温疟】

《温病条辨》原文（五十）：骨节疼烦，时呕，其脉如平，但热不寒，名曰温疟，白虎加桂枝汤主之。

白虎加桂枝汤：知母六钱、石膏一两、粳米一合、桂枝木三钱、炙甘草二钱。

方解：以白虎保肺清金，峻泻阳明独胜之热，使不消烁肌肉。单以桂枝一味，领邪外出，作向道之官，为热因热用之妙。

歌诀：温疟时烦骨节疼，无寒但热脉如平；白虎桂枝煎取服，辛凉甘苦复辛温。

叶永清按：疟疾非致一端，临床所见，每多相挟。如温有挟风、挟湿之不同。尤其暑疟兼湿者最多，挟风者亦不少，必须辨证施治，才为合拍。

《温病条辨》原文（五十一）：但热不寒，或微寒多热，舌干口渴，此

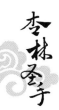
乃阴气先伤，阳气独发，名曰瘅疟，五汁饮主之。

叶永清按：瘅疟是属热疟，以定时发作，但热不寒为特征。

《温病条辨》原文（五十二）：舌白渴饮，咳嗽频仍，寒从背起，伏暑所致，名曰肺疟，杏仁汤主之。

杏仁汤：杏仁三钱、黄芩一钱五分、连翘一钱五分、滑石三钱、桑叶一钱五分、茯苓三钱、白蔻皮八分、梨皮二钱。

方解：肺疟，疟之至浅者，虽云易解，治之稍缓，则就深入，最忌小柴胡汤，盖肺去少阳半表半里之界尚远，不可引邪深入也。故以杏仁汤轻宣肺气，无使邪聚则愈。

歌诀：寒从背起是何因，咳嗽频仍伏暑侵；清暑杏仁翘茯滑，桑芩蔻壳及梨皮。

叶永清按：中医书籍疟疾种类甚多，惟肺疟较少，《素问刺疟论》有记载，但治法与此不同。大抵《温病条辨》所治者，暑邪伏肺，以肺主皮毛，言其邪在皮毛，故曰浅也。与少阳转枢失利而为疟者，有所不同也。

《温病条辨》原文（五十三）：热多昏狂，谵语烦渴，舌赤中黄，脉弱而数，名曰心疟，加减银翘散主之；兼秽，舌浊口气重者，安宫牛黄丸主之。

加减银翘散：连翘一钱、银花八分、元参五分、犀角五分、麦冬五分、竹叶三分。

方解：疟邪始由在肺，逆传心包络，其受之浅者，以加减银翘散，清肺与膈中之热，领邪外出；其受之重者，邪闭心包之窍，则有闭脱之危，故以牛黄丸，清宫城而心脏也。

歌诀：渴而热甚且昏狂，舌赤中黄谵语烦；心气已伤脉细数，银翘犀麦竹元方。

叶永清按：《素问刺疟论》治心疟，以桂枝黄芩汤主之，《温病条辨》以银翘散主之。盖温热之疟与一般疟疾不同，学者应宜辨证论治，不得拘守一途。

【秋燥】

《温病条辨》原文（五十四）：秋感燥气，右脉数大，伤手太阴气分者，桑杏汤主之。

桑杏汤：桑叶一钱、杏仁一钱五分、沙参二钱、象贝一钱、香豉一钱、栀子皮一钱、梨皮一钱。

方解：秋燥初起，必在肺卫，故以桑杏汤清气分之燥也。

歌诀：秋为燥令火刑金，初起先伤手太阴；桑杏参梨栀豆贝，上焦气分理宜清。

叶永清按：以桑叶、豆豉、栀子辛凉退热，沙参、贝母、杏仁、梨皮润肺燥以化痰，宜于温燥之证。至于凉燥，则以香苏葱豉汤主之。

《温病条辨》原文（五十五）：感燥而咳者，桑菊饮主之。

叶永清按：感燥而咳者，即是秋凉燥气束肺，肺肃失宣而致咳嗽也。

《温病条辨》原文（五十六）：燥伤肺胃阴分，成热或咳者，沙参麦冬汤主之。

沙参麦冬汤：沙参三钱、玉竹二钱、生甘草一钱、冬桑叶一钱五分、麦冬三钱、生扁豆一钱五分、花粉一钱五分。

方解：养阴生津，清胃救肺，取其养液而润燥气。

歌诀：燥气肺胃耗阴津，发热同时咳不宁；参竹麦冬桑叶草，再加扁豆瓜蒌根。

叶永清按：如热重阴伤，夜显著者，可加石膏、生地，其养阴清热生津之力更为有效，然亦宜注意秋凉束肺。

《温病条辨》原文（五十七）：燥气化火，清窍不利者，翘荷汤主之。

翘荷汤：连翘一钱五分、薄荷一钱五分、生甘草一钱、黑栀皮一钱五分、桔梗二钱、绿豆衣二钱。

方解：清化上焦气分之燥热，其清窍不利者，耳鸣、目赤、龈胀、咽痛之类耳。

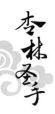

歌诀：翘荷辛凉燥气宜，咽痛目赤耳如鸣；豆衣桔梗生栀草，气分无形燥热清。

叶永清按：此系甘桔汤加味，用于风阳化火较为适宜。若是燥气化火，宜甘寒清润，如元参、石斛、板蓝根、大青叶、马勃、洋果、芦根、焦栀子、竹茹等。

《温病条辨》原文（五十八）：诸气膹郁，诸痿喘呕之因于燥者，喻氏清燥救肺汤主之。

清燥救肺汤：石膏二钱五分、甘草一钱、霜桑叶三钱、人参七分、杏仁七分、胡麻仁一钱、阿胶八分、枇杷叶六分。

方解：喻氏云"诸气膹郁之属于肺者，属于肺之燥也"。盖肺既燥，所存阴气不多，若以苦寒伤其胃，为害非浅。此方命名清燥救肺汤，实则以胃气为主，胃土为肺金之母，虚则补其母之意也。

歌诀：清燥救肺石膏甘，胶麦人参杏仁添；桑叶胡麻枇杷叶，肺金燥热服之安。

叶永清按：清燥救肺汤，实为肺胃两治之方，既能清胃中之热，又能润肺金之燥。若胃虚寒而无邪热者，肺无燥气而有寒饮者，均非所宜也。

【补秋燥胜气论】

《温病条辨》原文（一）：秋燥之气，轻则为燥，重则为寒，化气为湿，复气为火。

叶永清按：沈目南曰"《黄帝内经》有'大凉肃杀，华英改容，毛虫乃殃。胸中不便，溢塞而咳'"。据此经文，燥令必有凉气感人，肝木受邪而为燥也。

《温病条辨》原文（二）：燥伤本脏，头微痛，恶寒，咳嗽稀痰，鼻塞，嗌塞，脉弦，无汗，杏苏散主之。

杏苏散：苏叶、半夏、前胡、苦桔梗、陈皮、大枣、茯苓、枳壳、杏仁、甘草、生姜。

方解：杏苏散减小青龙一等，统治四时伤风咳嗽。通治之方，偏于燥凉之咳，治以苦温，佐以甘辛，正为合拍。若受伤寒挟饮之咳，则以小青龙汤。若伤春风与燥气化火，无痰之证，则桑菊饮、桑杏汤例。

歌诀：杏苏散内半苏苓，枳桔前胡及杏仁；甘草生姜和陈枣，四时感冒此方宜。

叶永清按：此方凉燥所感较为适宜，若秋燥伤于肺，则半夏、生姜、苏叶，嫌其辛散温燥耳。

《温病条辨》原文（三）：伤燥，如伤寒太阳证，有汗，不咳，不呕，不痛者，桂枝汤和之。

叶永清按：沈目南《燥病论》有"燥病属凉，谓之次寒，病与感寒同类。经以寒淫所胜，治以甘热，此但燥淫所胜，平以苦温，乃外用苦温辛温解表，与冬月寒冷而麻桂姜附，其法不同，其和中攻里则一"。何以鞠通用辛温桂枝汤而治伤燥之证，仍不免袭前人窠臼，辛温表散耶。

《温病条辨》原文（四）：燥金司令，头痛，身寒热，胸胁痛，甚则疝瘕痛者，桂枝柴胡各半汤加吴萸楝子茴香木香主之。

<u>桂枝柴胡各半汤加吴萸楝子茴香木香</u>：桂枝、柴胡、吴茱萸、黄芩、人参、广木香、生姜、白芍、大枣、川楝子、小茴香、半夏、炙甘草。

方解：以小柴胡达少阳之气，即所以达肝木之气。合桂枝而外太阳，而芳香定痛，苦温通降也。

歌诀：桂枝柴胡各半汤，加萸楝子木茴香；头痛身寒胸胁胀，疝瘕腹痛亦相当。

叶永清按：此方主治症状，在秋令肝木失疏，秋凉外袭，形成头痛，身发寒热，胸胁作痛，疝瘕等症。若是燥气所伤，用此辛温甘苦之方，能收功效？决无此理也。

《温病条辨》原文（五）：燥淫传入中焦，脉短而涩，无表症，无下症，胸痛，腹胁胀痛，或呕或泄，苦温甘辛以和之。

叶永清按：经云"燥淫所胜，治以苦温"。胸胁胀痛，腹痛，或呕或

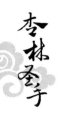

泄者，肝气失疏，肠胃为病也。

《温病条辨》原文（六）：阳明燥症，里实而坚，未从热化，下之以苦温；已从热化，下之以苦寒。

叶永清按：阳明里实而坚满者，法应当下，但有已化未化之分。未从热化者，大黄附子细辛汤；已从热化者，三承气之类。

《温病条辨》原文（七）：燥气延入下焦，搏于血分而成癥者，无论男妇，化癥回生丹主之。

化癥回生丹：人参六两、安南桂二两、两头尖二两、麝香二两、片子姜黄二两、藏红花二两、苏木三两、桃仁三两、虻虫二两、川椒炭二两、公丁香三两、京三棱二两、蒲黄炭一两、苏子霜二两、五灵脂二两、降真香二两、干漆二两、当归尾四两、没药二两、白芍四两、杏仁三两、香附子二两、吴茱萸二两、元胡索二两、水蛭二两、阿魏二两、小茴香炭三两、川芎二两、乳香二两、良姜二两、艾炭二两、益母膏八两、熟地黄四两、鳖甲胶一斤、醋炒大黄八两。共研细末，炼蜜为丸，重一钱五分，蜡皮封护。

方解：化癥回春丹系燥淫于内，治以苦温，依以甘辛，以苦下之。方从《金匮要略》鳖甲丸与回生丹脱化而出。此方以参、桂、椒、姜通补阳气，白芍、熟地，守补阴液，益母膏通补阴气，而消水气，鳖甲胶通补肝气，而消瘕，余其芳香入络而化浊。且以食血之虫，飞者走络中气分，走者走络中血分，可谓无微不入，无坚不破。又以醋熬大黄三次，约入病所，不伤心脏，久病坚结不散者，非此不可。或者谓其药味太多，不知用药之道，少用独用，则力大而急；多用众用，则功分而缓。古人缓化之方皆然，所谓有制之师不畏多，无制之师少亦乱也。此方合醋与蜜共三十六味，之言四九之数，金气生成之数也。

歌诀：化癥回生丹，癥瘕最为良；疟母胁下痛，血痹亦相当；产后瘀血阻，跌仆成损伤；妇女月经病，瘀滞金棒疮；干血痨实证，投之即安康。人参南安桂，灵脂降真香；益母椒棱附，芎归乳没良；苏漆小茴炭，杏仁苏子霜；驴鳖胶萸索，红花醋大黄；麝香两头尖，蒲黄高良姜；虻虫陈艾炭，水蛭与丁香；姜黄杭白芍，桃仁熟地黄。

叶永清按：此方攻补两全之法，补正不碍于邪，攻邪不伤其正。用之得当，其效无穷。

《温病条辨》原文（八）：燥气久伏下焦，不与血搏，老年八脉空虚，不可以化癥回生丹者，复亨丹主之。

复亨丹：石硫磺十分、鹿茸八分、杞子六分、人参四分、茯苓八分、淡苁蓉八分、安南桂四分、草薢六分、全当归六分、川椒炭三分、炙龟板四分、小茴香六分、益母膏和丸。

方解：复亨大义，谓剥极而复，复则能亨也。其方以温养温燥兼用，盖温燥之方，可暂不可久，况久病虽曰阳虚，阴亦不能独足，至老年八脉空虚，更当预护其阴。故以硫磺补下焦真阳，而不伤阴之品为君，佐以鹿茸、枸杞、人参、茯苓、苁蓉补正，而但以归、茴、椒、桂、丁香、草，通冲任与肝肾之邪也。

歌诀：复亨丹主石硫磺，茸杞参苓苁桂当；香椒草薢炙龟板，益母熬膏和糊丸。

叶永清按：此方平时临床上缺少经验，今后须学习试用。

二、温病条辨卷二

中焦篇

【风温　湿热　温疫　温毒　冬温】

《温病条辨》原文（一）：面目俱赤，语声重浊，呼吸俱粗，大便闭，小便涩，舌苔老黄，甚则黑有芒刺，但恶热，不恶寒，日晡益甚者，传至中焦，阳明温病也。脉浮洪躁甚者，白虎汤主之；脉沉数有力，甚则脉体反小而实者，大承气汤主之。暑温、湿温、温疟，不在此例。

大承气汤：大黄六钱、芒硝三钱、厚朴三钱、枳实三钱。

方解：大黄荡涤热结，芒硝入阴软坚，枳实开幽门之不通，厚朴泻中宫之实满，名曰大承气者，合四药而观之，可谓无坚不破，无微不入，故曰大也。非真正实热蔽痼，气血俱结者，不可用也。若去入阴之芒硝，则云小矣；去枳、朴之攻气结，加甘草以和中，则云调调胃矣。

歌诀：脉来有力实而沉，温病阳明腑热深；便闭气粗邪气重，大承硝朴枳生军。

叶永清按：经云"亢则害，承乃制"，承气汤之作用即基本于此。凡温邪内结，气血壅滞，阻其胃气自欲下降之势，故大便不得行，以苦辛通降，咸以入阴之法，荡涤其蕴结之实邪。故有腑通热退，谵除渴除之功效。

家严治热病，颇有心得，而下法尤为特长。如遇便闭屡通不下之症，则用承气汤加地宣草三钱，收效甚捷。此乃戴北山先生，温热九传里中里之法也。有是病而有是药，但药力过猛，用宜审慎。

《温病条辨》原文（二）：阳明温病，脉浮而促者，减味竹叶石膏汤主之。

减味竹叶石膏汤：竹叶五钱、石膏八钱、麦冬六钱、甘草三钱。

方解：甘寒清热生津，以撤阳明经之热邪，而复其所伤之阴津。

歌诀：温病阳明尚在经，脉浮而促渴频仍；辛轻透表为重剂，甘膏竹叶麦冬寻。

叶永清按：脉促是伤于阳，阳邪内扰，以竹叶清胃经血分之热，石膏清胃气分之热，麦冬以滋胃液，甘草调和诸药，使胃热可除，胃液可增，胃虚可复，而脉促自平。

《温病条辨》原文（三）：阳明温病，诸症悉有而微，脉不浮者，小承气微和之。

《温病条辨》原文（四）：阳明温病，汗多谵语，舌苔老黄而干者，宜小承气汤。

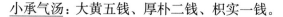

小承气汤：大黄五钱、厚朴二钱、枳实一钱。

方解：以大黄制亢极之害，佐枳朴以宣通气分之滞，为攻积法中之一。

歌诀：阳明谵语渴而烦，汗出津伤苔色黄；急用小承军枳扑，一杯得屎勿须尝。

叶永清按：大承气汤中用芒硝，因有燥屎内结，故以芒硝咸能软坚，以润其燥。而小承气汤去芒硝，即是微和之意，亦腑宜通，通则即和，微和者，即微下也，故有得屎，勿尝为戒。

《温病条辨》原文（五）：阳明温病，无汗，小便不利，谵语者，先与牛黄丸；不大便，再与调胃承气。

调胃承气汤：大黄三钱、芒硝五钱、甘草三钱。

方解：取芒硝之咸寒，大黄之苦寒，以甘草调和咸苦之寒，所以有调胃之称。

歌诀：热淫于内用咸寒，甘苦并行法最全；谵语无汗二便秘，芒硝甘草大黄兼。

叶永清按：经云，"热淫于内，治以咸寒，火淫于内，治以苦寒"。君大黄之苦寒，臣芒硝之咸寒，二者并举，攻热泻火之功备矣，佐以甘草之缓，调和硝黄之猛，又以少之温服，使其药力不峻，缓下而肠中自和矣，故有调胃之称，以胃为六腑之总司也。

《温病条辨》原文（六）：阳明温病，面目俱赤，肢厥，甚则通体皆厥，不瘛疭，但神昏，不大便七、八日以外，小便赤，脉沉伏，或并脉亦厥，胸腹满坚，甚则拒按，喜凉饮者，大承气汤主之。

《温病条辨》原文（七）：阳明温病，纯利稀水无粪者，谓之热结旁流，调胃承气主之。

《温病条辨》原文（八）：阳明温病，实热壅塞为哕者，下之。连声哕者，中焦；声断续，时微时甚者，属下焦。

《温病条辨》原文（九）：阳明温病，下利谵语，阳明脉实，或滑疾者，小承气汤主之；脉不实者，牛黄丸主之，紫雪丹亦主之。

叶永清按：上达四条，均属阳明温病。但所现症状各有不同，治疗之法皆以承气为主，分其轻重，随其所现不同的症状而增损之，总不能离乎辨证论治而立法。

《温病条辨》原文（十）：温病三焦俱急，大热大渴，舌燥，脉不浮而躁甚，舌色金黄，痰涎壅盛，不可单行承气者，承气合小陷胸汤主之。

承气合小陷胸汤：生大黄五钱、厚朴二钱、枳实二钱、半夏三钱、瓜蒌三钱、黄连二钱。

方解：阳明大热大渴，舌燥苔焦，阳土燥烈，煎熬肾水，不下则阴液立见消亡，下则引上焦余邪陷入，恐成结胸之证。故以小陷胸合承气汤，荡涤三焦之邪，一齐俱出，此因病急，故方亦急也。

歌诀：三焦俱结热而烦，不下阴津立见亡；速取陷胸承气法，生军朴枳半蒌黄。

叶永清按：既然三焦俱结，大热大渴，承气合小陷胸汤，固属不谬。叶意：宜宣白承气合小陷胸汤较为合法，以开其上而启其下，使病邪由上而下，从宣而化，一鼓荡平，迎刃而解。

《温病条辨》原文（十一）：阳明温病，无上焦症，数日不大便，当下之。若其人阴素虚，不可行承气者，增液汤主之。服增液汤已，周十二时观之，若大便不下者，合调胃承气汤微和之。

增液汤：元参一两、麦冬八钱、细生地八钱。

方解：以补药之体，作泻药之用，既可攻实，又可防虚。

歌诀：增液能医便不通，但非剧量不为功；阴虚体质须求此，生地元参并麦冬。

叶永清按：此方宜于阴虚液涸之人，脉数舌绛，便闭燥结不通。用此方为助水行舟之法，所以生地能消宿者，以屎行为消食，非若山查麦芽之消也。

《温病条辨》原文（十二）： 阳明温病，下后汗出，当复其阴，益胃汤主之。

益胃汤：沙参三钱、麦冬五钱、冰糖一钱、细生地五钱、玉竹一钱五分。

方解：胃为六腑之总司，十二经皆禀气于胃，胃阴复而气降得食，则十二经之阴皆可复矣。

歌诀：温邪汗下胃津伤，当复其阴益胃汤；法平甘凉清润剂，沙参麦地竹冰糖。

叶永清按：汤名益胃，盖以恢复胃阴为主，应加金山石斛（细斛霍）以助养胃生津功能。

《温病条辨》原文（十三）： 下后无汗脉浮者，银翘汤主之；脉浮洪者，白虎汤主之；脉洪而芤者，白虎加人参汤主之。

银翘汤：银花五钱、连翘三钱、竹叶二钱、生甘草一钱、麦冬四钱、细生地四钱。

方解：下后里气不得通，欲作汗而未能，以脉浮而验之，知不在里而在表。逐邪者随其性而宣泄之，就其近而引导之，故主以银翘汤，增液为作汗之具。

歌诀：下后无汗脉浮形，邪退于表要知情；银翘汤开银翘行，麦冬甘地养阴津。

叶永清按：银翘汤与银翘散，此二方药物，大有区别，治疗亦各不同。银翘汤乃增液作汗之方；银翘散为辛凉宣透之剂。若粗劣其心，不审其微，易于误事，医学之难，难于细微之处。

《温病条辨》原文（十四）： 下后无汗，脉不浮而散，清燥汤主之。

清燥汤：知母二钱、麦冬五钱、人中黄一钱、细生地五钱、元参三钱。

方解：下后无汗脉数，其邪未解，既无引邪外出之路，又不能一下再下，故以清燥汤，增水救火无为灾。

歌诀：滋润甘凉清燥汤，参加地麦及中黄；脉数不浮邪未解，下而无汗系津伤。

叶永清按：下后脉数，定有余邪稽留，无汗乃津液之有伤，舌必呈现绛无津。若有垢苔，阳明腑实未清，仍须再下清其里，而邪自解，当结合下一条观察。诚如吴有可先生云：服增液之品不应者，若下证仍有可据，当从下法，迟疑亦恐误事，况乎温病有下不嫌早之说。

《温病条辨》原文（十五）：下后数日，热不退，或退不尽，口渴咽干，舌苔干黑，或金黄色，脉沉而有力者，护胃承气汤微和之；脉沉而弱者，增液汤主之。

护胃承气汤：生大黄三钱、元参三钱、细生地三钱、丹皮二钱、知母二钱、麦冬三钱。

方解：下后数日，热不退，邪气复聚于胃，须再通其里，甚至屡下而后净者。但正虚津伤，以苦泄之品，寓于养阴队中，不致戕伐过度。

歌诀：下后数日热难瘥，口燥干枯苔又焦；正气日虚津日耗，丹知参地麦黄和。

叶永清按：其所谓护胃者，实护其阴也。阴足则胃液充沛，口噪咽干等症可安。

《温病条辨》原文（十六）：阳明温病，下后二三日，下证复现，脉不甚沉，或沉而无力，此可与增液，不可与承气。

叶永清按：攻里之后，邪呈复聚，但脉不沉实，是属下后虚邪，与未下实邪不同，为邪少正虚之候，主以增液，便可涤邪，确是卓见。

《温病条辨》原文（十七）：阳明温病，下之不通，其证有五：应下失下，正虚不能运药，不运药者死，新加黄龙汤主之。喘促不宁，痰涎壅滞，右寸实大，肺气不降者，宣白承气主之。左尺牢坚，小便赤痛，时烦渴甚，导赤承气汤主之。邪闭心包，神昏舌短，内窍不通，饮不解渴者，牛黄承气汤主之。津液不足，无水舟停者，间服增液，再不下者，增液承气汤主之。

新加黄龙汤：细生地五钱、生甘草二钱、人参一钱五分、生大黄三钱、芒硝一钱、元参五钱、麦冬五钱、当归一钱五分、海参二条、姜汁六匙。

方解：正气既虚，邪气复聚，以人参补气，以大黄逐邪，以冬地增液。邪退正存一线，即可以大队补阴而生，此即邪正合治法也。

歌诀：温邪失下势垂危，邪盛正衰命可悲；新加黄龙军地麦，三参姜汁草芒归。

宣白承气汤：生石膏五钱、生大黄三钱、杏仁二钱、瓜蒌皮一钱五分。

方解：肺气失降，里气坚结，以致痰壅喘促。则以杏仁、石膏宣肺气之痹，以大黄逐肠胃之结，此脏腑合治法也。

歌诀：温病痰涎壅滞多，喘而且促肺家疴；宣白承气蒌皮杏，主要功能黄与膏。

导赤承气汤：赤芍三钱、细生地五钱、生大黄三钱、黄连二钱、黄柏二钱、芒硝一钱。

方解：大腑不通，左尺坚牢，小肠热盛，下注膀胱，小便涓涓赤痛。则以导赤散去淡通之阳药，加连柏之苦，以通火腑，大黄、芒硝承胃气而通大肠，此二肠同治法也。

歌诀：左尺坚牢烦渴频，小便赤痛要求因；导赤承气芒硝芍，黄柏黄连生地军。

牛黄承气汤：即用安宫牛黄丸二粒，化开，调生大黄末三钱、先服一半，不知再服。

方解：邪闭心包，内窍不通，舌短神昏，闭之甚矣，饮不解渴，消亦甚矣。立有闭脱之虞，则以牛黄丸开手太阴之闭，以承气急泻阳明，救足少阴之消，此两少阴合治法也。

歌诀：邪陷心包窍不通，神昏舌短耳如聋；急用安宫通内窍，大黄加入显奇功。

增液承气汤：即增液汤内加大黄三钱、芒硝一钱五分。

方解：阳明大热，津液枯耗，水不足以行舟而结粪，不下者，非增不可。服增液两剂法当自下，其或脏燥太甚之人，竟有不下者，则以增液合调胃承气汤，缓缓与服，此一腑中气血合治法也。

歌诀：温邪热灼液干枯，法取清滋把液扶；增液两剂仍不解，硝黄加入立时疏。

叶永清按：承气汤无大黄者，不称承气也，所以黄龙汤内有大黄，也包括承气一类。盖大黄能安和五脏，承其胃气之下行，《黄帝内经》云："亢则害，承乃制也。"但承气有八禁，即：①表邪未解（邪未入里）。②或心下鞭满（邪在胃不在肠）。③或面含赤色（邪在经未到腑）。④或素食少（肠胃禀弱）。⑤或呕多（邪在上焦属少阳经）。⑥或脉迟（属寒）。⑦或津液内竭（宜蜜煎导法）。⑧小便少（肠中将自润）。皆不可用承气汤。

上列五方，均用大黄，其配偶之不同，主治亦异。如新加黄龙汤，补其正气以生津，攻其邪以清其里，为固正祛邪之法。如宣白承气，以清宣肺胃，荡涤肠垢，盖肺与大肠相表里，胃为六腑之总司，天气得降，地道乃通，为宣天撤地之法。如导赤承气，以黄连直泻其心，心与小肠相表里，心热清，不下遗，则小肠之火熄矣，复以地、柏、赤芍，滋肾清膀胱，而撤下焦血分之热。硝、黄承胃气而通大肠之结，为清心涤热之法。如牛黄承气，以牛黄丸化痰宣窍，扫除痰浊之邪，廓清心胸之地，独用大黄一味，泻阳明而安五脏，为化痰达壅之法。如增液承气，以苦咸纳于甘寒之中，壮水制火，为助水行舟之法。

《温病条辨》原文（十八）： 下后虚烦不眠，心中懊恼，甚至反复颠倒，栀子豉汤主之；若少气者，加甘草；若呕者；加姜汁。

栀子豉汤加甘草汤：即栀子豉汤加甘草二钱。

栀子豉汤加姜汁：即栀子豉汤加姜汁五匙。

方解：邪气半至阳明，半犹在膈，下法能除阳明之邪，不能除膈间之邪，故有懊恼虚烦，以栀子豉汤，涌越其在上之邪也。误下则伤胸中阳气，甘能益气，故加甘草以调之。呕加姜汁者，胃中未至于热甚燥结，故加姜汁和胃而止呕也。

歌诀：下后虚烦心懊恼，不眠颠倒苦难容；少气加甘呕姜汁，阳明隔热一齐通。

叶永清按：凡温病具有可下症状，下后必安，而反有虚烦不眠，心中懊侬者，不应下而下，是属误下也。故以甘草补其所伤之气，姜汁鼓其胃中之阳，而虚烦呕吐俱瘥。

《温病条辨》原文（十九）： 阳明温病，干呕口苦而渴，尚未可下者，黄连黄芩汤主之。不渴而舌滑者，属湿温。

黄连黄芩汤：黄连二钱、黄芩二钱、郁金一钱五分、香豆豉二钱。

方解：温病作呕，邪热夹秽，扰乱中宫，以黄连、黄芩微撤其热，以芳香蒸复之豆豉化其浊也。

歌诀：温病阳明干呕频，渴而口苦热犹轻；法取黄连清内热，豉金化浊秽能除。

叶永清按：里急未甚，故未可下，其中宫之扰乱，由秽邪之所逼，故以香豉之辛开，郁金之芳化，则芩、连苦寒清热之功受益矣。

《温病条辨》原文（二十）： 阳明温病，舌黄燥，肉色绛，不渴者，邪在血分，清营汤主之。若滑者不可与也，当于湿温中求之。

《温病条辨》原文（二十一）： 阳明温病，化斑汤主之。

《温病条辨》原文（二十二）： 阳明温病，下后疹续出者，银翘散去豆豉，加生地大青叶元参丹皮汤主之。

《温病条辨》原文（二十三）： 斑疹，用升提则衄，或厥，或咳呛，或昏痉，用壅补则瞀乱。

《温病条辨》原文（二十四）： 斑疹阳明证悉具，外出不快，内壅特甚者，调胃承气汤微和之，得通则已，不可令大泄，大泄则内陷。

《温病条辨》原文（二十五）： 阳明温毒发痘者，如斑疹法，随其所在而攻之。

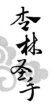

《温病条辨》原文（二十六）：阳明温毒，杨梅疮者，以上法随其所偏而调之，重加败毒，兼与利湿。

叶永清按：上列七条均属阳明温病，但其中不同之处，则有邪留血分，而致肌肉发红；有热郁血分而为斑点；有邪留气分而致发瘀疹；有因误治发生诸般险证；有病邪稽留不能外达，而致壅塞于内；有成为温毒者，发现于肌肤，或痘、或疮。由此可知，医不易为，若不审慎于前，定必贻害于后。

《温病条辨》原文（二十七）：阳明温病，不渴甚，腹不满，无汗，小便不利，心中懊侬者，必发黄。黄者，栀子柏皮汤主之。

栀子柏皮汤：栀子五钱、生甘草三钱、黄柏五钱。

方解：湿淫于内，以苦燥之，热淫一于内，佐以甘苦法也。栀子清肌表，解五黄，又治内烦。黄柏泻膀胱，疗肌肤间热。甘草协和内外。三者其色皆黄，以黄退黄，同气相求也。

歌诀：湿蒸热郁发为黄，懊侬心烦小便难；无汗渴稀邪内陷，栀柏生草水煎尝。

叶永清按：栀子柏皮汤，乃化湿清热和中之剂，用于无腹满及不甚渴等症，为主要之区别耳。

《温病条辨》原文（二十八）：阳明温病，无汗，但头汗出，身无汗，渴欲饮水，腹满，舌燥黄，小便不利者，必发黄，茵陈蒿汤主之。

茵陈蒿汤：茵陈蒿六钱、栀子三钱、生大黄三钱。

方解：此纯苦急趋之方也，发黄是属外闭，腹满是属内闭，内外皆闭，变化极速。盖茵陈得水之精，生发最速，开郁胜火之功是其特长，主治热结黄疸，故以之为君。栀子通水源而利三焦，大黄除实热而减腹满，故以为佐。

歌诀：头汗独出饮频添，腹满苔黄二便难；栀子大黄茵陈蒿，热从下达自然安。

叶永清按：近年来黄疸最多（西医称为黄疸型肝炎），余在临床如遇此病，均以茵陈蒿汤、栀子柏皮汤而愈，至于详细分述于"黄疸肝炎之我见"，希研究以匡未逮（备注："黄疸肝炎之我见"一文已遗失）。

《温病条辨》原文（二十九）：阳明温病，无汗，实证未剧，不可下，小便利者，甘苦合化，冬地三黄汤主之。

冬地三黄汤：麦冬八钱、黄连一钱、元参四钱、细生地四钱、黄柏一钱、黄芩一钱、苇根汁半杯、银花露半杯、生甘草三钱。

方解：凡小便不通者，有责之膀胱不开，有责之上游结热，有责之肺气不化。而温热之小便不通，无膀胱不开证，皆由上游热结，肺气不化而然也。故以苦药通之，甘寒润之；金受火刑，化气维艰，故倍用麦冬以化之。

歌诀：冬地三黄甘苦阴，苇茎取汁并元参；甘草用生银花露，上游热结最相称。

叶永清按：此症与膀胱不开，而小便不利者不同，与五苓散，藉桂技以鼓励膀胱之气，确有天渊之别。凡动物有肺有溺，无肺无尿，吴氏在温热证中，以肺气不化而致小便不通，确有卓见，学者宜心领神会焉。

《温病条辨》原文（三十）：温病，小便不利者，淡渗不可与也，忌五苓、八正辈。

《温病条辨》原文（三十一）：温病燥热，欲解燥者，先滋其干，不可纯用苦寒也，服之反燥甚。

《温病条辨》原文（三十二）：阳明温病，下后热退，不可即食，食者必复。每十二时后，缓缓与食，先取清者，勿令饱，饱则必复，复必重也。

《温病条辨》原文（三十三）：阳明温病，下后脉静，身不热，舌上津回，十数日不大便，可与益胃、增液辈，断不可再与承气也。下后舌苔未尽退，口微渴，面微赤，脉微数，身微热，日浅者亦与增液辈，日深舌微干者，属下焦复脉法也。勿轻与承气，轻与者肺燥而咳，脾滑而泄，热反不除，渴反甚也，百日死。

《温病条辨》原文（三十四）：阳明温病，渴甚者，雪梨浆沃之。

《温病条辨》原文（三十五）：阳明温病，下后微热，舌苔不退者，薄荷末拭之。

《温病条辨》原文（三十六）：阳明温病，斑疹，温痘，温疮，温毒，发黄，神昏谵语者，安宫牛黄丸主之。

《温病条辨》原文（三十七）：风温、温热、温毒、冬温之在中焦，阳明病居多；湿温之在中焦，太阴病居多；暑温则各半也。

叶永清按：用药之宜忌，护理要慎重，以及观察病情之转化，误治之危害，此皆为医者，首先当知也。

【暑温　伏暑】

《温病条辨》原文（三十八）：脉洪滑，面赤身热，头晕，不恶寒，但恶热，舌上黄滑苔，渴欲凉饮，饮不解渴，得水得呕，按之胸下痛，小便短，大便闭者，阳明暑温，水结在胸也，小陷胸汤加枳实主之。

小陷胸汤加枳实：黄连三钱、瓜蒌三钱、枳实二钱、半夏五钱。

方解：不恶寒已入里，湿郁中焦，水不下行，上逆则呕，故以黄连、括蒌清其里之热痰，半夏除水痰而强胃，加枳实者，取其苦辛通，开幽门而引水下行也。

歌诀：暑温水结衣胸中，但热无寒便不通；枳实蒌连姜半夏，苦辛泄降立奇功。

叶永清按：小陷胸汤治湿痰壅遏胁下痞满，其效如神。若脉弦而滑，苔黄而腻，大便或不通，或欠通者，最为合拍。叶意：瓜蒌与半夏的分量应宜更换，因括蒌能开膈热之痰，以宽痞闷，故宜重用，轻则无功。

《温病条辨》原文（三十九）：阳明暑温，脉滑数，不食不饥不便，浊痰凝聚，心下痞满，半夏泻心汤去人参、干姜、大枣、甘草加枳实、杏仁主之。

半夏泻心汤去人参、干姜、大枣、甘草加枳实、杏仁：半夏一两、黄连二钱、黄芩三钱、枳实二钱、杏仁三钱。

方解：浊痰湿热，阻于中焦气分，故以半夏、枳实开气分之湿结。黄连、黄芩，开气分之热。杏仁开肺与大肠之气痹。暑是热甚，故去干姜。畏其助湿作满，故去人参、甘草、大枣。

歌诀：半夏泻心去枣（草）姜，除参加入枳仁方；心下满时因湿热，苦辛宣泄痹能宽。

叶永清按：此方加减得法，适合病情，审因而处方，辨证而用药，吴氏选方，灵动活泼，独具只眼。

《温病条辨》原文（四十）： 阳明暑温，湿气已化，热结独存，口燥咽干，渴欲饮水，面目俱赤，舌燥黄，脉沉实者，小承气汤各等分下之。

叶永清按：病从湿来者，虽已化燥，只宜轻微下之。汪氏云："湿热入胃腑，方可下，虽云化热，究从湿来，故枳、朴、大黄等分用也。"叶天士云："论伤寒热邪劫烁，下之宜猛，温病多湿邪内搏，下之宜轻，伤寒大便溏为邪尽，不可下。湿温病大便溏为邪未尽，便硬方为无湿，不可攻也。"此皆要言，不可不知。

《温病条辨》原文（四十一）： 暑湿蔓延三焦，舌滑苔黄，邪在气分者，三石汤主之；邪气分久留，舌绛苔少，热搏血分，加味清宫汤主之；神识不清，热闭内窍者，先与紫雪丹，再与清宫汤。

三石汤：飞滑石三钱、生石膏五钱、寒水石三钱、杏仁三钱、竹茹二钱、白通草二钱、银花三钱、金汁一酒杯（冲）。

方解：此方微苦辛寒兼芳香法也。盖肺病治法微苦则降，过苦反过病所，辛凉所以清热芳香所以败毒而化浊也。按三石紫雪丹中之君药，取其得庚金之气，清热退暑利窍，兼走肺胃也。杏仁、通草，为宣气分之用，且通草直达膀胱，杏仁直达大肠。竹茹以竹之脉络，而通人之脉络。金汁、银花，能败暑中之热毒。

歌诀：三石汤方膏滑寒，银花杏子各三钱；通草竹茹金汁入，三焦气分热能宣。

叶永清按：此乃寒凉清热，宣化解毒之方。外无表症，内无燥屎，邪热踞于气分，必先化气，气化则邪热自然瓦解矣。

《温病条辨》原文（四十二）：暑温伏暑，三焦均受，舌灰白，胸痞满，潮热呕恶，烦渴自利，汗出溺短者，杏仁滑石汤主之。

杏仁滑石汤：杏仁三钱、滑石三钱、黄芩二钱、橘仁一钱五分、黄连一钱、通草一钱、厚朴二钱、半夏三钱。

方解：湿热交混，非偏寒偏热可治，故以杏仁、滑石、通草，先宣肺气，由肺而达膀胱以利湿；厚朴苦温而泻湿满；芩连清里而止湿热之利；郁金芳香走窍而开闭结；橘半强胃而宣湿化痰，以止呕恶，俾三焦混处之邪，各得分解矣。

歌诀：黄连杏子并黄芩，半朴通橘滑石金；热处湿中成内蕴，暑温伏暑两相宜。

叶永清按：暑与湿合，热与湿混，皆不能以偏寒偏热为治，此乃千古不易之理。叶意：症有胸闷自汗，舌苔灰白，气机被邪阻遏，一斑已露，应加藿香、贡蔻，增强芳香宣化之功，其效可能更胜一筹。

【寒湿】

《温病条辨》原文（四十三）：湿之入中焦，有寒湿，有热湿，有自表传来，有水谷内蕴，有内外结合。其中伤也，有伤脾阴，有伤脾阳，有伤胃阴，有两伤脾胃，伤脾胃之阳者十常八九，伤脾胃之阴者十居一二。彼此混淆，治不中窍，遗患无穷，临证细推，不可泛论。

《温病条辨》原文（四十四）：足太阴寒湿，痞结胸满，不饥不食，半苓汤主之。

半苓汤：半夏五钱、茯苓五钱、川连一钱、厚朴三钱、通草八钱（煎汤，煮前药）。

方解：痞结于中，故不能食也。以半夏、茯苓培阳土，以吸阴土之湿，黄连苦以渗湿，重用通草，以利水道，使邪有出路也。

歌诀：苦辛谈渗半苓汤，通朴连苓半夏襄；寒湿太阴胸痞满，不饥不食困脾阳。

叶永清按：吴氏论湿，有寒湿，有热湿，有以表而来，有由水谷而成，兼有内外相合，其论湿也，可谓思过半矣。至于湿伤人也，有伤脾胃之阳，有伤脾胃之阴，伤阳者十常八九，伤阴者十居一二。但东南卑湿之地，伤阴者亦属不少，学者宜熟审焉。其治疗之法，虽有在腑在脏，兼寒兼热，气分血分之别，总不外乎辛凉、辛温、甘温、苦温、淡渗、苦渗等等。

《温病条辨》原文（四十五）：足太阴寒湿，腹胀，小便不利，大便溏而不爽，若欲滞下者，四苓加厚朴秦皮汤主之，五苓散亦主之。

四苓加厚朴秦皮汤：茅术三钱、厚朴三钱、茯苓五钱、猪苓四钱、秦皮二钱、泽泄四钱。

歌诀：四苓加朴及秦皮，湿困清阳腹不舒；尿少便溏成滞下，苦温淡渗法轻灵。

五苓散：猪苓一两、苍术一两、茯苓一两、泽泻一两六钱、桂枝五钱。

歌诀：通利三焦用五苓，桂苓加术泽和成；寒湿太阴腹胀满，逐邪外出妙如神。

方解：四苓辛淡渗湿，使膀胱开而出邪，以厚朴泻胀，以秦皮洗肝也。若肝气不热，则不用秦皮，仍用五苓散中之桂枝以和肝，通利三焦，而行太阳之阳气。

叶永清按：五苓散辛淡渗湿，借桂枝以鼓动膀胱之气。四苓亦属辛淡渗湿之方，加以秦皮者，因肝有热而滞下，必兼挟红。且桂枝之辛散与秦皮之苦寒，毫厘千里，大有区别。

《温病条辨》原文（四十六）：足太阴寒湿，四肢乍冷自利，目黄舌白滑，甚则灰，神倦不语，邪阻脾窍，舌蹇语重，四苓加木瓜草果厚朴汤主之。

四苓加木瓜草果厚朴汤：生于白术三钱、猪苓一钱五分、泽泻一钱五分、赤苓块五钱、木瓜一钱、厚朴一钱、草果八分、半夏三钱。

方解：四苓散驱湿下行，加木瓜以平肝，治其所不胜也，厚朴以温中行滞，草果温太阴独胜之寒，芳香而达窍，补火以生土，驱浊以生清也。

歌诀：四肢乍冷语言蹇，苔滑而灰倦不堪；寒湿太阴脾受困，四苓朴半草瓜煎。

叶永清按：肢冷自利，是属寒湿，舌白灰滑，寒湿之甚更为明显。而生白术应更茅苍术，再加菖蒲、藿梗，芳化而开心窍，顾及言蹇语重之症，较为全面。

《温病条辨》原文（四十七）： 足太阴寒湿，舌灰滑，中焦滞痞，草果茵陈汤主之。面目俱黄，四肢常厥者，茵陈四逆汤主之。

草果茵陈汤：草果一钱、茵陈三钱、茯苓三钱、厚朴二钱、广皮一钱五分、猪苓二钱、大腹皮二钱、泽泻一钱五分。

歌诀：太阴寒湿痞中焦，舌滑苔粘湿浊多；草果茵苓新会朴，腹毛猪泽化而和。

方解：湿滞痞结，非温通而兼开窍不可，故以草果为君。茵陈因陈生新，生发阳气之机最速，故以之为佐。广皮、大腹皮、厚朴，共成泻痞之功。猪苓、泽泻以导湿外出也。若再加面黄肢逆，则非前方所能济，故以四逆回厥，茵陈宣湿退黄也。

歌诀：茵陈四逆附姜甘，再入茵陈大剂煎；面目悉黄肢厥冷，苦辛热复微寒。

叶永清按：草果茵陈汤与茵陈四逆汤，虽同系而出，一治中焦痞满，一治四肢常厥。主症既然不同，用药固然有别，若不加以分析，遗害必多。

《温病条辨》原文（四十八）： 足太阴寒湿，舌白滑，甚则灰，脉迟，不食，不寐，大便窒塞，浊阴凝聚，阳伤腹痛，痛甚则肢逆，椒附白通汤主之。

椒附白通汤：生附子（炒黑）三钱、川椒（炒黑）二钱、淡干姜二钱、葱白三茎、猪胆汁半烧杯，去渣调入。

方解：椒附白通汤，齐通三焦之阳，而急驱浊阴也。以附子为主君，益太阳之标阳，补命门之真火，助少阳之火热。干姜温中而逐湿痹，川椒燥湿除胀消食，治心腹冷痛，故以二物为臣。葱白由内而达外，中空通阳最速，故以为之使。浊阴凝聚不散，有格阳之势，故反佐以猪胆汁。

歌诀：不饥不食便艰难，寒湿侵淫阳气伤；肢厥舌灰脉不数，附椒猪胆与葱姜。

叶永清按：此方系辛热通阳之品，大热以胜重寒。而由四逆加以猪胆汁者，以防浊阴凝聚，而致格阳。然须斟酌审用，否则恐辛热伤阴，苦寒伤及胃阳，导致呕吐，转成败之证。慎之！

《温病条辨》原文（四十九）：阳明寒湿，舌白腐，肛坠痛，便不爽，不喜食，附子理中汤去甘草加广皮厚朴汤主之。

<u>附子理中汤去甘草加广皮厚朴汤</u>：生茅术三钱、人参一钱五分、炮干姜一钱五分、厚朴二钱、广皮一钱五分、生附子一钱五分。

方解：九窍不和，皆属胃病，胃受寒湿而伤，故肛门坠痛，大便不爽。以人参补阳明之证，苍术补太阴而渗湿，姜附运坤阳以劫寒，盖脾阳转而而后湿行，湿行而后胃阳复。去甘草，畏其满中也。加厚朴、广皮，取其行气。合而言之，辛甘为阳，辛苦能通之义也。

歌诀：理中去草朴陈加，茅术人参姜附夸；寒湿伤阳肛坠痛，便难苔腐食尤差。

叶永清按：凡是湿热下注，肛门肿坠作痛者较多。而寒湿伤胃，肛坠肿痛者甚少。余在临床数十年中，未曾见过因寒湿而致肛门肿痛者。今吴氏既然提出，有是药必有是证然，须认真审察一切，不可孟浪施用。

《温病条辨》原文（五十）：寒湿伤脾胃两阳，寒热不饥，吞酸形寒，或脘中痞闷，或酒客湿聚，苓姜术桂汤主之。

<u>苓姜术桂汤</u>：茯苓块五钱、生姜三钱、炒白术三钱、桂枝三钱。

方解：以苓术补中而和脾胃，以姜桂温化而通阳气。

歌诀：苓姜术桂般存，脘痞吞酸形冷憎；脾胃两伤寒湿侮，阳通气达畅而和。

叶永清按：此方宜于脾胃虚寒，清阳为浊阴所困。若因湿食内滞，而致脘满吞酸者，非此所宜也。

《温病条辨》原文（五十一）：湿伤脾胃两阳，既吐自利，寒热身痛，或不寒热，但腹中痛，名曰霍乱。寒多不欲饮水者，理中汤主之。吐利汗出，发热恶寒，四肢拘急，手足厥冷，四逆汤主之。吐利止而身痛不休者，宜桂枝汤小和之。

理中汤：人参、白术、甘草、干姜各三两。

歌诀：理中参术草和姜，阴寒霍乱最为良；脾胃两阳同恢复，吐除泻止病安康。

四逆汤：炙甘草二两、干姜一两半、生附子一枚、加人参一两。

歌诀：四逆汤甘姜附参，呕而且利腹中疼；手足厥时脉且伏，阳回气转庆更生。

方解：胃阳不伤不吐，脾阳不伤不泻，邪正不争不痛，荣卫不乖不寒热，以不饮水，知其为塞，以理中汤温中散寒，人参、甘草，胃之守药，白术、甘草，脾之守药，干姜能通能守，上下两泄者，故脾胃两守之，且守中有通，通中有守，以守药作通，以通药作守用。四逆汤善救逆，人参、甘草守中阳，干姜、附子通中阳，人参、附子护外阳，干姜、甘草附中阳，中外之阳复回，则群阴退避，而厥回矣。

叶永清按：吴氏关于理中汤、四逆汤两方，治疗霍乱论之详矣，若能按证使用，奏效捷如桴应。但霍乱有寒热之分，治疗必然各异，如属寒性霍乱，吴氏之法固然不谬，如属热性霍乱，不能以此为主。当从王孟英《霍乱论》辨证论治，王氏对暑热霍乱辩别较为透澈，可作后学之准绳。陆士谔评吴氏云："书名《温病条辩》，而所列霍乱皆是寒证，夫霍乱为百病之一，其致病之由，岂尽限于伤寒之一端。"

至于用寒凉、用温燥、用和养、用温补，方法不一，故临证当活泼泼地，断难划地自限。沈辛甫曰："鞠通书蓝本叶氏，有前人未见及而补之者。"叶意：若是暑热霍乱，吴氏决不会以辛温为事。其要者，在于学者之聆会焉。

《温病条辨》原文（五十二）：霍乱兼转筋者，五苓散加防己桂枝薏仁主之；寒甚脉紧者，再加附子。

<u>五苓散加桂枝防己薏仁</u>：即于五苓散内加防己一两、桂枝一两半、薏苡仁二两。

方解：肝藏血，主筋，筋为寒湿搏急而转筋，故以五苓散加桂枝温筋，防己急驱下焦血分之寒湿，薏苡仁主湿痹脚气，扶土抑木，治筋急拘挛。甚寒脉紧，则非纯阳之附子不可。

歌诀：五苓加桂己和仁，霍乱转筋效更神；寒甚脉紧沉且深，再加附子庆功成。

叶永清按：霍乱转筋，由于失水过多，筋络失资灌溉而拘挛。在寒湿所伤之霍乱，而转筋者应用五苓散加桂加附。若遇暑湿所伤之霍乱，而转筋者应用蚕矢汤，决非桂附之所宜。

《温病条辨》原文（五十三）：卒中寒湿，内挟秽浊，眩冒欲绝，腹中绞痛，脉沉紧而迟，甚则伏，欲吐不得吐，欲利不得利，甚则转筋，四肢欲厥，俗名"发痧"，又名"干霍乱"。转筋者，俗名"转筋火"，古方书不载，蜀椒救中汤主之，九痛丸亦可服；语乱者，先服至宝丹，再与汤药。

<u>蜀椒救中汤</u>：蜀椒三钱、淡干姜四钱、厚朴三钱、槟榔二钱、广皮三钱。

歌诀：救中汤内朴皮榔，主要还需椒与姜；腹绞痛时眩晕绝，卒然寒湿最相当。

<u>九痛丸</u>：附子三钱、生狼牙一两、人参一两、干姜一两、吴茱萸一两、巴豆一两（去皮心，熬碾如膏）。蜜丸，如梧子大。服法：强人初服三丸，日三次，弱者二丸，酒下。

歌诀：腹中绞痛俗名痧，吐利艰难肢厥加；附子人参干姜共，吴萸巴豆并狼牙。

方解：此即大建中之蜀椒，急驱阴浊下行，干姜温中，去人参、胶饴者，畏其满而守也，加厚朴以泻湿中之浊气，槟榔以散结气，直达下焦，广皮通行十二经之气，改名救中汤，急驱浊阴，所以救中焦之真阳也。

九痛丸一面扶正，一方驱邪，其驱邪之力较猛也。

叶永清按：蜀椒救中汤用于寒湿挟浊之证，功效甚捷。九痛丸用于正虚寒湿独盛之病，速解速决。若投之暑湿互结中焦，以致升降失常，吐泻并行者，其祸立至，可不慎哉。在中医必须辨清虚实寒热，方可下药，庶不致误。喻嘉言所谓，"先议病而后议药"，其义深蕴。

立生丹（叶氏家传祖方）：母丁香一两二钱、沉香四钱、茅苍术一两二钱、明雄黄一两二钱。

上药为细末，用蟾蜍八钱，铜锅内加火酒一小杯，化开，入煎药末，如绿豆大，每服二丸，小儿一丸，温水送下。

方解：此方妙在刚燥药中加芳香透络。蟾乃土之精，上应月魄，物之浊而灵者，其酥入络，以毒攻毒，故能应手取效耳。

歌诀：雄黄苍术并丁沉，伴入蟾酥火酒成；胃痛腹疼疟痢泻，阴寒霍乱此方寻。

叶永清按：此方用于急症猝然发病，有开窍芳透之功能，为阴寒腹痛泄痢之要方。

独胜散（叶氏家传祖方）：马粪（年久弥佳）不拘份量，瓦上焙干为末，老酒冲服二三钱，不知，再服。

歌诀：绞肠痧证最凶危，甲紫唇青腹痛频；马粪焙干名独胜，浊阴能散结能开。

叶永清按：独胜散治绞肠痧，确有相当的效果，曾经多次试用，其效如神，不但痧证可用，而肠胃浊阴阻窒不通，腹痛缠绵不愈，服之也有效果。三叔公宝书患腹痛，诸药无效，家严亦以独胜散而愈。

【湿温】

《温病条辨》原文（五十四）：湿热上焦未清，里虚内陷，神识如蒙，舌滑脉缓，人参泻心汤加白芍主之。

人参泻心汤加白芍：人参二钱、干姜二钱、黄连一钱五分、黄芩一钱五分、枳实一钱、生白芍二钱。

方解：人参以护真阳，白芍以护真阴。湿陷于里，故用干姜、枳实之辛通；湿中兼热，故用黄连、黄芩之苦降。此邪已内陷，其势不能返表，故用通降从里治也。

歌诀：里虚内陷识如蒙，邪盛正衰湿热雄；姜枳芩连参白芍，补虚去实有奇功。

叶永清按：此方辨证着重里虚内陷，舌滑脉缓，此证神识如蒙，是蒙蒙不清醒之象。非若邪入心包，谵语神昏之证，在临床上须注意焉。

《温病条辨》原文（五十五）：湿热受自口鼻，由募原直走中道，不饥不食，机窍不灵，三香汤主之。

三香汤：瓜蒌皮二钱、桔梗三钱、黑山栀二钱、枳壳二钱、郁金二钱、香豉一钱、降香末三钱。

方解：按此证由上焦而来，其机尚浅，故用蒌皮、桔梗、枳壳微苦微辛开上，山栀轻浮微苦清热，香豉、郁金、降香化中上之秽浊而开郁。上条以下焦为邪之出路，故用重；此条以上焦为邪之出路，故用轻。

歌诀：上焦湿热证犹轻，饥食无思窍不灵；栀子香豉并桔郁，降香枳壳瓜蒌皮。

叶永清按：轻重缓急用之适当，不独治温病能操必胜之权，而其他疾病，亦与此相同。

《温病条辨》原文（五十六）：吸受秽湿，三焦分布，热蒸头胀，身痛呕逆，小便不通，神识昏迷，舌白，渴不多饮，先宜芳香通神利窍——安宫牛黄丸；继用淡渗，分消浊湿，茯苓皮汤。

茯苓皮汤：茯苓皮五钱、生薏苡仁五钱、猪苓三钱、大腹皮三钱、白通草三钱、淡竹叶二钱。

方解：此方微辛微苦，苦淡渗湿，因此证三焦俱病，表里、经络、脏腑窒塞不通，有内闭外脱之虑，故继以茯苓皮汤。

歌诀：茯苓薏米并猪苓，竹叶白通大腹皮；淡渗微辛消湿浊，三焦受病立能清。

叶永清按：内闭外脱，外闭内脱，此二者喻氏言之最详，学者易深究焉。

《温病条辨》原文（五十七）：阳明湿温，气壅为哕者，新制橘皮竹茹汤主之。

新制橘皮竹茹汤：橘皮三钱、竹茹三钱、柿蒂七枚、姜汁三茶匙（冲）。

方解：《金匮要略》橘皮竹茹汤，乃胃虚受邪之治。今治湿壅遏胃气致哕，不宜用参甘峻补，故改用柿蒂。

歌诀：湿温气壅哕为殃，胃弱邪干补少尝；新制橘皮汤最妙，竹茹柿蒂橘皮姜。

叶永清按：此哕属于胃弱受邪，新加橘皮竹茹汤中去参甘峻补，加入柿蒂，既无壅滞之弊，且有止呃之能。况草木一身，芦与蒂为升降之门户，载生气上升者芦也，受阴精归藏者蒂也。

《温病条辨》原文（五十八）：三焦湿郁，升降失司，脘连腹胀，大便不爽，一加减正气散主之。

一加减正气散：藿香梗二钱、厚朴二钱、杏仁二钱、茯苓皮二钱、广皮一钱、神曲一钱五分、麦芽一钱五分、绵茵陈二钱、大腹皮一钱。

方解：正气散原方去紫苏、白芷，无须发表也。去甘桔，此证以中焦为扼要，不必提上焦也。只用藿香化浊，厚朴、广皮、茯苓、大腹皮泻湿满，加杏仁利肺与大肠之气，神曲、麦芽升降脾胃之气，茵陈宣湿郁而动生发之气，藿香但用梗，取其走中不走外也。茯苓但用皮，以诸皮皆凉，泻湿热独胜也。

歌诀：一加正气朴茵苓，藿香曲麦腹皮陈；湿郁三焦升降失，分消开窍有神灵。

叶永清按：此方加减，确有证实可凭，抓其扼要而处制，可谓随症而入其所变也。

《温病条辨》原文（五十九）：湿郁三焦，脘闷，便溏，身痛，舌白，脉象模糊，二加减正气散主之。

二加减正气散：藿香梗三钱、广皮二钱、厚朴一钱、茯苓皮三钱、木防己三钱、大豆黄卷二钱、川通草一钱五分、薏苡仁三钱。

方解：此条脘闷便溏，中焦证也，身痛舌白，脉象模糊，则经络证矣，故加防己急走经络中湿郁；以便溏不比大便不爽，故加通草、薏苡仁，利小便所以实大便也；大豆黄卷从湿热蒸变而成，能化蕴酿之湿热，而蒸变脾胃之气也。

歌诀：二加正气藿苓附，陈朴苡通豆卷衣；脘痞便溏身且痛，脉糊舌白最相当。

《温病条辨》原文（六十）：秽湿着里，舌黄脘闷，气机不宣，久则酿热，三加减正气散主之。

三加减正气散：藿香连梗叶三钱、茯苓皮三钱、厚朴二钱、广皮一钱五分、杏仁三钱、滑石五钱。

方解：前两法，一以升降为主，一以急宣经隧方主；此则以舌黄之故，预知其内已伏热，久必化热，而身亦热矣，故加杏仁利肺气，气化则湿热俱化，滑石辛淡而凉，清湿中之热，合藿香所以宣气机之不宣也。

歌诀：三加正气朴苓皮，香滑陈皮及杏仁；秽湿久酿成内热，舌黄脘闷治宜轻。

《温病条辨》原文（六十一）：秽湿着里，邪阻气分，舌白滑，脉右缓，四加减正气散主之。

四加减正气散：藿香梗三钱、厚朴二钱、茯苓三钱、广皮一钱五分、草果一钱、神曲二钱、楂肉五钱。

方解：右脉见缓，气分湿阻，故加草果、楂肉、神曲，急运坤阳。使足太阴之地气不上蒸手太阴之天气也。

歌诀：四加正气朴查煎，草果陈皮曲藿偕；邪阻气机成里着，脉来缓滑舌苔黏。

《温病条辨》原文（六十二）：秽湿着里，脘闷便泄，五加减正气散主之。

五加减正气散：藿香梗二钱、广皮一钱五分、茯苓块三钱、厚朴二钱、谷芽一钱、大腹皮一钱五分、苍术二钱。

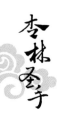

方解：秽湿而致脘闷，故用正气散之香开，便泄而知脾胃俱伤，故加大腹运脾气，谷芽升胃气也。

歌诀：五加正气茯苓苍，藿朴陈皮腹谷参；脘闷便溏湿内侮，两伤脾胃急煎尝。

叶永清按：藿香正气散，原系芳香治疗秽湿之邪，但病人身体有强弱，年龄有老少，天气有寒温，故加减之法各有不同，亦可知药有毫厘千里之殊。例如二加减正气散与五加减正气散，均有脘闷便泄症状，因另有不同之证，故有不同加减之疗法。

《温病条辨》原文（六十三）： 脉缓身痛，舌淡黄而滑，渴不多饮，或竟不渴，汗出热解，继而复热，内不能运水谷之湿，外复感时令之湿，发表攻里，两不可施。误认伤寒，必转坏证，徒清热则湿不退，徒祛湿则热愈炽，黄芩滑石汤主之。

黄芩滑石汤：黄芩三钱、滑石三钱、茯苓皮三钱、大腹皮二钱、白蔻仁一钱、通草一钱、猪苓三钱。

方解：湿热两伤，不可偏治，故以滑石、黄芩、茯苓皮清湿中之热，蔻仁、猪苓宣湿邪之正，再加腹皮、通草共成宣气利小便之功，气化则湿化，小利则火腑通而热自清矣。

歌诀：湿热内结证难瘥，偏治非宜坏证多；滑石二苓同大茯，黄芩通草蔻仁和。

叶永清按：此方化湿清热之功，独占其优。因湿热相依为患，徒清其热则湿不化，其热始终不退；徒祛其湿则热愈炽，其湿依然充斥，能成坏证，不可救矣。王孟英曰："热得湿而愈炽，湿得热而益横。"又曰："热与湿分，其病轻而减，湿与热合其病重而复。"故湿温证重于其他时令之证，其治疗之法，较为复杂，然亦不能离乎清之、化之、开之、泄之，四大方法也。观黄芩滑石汤，药味似属平淡，但其功效实属不小。陆九芝有不谢方之说，诚不谬也。

《温病条辨》原文（六十四）： 阳明湿温，呕而不渴者，小半夏加茯苓汤主之；呕甚而痞者，半夏泻心汤去人参、干姜、大枣、甘草加枳实、生姜主之。

　　<u>小半夏加茯苓汤</u>：半夏六钱、茯苓六钱、生姜四钱。

　　歌诀：呕而不渴饮邪侵，小半夏汤加茯苓；姜夏茯苓水煎服，饮邪得逐呕能清。

　　<u>半夏泻心汤去人参、干姜、大枣、甘草加枳实、生姜</u>：半夏六钱、黄连二钱、黄芩三钱、枳实三钱、生姜三钱。

　　歌诀：呕而兼痞热邪深，固结难通不易清；半夏泻心除温补，枳姜宣痞呕能停。

　　方解：呕而不渴者，饮多热少也，故主以小半夏加茯苓，逐其饮而呕自止。呕而兼痞，热邪内陷，与饮相传，有固结不通之患，故以半夏泻心，去参、姜、枣、甘之补中，加枳实、生姜之宣胃也。

　　叶永清按：同一呕症，有呕而不渴、呕甚作痞之分。盖饮为阴邪，饮多故不渴，热为阳邪，热饮相搏而为痞，其见症既然不同，其脉舌亦当有异，临症时宜详审焉。

　　《温病条辨》原文（六十五）：湿聚热蒸，蕴于经络，寒战热炽，骨骱烦疼，舌色灰滞，面色萎黄，病名湿痹，宣痹汤主之。

　　<u>宣痹汤</u>：防己五钱、杏仁五钱、滑石五钱、连翘三钱、山栀三钱、薏苡仁五钱、半夏（醋炒）三钱、晚蚕沙三钱、赤小豆皮三钱。

　　方解：以防己急走经络之湿，杏仁开肺气之先，连翘清气分之湿热，赤豆清血分之湿热，滑石利窍而清热中之湿，山栀肃肺而泻湿中之热，薏苡淡渗而主挛痹，半夏辛平而主寒热，蚕沙化浊道中清气，痛加片子姜黄、海桐皮宣络而止痛。

　　歌诀：宣痹汤方翘滑防，杏夏栀苡豆皮蚕；蠲通湿痹清经络，痛甚须加桐与姜。

　　叶永清按：此方运用之妙，能分气分与血分之湿。而其最要者，分出热中之湿，湿中之热，非学识两全，不能道及也。

　　《温病条辨》原文（六十六）：湿郁经脉，身痛身热，汗多自利，胸腹白疹，内外合邪，纯辛走表，纯苦清热，皆在所忌，辛凉淡法，薏苡竹叶散主之。

　　薏苡竹叶散：薏苡仁五钱、竹叶三钱、飞滑石五钱、白蔻仁一钱五分、连翘三钱、茯苓块五钱、白通草一钱五分。

　　方解：汗多则表阳升，身痛则表邪郁，表阳开而不解表邪，其风湿无疑，盖汗之解者寒邪也，风为阳邪，尚不能以汗解，况湿为重浊之阴邪，故虽有汗不解也。有汗不解之证，当识其非风则湿，或为风湿相搏。自利者小便必短，白疹者，风湿郁于孙络毛窍。此湿停热郁之证，故主以辛凉解肌表之热，辛淡渗在里之湿，俾表邪从气化而散。里邪从小便而驱，双解表里之妙法也。

　　叶永清按：吴氏以汗之解者为寒邪，有汗不解之症非风则湿，因风为阳邪，尚不能以汗解，何况湿为重浊之阴邪乎，此当分辨其自出之汗，与治疗之汗。若是自汗而畏风，湿不能解者，确有此理，若在治疗之汗，则不尽然，试看麻黄附子细辛汤，是透发寒邪，从汗而解；九味羌活汤，乃透发风邪从汗而散；藿香正气散，乃宣透湿邪从汗而化，此皆藉资药力，使邪从汗而解。由此观之，可知自汗之汗，与透发之汗，迥然不同，不过风湿之邪，非若寒邪之一汗即解也。

《温病条辨》原文（六十七）：风暑寒湿，杂感混淆，气不主宣，咳嗽头胀，不饥舌白，肢体若废，杏仁薏苡汤主之。

　　杏仁薏苡汤：杏仁三钱、薏苡仁三钱、桂枝五分、生姜七分、厚朴一钱、半夏一钱五分、防己一钱五分、白蒺藜二钱。

　　方解：杂感相混，气失宣化，故以宣气之药为主。既兼两湿寒邪，参以辛温之品。

　　歌诀：杂感相淆症状多，气失宣化咳难瘥；杏夏藜朴姜防苡，入桂辛温气即通。

　　叶永清按：病属杂感相淆，用药应宜周到，既有暑邪，何不加入祛暑之剂。

《温病条辨》原文（六十八）：暑湿痹者，加减木防己汤主之。

　　加减木防己汤：防己六钱、桂枝三钱、石膏六钱、杏仁四钱、滑石四钱、白通草二钱、薏苡仁三钱。

方解：此治痹之祖方也。风胜则引，引者（行痹）加桂枝、桑叶。湿胜则肿，肿者（土曰敦阜）加滑石、草、苍术。寒胜则痛，痛者加防己、桂枝、姜黄、海桐皮。面赤口涎自出者，重加石膏、知母。绝无汗者，加羌活、苍术，汗多者加黄芪、炙甘草。兼痰饮者，加半夏、厚朴、广皮。

歌诀：痹病原因湿热多，桂枝防己与石膏；杏朴滑石兼通草，滋腻如投病不瘥。

叶永清按：风寒湿三气合为痹证，在风胜者加风药，湿胜者加湿药，寒胜者加温药。此数法已有成规，不可更张，但湿胜宜分寒湿热湿，若不明，其害立见。

《温病条辨》原文（六十九）：湿热不解，久酿成疸，古有成法，不及备载，聊列数则，以备规矩（下疟、痢等证仿此）。

叶永清按：黄疸之型，实难枚举。吴氏聊列数则，为后学一隅三反之教诲。

《温病条辨》原文（七十）：夏秋疸病，湿热气蒸，外干时令，内蕴水谷，必以宣通气分为要。失治则为肿胀。由黄疸而肿胀者，苦辛淡法，二金汤主之。

二金汤：鸡内金五钱、海金沙五钱、厚朴三钱、大腹皮三钱、猪苓三钱、白通草二钱。

方解：以鸡内金消内蕴之水谷，金沙利尿祛黄，加大腹皮、猪苓、通草，理气消膨。

歌诀：黄疸原由湿热蒸，外干时令失于清；腹皮厚朴金沙入，通草猪苓及内金。

叶永清按：黄疸失治成为肿胀，现代医学所谓"肝硬化腹水"与此症大致相同。而吴氏以二金为主治，深得此症之关键耳。叶意：须加通草一两、地骷髅一两，有通天彻地之能，使水湿之邪，从下而解。

《温病条辨》原文（七十一）：诸黄疸，小便短者，茵陈五苓散主之。

茵陈五苓散：茵陈一钱、五苓散五分。

方解：因湿胜流于膀胱，气郁不化，则小便不利，当用五苓散宣通表里之邪，茵陈开郁而清湿热。

歌诀：湿热诸黄小便难，茵陈加入五苓方；共为细末分三服，每次三钱效更良。

叶永清按：五苓散鼓动膀胱之气，配合茵陈，使黄疸湿热之邪，从小便而出。

《温病条辨》原文（七十二）：黄疸脉沉，中痞恶心，便结溺赤，病属三焦里病，杏仁石膏汤主之。

杏仁石膏汤：杏仁五钱、石膏八钱、半夏五钱、山栀三钱、黄柏三钱、枳实汁（每次三茶匙，冲）、姜汁（每次三茶匙，冲）。

方解：此方统治三焦，有一纵一横之义。杏仁、石膏开上焦，姜、半开中焦，枳实则由中驱下矣，山栀通行三焦，黄柏直清下焦。凡通宣三焦之方，皆扼重上焦，以上焦为病之始入，且为气化之先。

歌诀：三焦湿热发为黄，痞恶频仍二便难；石膏杏夏并栀子，生姜枳实汁同熬。

叶永清按：黄疸脉沉，中痞恶心，便结溺赤症状已入于里。叶意：加大黄、木通以开二便之闭寒，石膏体重性浮，脉数者为宜，脉象既沉，应宜删除。

《温病条辨》原文（七十三）：素积劳倦，再感湿温，误用发表，身面俱黄，不饥，溺赤，连翘赤豆饮煎送保和丸。

连翘赤豆饮：连翘二钱、山栀一钱、通草一钱、赤豆二钱、花粉一钱、香豆豉一钱。

歌诀：素因劳倦湿温临，误表为黄溺赤疼；翘通赤豆兼花粉，香豉栀子有神灵。

保和丸：山楂、神曲、茯苓、陈皮、莱菔子、连翘、半夏。

歌诀：保和丸内半苓陈，翘曲山楂菔子寻；连翘赤豆饮煎送，温劳误治一齐清。

方解：此条由他病而变黄，证属两感，故用连翘赤豆饮，以解其外，保和丸以和其中。俾湿温、劳倦、治逆，一齐解散矣。保和丸苦温而运脾阳，兼治劳倦，人身之动作，皆赖阳气为之主张，脾阳伤，则肢倦而无力，脾阳得运，则倦怠自然恢复正常矣。

叶永清按：此证非常复杂，既有劳倦内伤，又有湿温相挟，加以误治为黄。而吴氏以连翘赤豆饮煎送保和丸，既能祛湿除黄，又能结合"劳者温之"之法，处理甚为得当，方虽平淡，其理甚通。可加茵陈、白术，既顾误治之黄，又理积劳之倦。

《温病条辨》原文（七十四）：湿甚为热，疟邪痞结心下，舌白口渴，烦躁自利。初身痛，继则心下亦痛，泻心汤主之。

叶永清按：病属湿邪为病，然已化水，有口渴、心烦、自利、身疼、脘痛等症，故以泻心汤主之。但也须顾及疟邪与其他疾病，庶不伪漏。

《温病条辨》原文（七十五）：疮家温疟，忌用发散。苍术白虎汤加草果主之。

苍术白虎汤加草果：即白虎汤加苍术、草果。

方解：白虎汤辛凉重剂，清阳明之热湿，由肺卫而出，加苍术、草果，温散脾中重滞之寒湿，亦由肺卫而出。阳明阳土，清以石膏、知母之辛凉；太阴阴土，温以苍术、草果之苦温。

歌诀：疮家温疟汗非宜，白虎加苍草果仁；阳明热清脾湿化，辛凉温苦效如神。

叶永清按：阳明之蕴热，与太阴之湿邪，朋比为奸。苍术白虎最为适宜，既能清阳明之热，又能化脾经之湿，加以草果以撤膜原之邪。然必有黄腻厚浊之苔，方可使用草果。

《温病条辨》原文（七十六）：背寒，胸中痞结，疟来日晏，邪入太阴，草果知母汤主之。

草果知母汤：草果一钱五分、知母二钱、半夏三钱、厚朴二钱、黄芩一钱五分、花粉一钱五分、乌梅一钱五分、姜汁五匙（冲）。

方解：积劳体弱，未病先虚，伏邪不解，固结难分。以草果温太阴独胜之寒，知母泻阳明独胜之热，厚朴佐草果泻中焦之湿蕴，合姜、半而开痞结，花粉佐知母而生津退热；脾胃皆病，最畏木克，乌梅、黄芩清热而和肝；疟来日晏，邪欲入阴，其所以升之使出者，全赖草果之温化之。

歌诀：胸疼疟晏入于阴，伏邪不解急宜升；全赖草果升邪出，姜梅朴粉夏知芩。

叶永清按：此方妙在草果一味，盖草果气猛而浊，取其狂猛之性，使固结难之分邪，从内而达于外。

《温病条辨》原文（七十七）：疟伤胃阳，气逆不降；热劫胃液，不饥不饱，不食不便，渴不欲饮，味变酸浊，加减人参泻心汤主之。

加减人参泻心汤：人参二钱、黄连一钱五分、枳实一钱、干姜一钱五分、生姜二钱、牡蛎二钱。

方解：大辛大温，与大苦大寒合方，乃厥阴经之定例。大抵脏腑之表里，皆分为二，或上下，或左右，不过经络贯通，膈膜相连耳。惟肝之与胆，合而为一，胆即居于肝之内，肝动则胆亦动，胆动而肝即随。肝宜温，胆宜凉，仲景乌梅丸、泻心汤，立万世法程矣。此证疟邪扰胃，致令胃气上逆，而亦用此辛温寒苦合法者何？盖胃之为腑，体阳而用阴，本系下降，无上升之理，其呕吐哕痞，有时上逆，所以使胃气上升失降也。

汪建敏按：古人云，肝为刚脏，能受柔药，胃为柔腑，能受刚药，故胃阳伤者，可与刚中之柔，不可与柔中之刚。又云，治肝不效，每以胃药收功，盖土衰木必乘之，扶阳明所以制厥阴。再考厥阴为阴阳交际之处，内藏相火，故用寒必复热，用热必复寒。仲景茱萸于四逆、当归四逆，不用纯阳，乌梅泻心，阴阳并用，竟为此也。至胃为中土，伤阳则为卑监，当用刚远柔，伤阴则为燥元，当用柔远刚。

叶永清按：此系疟伤胃阳，气逆不降，盖胃为藏垢纳污之所，其味变酸者，消化功能失常，主以大辛大苦。即喻氏所谓"刚中柔剂，能变胃而不受胃变"之法也。

《温病条辨》原文（七十八）：疟伤胃阴，不饥不饱，不便，潮热，得食则烦热愈加，津液不复者，麦冬麻仁汤主之。

麦冬麻仁汤：麦冬五钱、火麻仁四钱、生白芍四钱、何首乌三钱、乌梅肉二钱、知母二钱。

方解：上条以气逆味酸不食，为胃阳受伐，此条以潮热得食则烦热愈加，为胃阴损耗。复胃阴莫若甘寒，最为迅速也。

歌诀：疟疾津伤便不通，不饥不饱热潮烘；知母麻仁乌梅共，麦冬白芍首乌同。

叶永清按：此二条均属疟病伤脾胃，有胃阳胃阴之区别。在症状无寒热往来，是疟后为病，当以离开少阳来处理。但疟后暑湿之邪，易于留滞，在审察之时，应须考虑。

《温病条辨》原文（七十九）：太阴脾疟，寒起四末，不渴多呕，热聚心胸，黄连白芍汤主之。烦躁甚者，可另服牛黄丸一丸。

黄连白芍汤：黄连二钱、黄芩二钱、半夏三钱、枳实一钱五分、白芍三钱、姜汁五匙（冲）。

方解：脾主四肢，寒起四末而不渴，故知其脾疟。热聚心胸，不渴多呕，内有湿痰，以黄连、黄芩化湿清热，姜汁、枳实、半夏化湿去痰，独入一味白芍，以收脾阴。

歌诀：热聚心胸呕吐频，太阴脾疟四肢清；白芍黄连生姜汁，半夏黄芩枳实并。

叶永清按：此方苦辛合法，宜乎湿痰热甚之证。吴氏虽为脾疟而立此方，但无痰不成疟，在本条原文中"不渴多呕，热聚心胸"，其为痰湿互结，尤露一斑，且有烦躁甚者，可为服牛黄丸，其痰热为患，更为明显而征也。

《温病条辨》原文（八十）：太阴脾疟，脉濡寒热，疟来日迟，腹微满，四肢不暖，露姜饮主之。

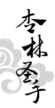

露姜饮：人参一钱、生姜一钱。

水两杯半，煮成一杯，露一宿，重汤温服。

方解：此条偏于太阴虚寒，故以甘温补正。其退邪之妙，全在用露，清肃能清邪热，甘润不伤正气，又得气化之妙谛。

歌诀：寒热脉濡疟晏迟，腹中微满四肢驰；参用一钱姜少许，煮成露宿再煎之。

叶永清按：补正祛寒化痰，为正虚寒甚者最为适宜。若是湿之邪未清，骤用温补，截之为寒非浅。

《温病条辨》原文（八十一）：太阴脾疟，脉弦而缓，寒战，甚则呕吐噫气，腹鸣溏泄。苦辛寒法，不中与也；苦辛温法，加味露姜饮主之。

加味露姜饮：人参一钱、半夏二钱、草果一钱、生姜二钱、广皮一钱、青皮（醋炒）一钱。

水二杯半，煮成一杯，滴荷叶露三匙，温服，渣再煮一杯服。

方解：上条纯是太阴虚寒，此条邪气更甚，脉弦呕吐，故加温燥泄木退邪。

歌诀：太阴脾疟脉起迟，加味露姜即可施；参半青陈姜草果，再加荷叶露三匙。

叶永清按：此二条虽同一太阴脾疟，但脉搏与症状有所不同，故加半夏、草果、青陈二皮，以祛痰化浊，俾露姜饮更奏固正之功。

《温病条辨》原文（八十二）：中焦疟，寒热久不止，气虚留邪，补中益气汤主之。

补中益气汤：炙黄芪一钱五分、人参一钱、炙甘草一钱、白术（炒）一钱、广皮五分、当归五分、升麻（炙）三分、柴胡（炙）三分、生姜三片、大枣二枚。

方解：留邪是属气虚，故以升阳益气之法。

歌诀：补中参草并黄芪，白术当归及广皮；姜枣升柴温取服，气虚邪陷再相宜。

叶永清按：补中益气汤证，治正虚邪恋的疟疾，不怕时日长短，只三服而疟邪杜截不复发矣，屡试屡验。

《温病条辨》原文（八十三）：脉左弦，暮热早凉，汗解渴饮，少阳疟偏于热重者，青蒿鳖甲汤主之。

青蒿鳖甲汤：青蒿三钱、知母三钱、桑叶二钱、鳖甲五钱、丹皮二钱、花粉二钱。

方解：以青蒿领邪，鳖甲护阴，知母、花粉以清热邪而止渴，丹皮清少阳血分，桑叶清少阳络中气分。

歌诀：暮热早凉脉左弦，渴而汗出疟邪坚；青蒿鳖甲和知母，桑叶丹皮花粉偕。

《温病条辨》原文（八十四）：少阳疟如伤寒证者，小柴胡汤主之。渴甚者去半夏，加瓜蒌根；脉弦迟者，小柴胡加干姜陈皮汤主之。

小柴胡汤：柴胡三钱、黄芩一钱五分、半夏二钱、人参一钱、炙甘草一钱五分、生姜三片、大枣二枚。

小柴胡加干姜陈皮汤：即于小柴胡汤内加干姜二钱、陈皮二钱。

方解：柴胡汤一面领邪外出，一面防邪内入。以柴胡领邪而清表热，芩、草甘苦以清胃热，半夏、生姜两和肝胃，蠲内饮宣胃阳，降胃阴疏肝气，用生姜、大枣调和营卫，使表者不争，里者内安，清者清、补者补、升者升、降者降、平者平，故曰和也。

歌诀：少阳正疟柴胡汤，柴半参芩草枣姜；躁渴除柴加花粉，寒多入陈与干姜。

叶永清按：青蒿鳖甲汤与小柴胡汤，虽同治少阳疟症，但其主证不同，一为少阳疟偏于热重者；一为少阳疟，如伤寒证者，所以药物之异，异于受邪之源不同耳。陆士谔曰："小柴胡系少阳枢机之剂，伤寒论中言之极详，与温热何涉，乃滥入于此，此与上焦篇风温条，摔入桂枝汤，同一眉目不清。"沈辛甫曰："叶香岩知暑温、时疟，与风寒正疟迥别，融会圣言，推从清解，所见甚超。"

《温病条辨》原文（八十五）：舌白脘闷，寒起四末，渴喜热饮，湿蕴之故，名曰湿疟，厚朴草果汤主之。

厚朴草果汤：厚朴一钱五分、杏仁一钱五分、草果一钱、半夏二钱、茯苓块三钱、广皮一钱。

方解：湿郁脾阳，脾主四肢，故寒起于此；渴喜热饮，湿为阴邪，弥漫于中，喜热以升之，故方法以苦辛通降，纯用温开。

歌诀：湿疟脘闷舌苔粘，渴喜热饮四肢寒；厚朴杏仁同草果，陈皮半夏茯苓添。

叶永清按：此方蠲痰化湿，俱是苦辛之，对舌苔黄腻而不化者，最为适宜。

《温病条辨》原文（八十六）：湿温内蕴，夹杂饮食停滞，气不得运，血不得行，遂成滞下，俗名痢疾，古称重证，以其深入脏腑也。初起腹痛胀者易治；日久不痛并不胀者难治。脉小弱者易治；脉实大数者难治。老年久衰，实大、小弱并难治；脉调和者易治。日数十行者易治；一二行或有或无者难治。面色、便色鲜明者易治；秽暗者难治。噤口痢属实者尚可治；属虚者难治。先滞（俗所谓痢疾）后利（俗谓之泄泻）者易治；先利后滞者难治。先滞后疟者易治；先疟后滞者难治。本年新受者易治；上年伏暑，酒客积热，老年阳虚积湿者难治。季胁少腹无动气疝瘕者易治；有者难治。

叶永清按：此条是指滞下而言，俗名"痢疾"，具述一般情况，故不列处方，学者须向各家痢疾门研究，庶毋兴叹之虑。

《温病条辨》原文（八十七）：自利不爽，欲作滞下，腹中拘急，小便短者，四苓合芩芍汤主之。

四苓合芩芍汤：苍术二钱、猪苓二钱、茯苓二钱、泽泻二钱、白芍二钱、黄芩二钱、广皮一钱五分、厚朴二钱、木香一钱。

方解：以四苓散分阑门，通膀胱，开支河，使邪不直注大肠，合芩芍法宣气分，清积滞，预夺其滞下之路也。

歌诀：湿热侵凌滞下成，腹中拘急苦难名；法取四苓合芩芍，陈皮厚朴木香存。

叶永清按：痢疾初起之因，不外于湿食两类。此方化湿利溺之品居多，是湿重气滞之下痢。但也有风邪外来，食积内滞而成痢者，当以辨证论治，较为妥当。吴氏所谓："勤求古训，静与心谋，以为可汗则汗，可下则下，可清则清，可补则补。"吾谓不独治痢如此，而治疗其他疾病也如此。

《温病条辨》原文（八十八）：暑湿风寒杂感，寒热迭作，表证正盛，里证复急，腹不和而滞下者，活人败毒散主之。

活人败毒散：羌活、独活、茯苓、川芎、枳壳、柴胡、人参、前胡、桔梗以上各一两、甘草五钱。

方解：以人参君，坐镇中州，为督战之帅；以二活、二胡合川芎从半表半里之际领邪出外，喻氏所谓"逆流挽舟"者此也；以枳壳宣中焦之气，茯苓渗中焦之湿，以桔梗开肺与大肠之痹，甘草和合诸药，乃陷者举之之法。

歌诀：活人败毒草苓芎，枳桔前柴羌独参；暑湿风寒杂感症，表和里解奏殊功。

叶永清按：汪瑟菴先生云，"此方虚者固不可用，即实证亦惟表证重者当用，若中焦湿热壅滞，当丹溪人参黄连法，虚者当于理中诸法求之"。叶意：他的看法是指虚中挟实，或者虚多实少而言，若是确为中焦湿热壅滞者，当从痢无止法，以通为涩，较为馐当。

《温病条辨》原文（八十九）：滞下已成，腹胀痛，加减芩芍汤主之。

加减芩芍汤：白芍三钱、黄芩二钱、黄连一钱五分、厚朴二钱、木香（煨）一钱、广皮二钱。

方解：治疗滞下初成之实证，以疏利肠间湿热为主。

歌诀：滞下初成芍药汤，腹中胀痛颇相当；陈皮芩连香朴芍，苦辛相济是良方。

叶永清按：芩芍汤原是沈氏尊生方，方中有黄芩、白芍、白术、肉桂等。因痢初成，白术恐补助邪，肉桂辛性大热，故删除，加黄连、厚朴、木香、广皮，有清利湿热、消滞理气之功。

《温病条辨》原文（九十）：滞下湿热内蕴，中焦痞结，神识昏乱，泻心汤主之。

叶永清按：苦寒泻火，化湿清热，是为中焦痞结，神色昏乱而主方，非以滞下为主也。

《温病条辨》原文（九十一）：滞下红白，舌色灰黄，渴不多饮，小溲不利，滑石藿香汤主之。

滑石藿香汤：飞滑石三钱、白通草一钱、猪苓二钱、藿香梗二钱、厚朴二钱、白蔻仁一钱、广皮一钱。

方解：此暑湿内伏，三焦气机阻窒，故不肯见积治积，乃以辛淡渗湿宣气，芳香利窍，治其所以致积之因，庶积滞不期愈而自愈矣。

歌诀：滞下红白舌灰黄，渴饮不多小便难；滑石藿香兼通草，朴陈豆蔻二苓参。

叶永清按：痢疾多由暑湿而成，此方清暑化湿理气，气机一利，暑湿消散，故不治其痢，而痢自愈矣。

《温病条辨》原文（九十二）：湿温下利，脱肛，五苓散加寒水石主之。

五苓散加寒水石：即于五苓散内加寒水石三钱，如服五苓散法。久痢不在用之。

方解：此急开支河，俾湿去而利自止。

歌诀：湿热下痢脱肛兼，急开支河法可传；取用五苓加水石，温邪得减痢能痊。

叶永清按：湿邪内蕴则下利，热邪下迫则脱肛。五苓散加寒水石，有化湿刮溺清热之功，湿去溺长，则利自止，无热则不下迫，而肛脱愈矣。

《温病条辨》原文（九十三）：久痢阳明不阖，人参石脂汤主之。

人参石脂汤：人参三钱、赤石脂三钱、炮姜二钱、白粳米（炒）一合。

方解：久痢胃虚，故以堵截阳明之法。

歌诀：久痢阳明阃失司，胃虚气馁脉濡迟；粳米炮姜参取汁，石脂研末后调之。

叶永清按：以人参、炮姜、粳米，补心养胃祛寒，独入石脂收涩肠胃之滑利，为久痢胃家虚寒之要剂。若客邪未尽，痢疾初期，误投此药，祸必于踵。

《温病条辨》原文（九十四）：自利腹满，小便清长，脉濡而小，病在太阴，法当温脏，勿事通腑，加减附子理中汤主之。

加减附子理中汤：白术三钱、附子二钱、干姜二钱、茯苓三钱、厚朴二钱。

方解：此偏于湿，合脏阴无热之证，故以附子理中汤，去甘守之人参、甘草，加通运之茯苓、厚朴。

歌诀：小便清长脉小濡，太阴腹满痢难除；厚朴茯苓姜附术，理中加减腹中舒。

叶永清按：附子理中汤，必以小便清长，无热证相兼者，才可使用。而汪氏认为："不独湿困太阴宜用，每见夏日伤冰水瓜果，立时发痢者，止有寒湿，并无热证，小儿尤多此证，小便亦或短赤，不拘泥宜用理中，甚则加附子。"叶意：在夏天如小便短赤，必有暑热相挟，不如芳化而清暑湿，较为妥当，若是里阴之证悉俱，当以理中为宜。

《温病条辨》原文（九十五）：自利不渴者属太阴，甚则哕（俗名呃逆），冲气逆，急救土败，附子粳米汤主之。

附子粳米汤：人参三钱、附子二钱、炙甘草二钱、粳米一合、干姜二钱。

方解：此条较上条更危，上条阴湿与脏阴相合，而脏之真阳未败，此条则脏阳结而邪阴与脏阴毫无忌惮，故上条犹系通补，此则纯阴守补矣，扶阳抑阴之大法。

歌诀：太阴自利呃频仍，附子粳米汤最神；土败气伤宜温补，干姜草附粳人参。

叶永清按：此方宜于脏腑之虚寒，无六淫之见证。

《温病条辨》原文（九十六）：疟邪热气，内陷变痢，久延时日，脾胃气衰，面浮腹膨，里急肛坠，中虚伏邪，加减小柴胡汤主之。

加减小柴胡汤：柴胡三钱、黄芩二钱、人参一钱、丹皮一钱、白芍（炒）二钱、当归（炒）一钱五分、谷芽一钱五分、山楂（炒）一钱五分。

方解：疟邪变痢，由浅入深，喻氏以逆流挽舟，乃提邪而使之出也。故以柴胡由下而上，入深出浅，合黄芩两和阴阳之邪，以人参合谷芽宣补胃阳，丹皮、归、芍内护三阴，谷芽推气分之滞，山楂推血分之滞。谷芽升气分故推谷滞，山楂降血分故推肉滞也。

歌诀：疟邪内陷痢相间，时日延长胃气衰；加减小柴参归芍，芩丹楂谷共为煎。

叶永清按：阳枢之疟，转为阴枢之痢，由阳入阴，由浅入深，用逆流挽舟，提邪外出。其法固妙，但看原文中有"面浮腹膨，里急肛坠，中虚伏邪"中虚用参固正，不足虑也，伏邪只有谷芽、山楂，推动力量不大，恐难奏效。叶意：可加枳实导滞丸三钱，以助药力，推动之不及。

《温病条辨》原文（九十七）：春温内陷，下痢，最易厥脱，加减黄连阿胶汤主之。

加减黄连阿胶汤：黄连三钱、阿胶三钱、黄芩二钱、炒生地四钱、生白芍五钱、炙甘草一钱五分。

方解：此方育阴坚阴之法，以黄连坚阴，以阿胶育阴。从黄连者黄芩，从阿胶者生地、白芍，炙甘草则统甘苦而并和之。

歌诀：春温内陷热伤阴，下痢还兼厥脱临；加减阿胶汤急用，芍胶生地草连芩。

叶永清按：以黄连、黄芩清内陷之热邪，以阿胶、生地救其已伤之阴，为甘苦育阴之法。但脉必虚弦而数，舌必苔黄底绛，方可使用。

《温病条辨》原文（九十八）：气虚下陷，门户不藏，加减补中益气汤主之。

加减补中益气汤：人参二钱、黄芪二钱、广皮一钱、炙甘草一钱、归身二钱、炒白芍三钱、防风五分、升麻三分。

方解：此邪少虚多，偏于气分之证，故以升补为主。

歌诀：气虚下陷苦难当，加减补中益气汤；参芪归芍陈皮草，升散麻防效更张。

叶永清按：用补中益气汤，主要关键在于邪少虚多，而有一定的程度，用量就有不同的区别。

《温病条辨》原文（九十九）：内虚下陷，热痢下重，腹痛，脉左小右大，加味白头翁汤主之。

加味白头翁汤：白头翁三钱、秦皮二钱、黄连二钱、黄柏二钱、黄芩三钱、白芍二钱。

方解：病属内虚下陷，热痢下重。以白头翁无风而摇者、禀甲乙之气，透发下陷之邪，使之上出；又能有风而静，禀庚辛之气，清能除热，燥能除湿，湿热之积滞去而腹痛自止。秦皮得水木相生之气，色碧而气味苦寒，所以能清肝热。黄连得少阴水精，能清肠澼之热。黄柏得水土之精，渗湿而清热。黄芩清肠胃之热、白芍调血中之气。

歌诀：热痢下重腹中疼，湿热兼虚痢欲成；加减白头翁可服，白芍秦皮柏连芩。

叶永清按：白头翁汤治疗湿热内蕴之痢疾。若痢疾挟有表邪不宜服也，恐引邪入内，而成噤口重候。

【秋燥】

《温病条辨》原文（一百）：燥伤胃阴，五汁饮主之，玉竹麦门冬汤亦主之。

玉竹麦门冬汤：玉竹三钱、麦冬三钱、沙参三钱、生甘草一钱。

方解：燥气伤于胃阴，甘寒养胃之法。

歌诀：燥气伤津胃气干，舌红口渴饮频添；玉竹麦冬沙参草，滋阴润燥服之安。

叶永清按：此方除了甘寒养液之外，余无所长。叶意：增加藿石解三钱，能引甘寒之味，集入于胃中，与原文燥气伤于胃阴，更为适宜。

《温病条辨》原文（一百一）：胃液干燥，外感已净者，牛乳饮主之。

牛乳饮：牛乳一杯。重汤炖熟，顿服之。

方解：有情血肉之品，以津血填津血也。

歌诀：胃液干枯津液衰，汤燉牛乳服之安；甚而再服无须虑，有情血肉古今传。

叶永清按：胃液干枯，津液受伐，消化不良吃流汁再为适宜。且牛为土畜，胃属土，牛乳频服，以土畜之津血填补胃液干枯，同气相求，其功更著。方书有牛乳比人乳更佳之说，以人乳有饮食之毒，七情之火也。

三、温病条辨卷三

下焦篇

【风温　温热　温疫　温毒　冬温】

《温病条辨》原文（一）：风温、温热、温疫、温毒、冬温，邪在阳明久羁，或已下，或未下，身热面赤，口干舌燥，甚则齿黑唇裂，脉沉实者，仍可下之；脉虚大，手足心热甚手足背者，加减复脉汤主之。

《温病条辨》原文（二）：温病误表，津液被劫，心中震震，舌强神昏，宜复脉法复其津液，舌上津回则生；汗自出，中无所主者，救逆汤主之。

《温病条辨》原文（三）：温病耳聋，病系少阴，与柴胡汤者必死，六七日以后，宜复脉辈复其精。

《温病条辨》原文（四）：劳倦内伤，复感温邪，六七日以外不解者，宜复脉法。

《温病条辨》原文（五）：温病已汗而不得汗，已下而热不退，六七日以外，脉尚躁盛者，重与复脉汤。

《温病条辨》原文（六）：温病误用升散，脉结代，甚则脉两至者，重与复脉，虽有他证，后治之。

《温病条辨》原文（七）：汗下后，口燥咽干，神倦欲眠，舌赤苔老，与复脉汤。

《温病条辨》原文（八）：热邪深入，或在少阴，或在厥阴，均宜复脉。

加减复脉汤：炙甘草六钱、干地黄六钱、生白芍六钱、麦冬五钱、阿胶三钱、麻仁三钱。

歌诀：复脉加减救阴津，邪热伤阴效更神；劳倦成温皆类此，芍黄胶麦草麻仁。

救逆汤：即于加减复脉汤内去麻仁，加生龙骨四钱、生牡蛎八钱，脉虚大欲散者，加人参二钱。

歌诀：复脉汤中龙牡加，麻仁滑润应宜删；方名救逆能收汗，脉虚散大培参佳。

方解：温邪久霸中焦，或已下而伤阴，或未下而阴竭。若正证正气未至溃败，尚可假手于一下，即《伤寒论》中急下以存津液之谓。若中无结粪，邪热少而虚热多，其人脉必虚，手足心主里，其热必甚于手足背之主表也。若再下其热，是竭其津而速之死也。故以复脉汤复其津液，阴复则阳留，庶可不至于死也。去参、桂、姜、枣之补阳，加白芍收三阴之阴，故云加减复脉汤。在仲景当日，治伤于寒者之结代，自有取参、桂、姜、枣，复脉中之阳；今治伤于温者之阳亢阴竭，不得再补其阳也。用古法而不拘用古方，医者之化裁也。若伤之太甚，阴阳有脱离之象，复脉亦不胜任，则非救逆不可。

叶永清按：加减复脉汤，是养阴清热之方，治阴虚内热之证，方中既无参、桂、姜、枣，不能复脉中之阳，与仲景复脉汤之用意，大有区别焉。至于救逆汤为阴虚阳亢之方，龙牡潜阳，参与养阴清热之中，乃阴平阳秘之法。

《温病条辨》原文（九）：下后大便溏甚，周十二时三、四行，脉仍数者，未可与复脉汤，一甲煎主之；服一二日，大便不溏者，可与一甲复脉汤。

一甲煎：生牡蛎二两。

歌诀：下后便溏三四行，脉来频数热弥深；一甲煎方生牡蛎，水煎温服热能清。

一甲复脉汤：即于加减复脉汤内，去麻仁，加牡蛎一两。

歌诀：加减复脉去麻仁，牡蛎同煎效力宏；温病下焦阴被劫，敛阴救液可回春。

方解：下后应宜数日不大便，今反溏而频数，非其人真阳素虚，即下之不得其道，有亡阴之虑。若以复脉滑润，是以存阴之品，反为泻阴之用。故以牡蛎一味，单用则力大，即能存阴，又涩大便，且清在里之余热，一物而三用也。

叶永清按：阴虚内热，热邪下迫则发泄，以牡蛎存阴清热止泄，其法颇妙。若其人肠胃素有炎症，或津液涸干不能上潮，则藿斗（石斛）、生扁豆、北沙参等，亦可斟酌采用。

《温病条辨》原文（十）：下焦温病，但大便溏者，即与一甲复脉汤。

叶永清按：仍是上条存阴清热涩便之法，若用滋阴之品，恐其滑润，反成泻阴之弊。

《温病条辨》原文（十一）：少阴温病，真阴欲竭，壮火复炽，心中烦，不得卧者，黄连阿胶汤主之。

黄连阿胶汤：黄连四钱、黄芩一钱、阿胶三钱、白芍一钱、鸡子黄二枚。

方解：阳亢不入于阴，阴虚不受阳纳。此证阴阳各自为道，不相交互，以黄芩从黄连，外泄壮火而内坚真阴；以芍药从阿胶，内护真阴而外捍亢阳。名曰黄连阿胶汤者，取一刚以御外侮，一柔以护内主之义。

歌诀：阴阳背道不相交，火灼真阴液被消；不卧心烦阳独亢，芩连鸡子芍阿胶。

叶永清按：真阴不足，阳邪独炽，证涉阴阳脱离，药以刚柔合剂，苦寒偶于养阴之内，既有养阴清火之功，也无助邪伤正之患。以鸡子黄奠安中焦而补心肾，俾以坎离既济，阴阳以互其根。

《温病条辨》原文（十二）：夜热早凉，热退无汗，热自阴来者，青蒿鳖甲汤主之。

<u>青蒿鳖甲汤</u>：青蒿二钱、鳖甲五钱、细生地四钱、知母二钱、丹皮三钱。

方解：夜行阴分而热，日行阳分而凉。邪气深伏阴分，混处气血之中，不能纯用养阴，又非壮火所宜，更不得任用苦燥。热退无汗，邪不出表而仍归阴分，故以鳖甲蠕动之物，入肝经至阴之分，既能养阴，又能入络搜邪；以青蒿芳香透络，从少阳领邪外出；细生地清阴络之热；丹皮泻血中之伏火；知母佐鳖甲、青蒿而成搜剔之功焉。此方有先入后出之妙，青蒿不能直入阴分，有鳖甲领之入也；鳖甲不能独出阳分，有青蒿领之出也。

歌诀：夜热朝凉邪伏深，热伤阴分急宜清；青蒿鳖甲丹知地，苦燥纯阴统下行。

叶永清按：清蒿鳖甲汤为阴虚内热而设，若表邪未尽，非此方宜，惟恐生地滋长邪气，鳖甲领邪入内耳。

《温病条辨》原文（十三）：热邪深入下焦，脉沉数，舌干齿黑，手指但觉蠕动，急防痉厥，二甲复脉汤主之。

<u>二甲复脉汤</u>：即于加减复脉汤内，加牡蛎五钱、生鳖甲八钱。

方解：复脉养阴，介类潜阳，阴阳交互，津液乃充，庶痉厥不可

作也。

歌诀：复脉汤中牡蛎加，再添鳖甲效堪夸；热邪灼液须防痉，滋阴潜阳一服瘥。

叶永清按：热邪伤阴，肝阳有不可抑遏之势。盖肝荣在爪，故手指先有蠕动之感，确为痉厥之先兆，在临症时，往往有诊断不到之误。

《温病条辨》原文（十四）：下焦温病，热深厥甚，脉细促，心中憺憺大动，甚则心中痛者，三甲复脉汤主之。

三甲复脉汤：即于二甲复脉汤内，加生龟板一两。

方解：镇肾气、补任脉、通阴维之龟板止心痛，合入肝搜邪之二甲，相济成功也。

歌诀：二甲汤中龟板添，方名三甲效同前；心中颤动并兼痛，肾气干枯木火燃。

叶永清按：养阴潜阳，同一法程，其所不者，潜阳之品有异耳。一甲复脉汤养阴以清里热；二甲复脉汤养阴清里之中，参以入肝搜邪之鳖甲；三甲复脉汤加入龟板，育阴潜阳之功，尤为显著。

《温病条辨》原文（十五）：既厥且哕（俗名呃忒），脉细而劲，小定风珠主之。

小定风珠：鸡子黄（生用）一枚、真阿胶二钱、生龟板六钱、童便一杯、淡菜三钱。

水五杯，先煮龟板、淡菜得二杯，去滓，入阿胶，上火烊化，内鸡子黄，搅令相得，再冲童便，顿服之。

方解：以鸡子黄实土而定内风；龟板补任而镇冲脉；阿胶沉降，补液而息肝风；淡菜生于咸水之中而能淡，外偶内奇，有坎卦之象，能补阴中之真阳，其形翕合，故又能潜真阳上动；童便以浊液仍归浊道，其以为使。

歌诀：小定风珠鸡子黄，阿胶淡菜便龟参；厥而且呃肝阴竭，息风养液可除烦。

叶永清按：小定风珠原为阴虚肝风内动而设，能治肝阴耗竭之厥逆。

若属痰浊蕴于阳明胃腑，而致厥逆者，用此方必有助纣为虐之弊。为胃气虚弱者，亦不能服此腥秽腻浊之方。

《温病条辨》原文（十六）：热邪久羁，吸烁真阴，或因误表，或因妄攻，神倦瘛疭，脉气虚弱，舌绛苔少，时时欲脱者，大定风珠主之。

大定风珠：生白芍六钱、阿胶三钱、生龟板四钱、干地黄六钱、麻仁二钱、五味子二钱、生牡蛎四钱、麦冬（连心）六钱、炙甘草四钱、鸡子黄（生）二枚、鳖甲（生）四钱。

方解：大队浓浊填阴塞隙，介属潜阳镇定。以鸡子黄一味，从足太阴，下安足三阴，上济手三阴，使上下交合，阴得安其位，斯阳可立根基，俾阴阳有眷属一家之义，庶可不致绝脱欤！

歌诀：大定风珠芍药胶，牡龟鳖甲地黄麻；麦冬鸡子黄甘味，热灼真阴误治多。

叶永清按：热久伤阴，舌绛脉虚，为温病必然之趋势，无足为怪，而其主要之病灶，在于时时欲脱，因误表妄攻，致病情变生恶化，若非大剂毓阴潜阳，何能挽回于阴阳将脱之机。在临床若遇此症状，切以轻易而忽视之。

《温病条辨》原文（十七）：壮火尚盛者，不得用定风珠、复脉。邪少虚多者，不得用黄连阿胶汤。阴虚欲痉者，不得用青蒿鳖甲汤。

《温病条辨》原文（十八）：痉厥神昏，舌短，烦躁，手少阴证未罢者，先与牛黄、紫雪辈，开窍搜邪；再与复脉汤存阴，三甲潜阳。临证细参，勿致倒乱。

《温病条辨》原文（十九）：邪气久羁，肌肤甲错，或因下后邪欲溃，或因存阴得液蒸汗，正气已虚，不能即出，阴阳互争而战者，欲作战汗也，复脉汤热饮之。虚盛者加人参。肌肉尚盛者，但令静，勿妄动也。

叶永清按：此三条有助于临床实践，辨证论治，处方立法。如诸方之禁忌，病情之变化，邪正之相争，均宜心领神会，不可忽也。

《温病条辨》原文（二十）：时欲漱口不欲咽，大便黑而易者，有瘀血也，犀角地黄汤主之。

犀角地黄汤：干地黄一两、生白芍三钱、丹皮三钱、犀角（水牛角代）三钱。

方解：犀角味咸，入下焦血分以清热，地黄去积聚而补阴，白芍去恶血，生新血，丹皮泻血中伏火，此蓄血自得下行。

歌诀：漱口频频咽不思，便如漆黑血瘀滞；犀角地黄丹芍药，消瘀凉血及时施。

叶永清按：犀角地黄汤，为热淫于内，治以咸寒之法。如血热妄行，涌吐如崩，真称良剂，用之得当，效如桴鼓。吾师荫堂先生尝谓吾等曰："大黄泻心汤，为除暴安良而止血；犀角地黄汤，为清营涤热而止血。止血虽同，用法实异。"

《温病条辨》原文（二十一）：少腹坚满，小便自利，夜热昼凉，大便闭，脉沉实者，蓄血也，桃仁承气汤主之，甚则抵当汤。

桃仁承气汤：大黄五钱、芒硝二钱、桃仁三钱、当归三钱、芍药三钱、丹皮三钱。

抵当汤：大黄五钱、虻虫二十枚、桃仁五钱、水蛭（炙干为末）五分。

方解：少腹坚满，小便不利，则非膀胱气闭；夜热昼凉，邪气隐伏阴分；大便闭者，血分结也，故用桃仁承气汤通血分之闭结。若闭结太甚，则非抵当不可，但药力较猛，不可轻用。

歌诀：夜热朝凉大便难，小便自利腹坚满；脉沉而实瘀滞结，轻则桃承重抵当。

叶永清按：桃仁承气汤内有当归、芍药、丹皮，凉血活血之功轻胜。而抵当汤中有虻虫、水蛭，消化虾瘀之力尤强，故其消瘀破积之能，比桃仁承气汤中有芒硝，其泻力比抵当汤更为迅速耳。

《温病条辨》原文（二十二）：温病脉，法当数，今反不数而濡小者，热撤里虚也。里虚下利稀水，或便脓血者，桃花汤主之。

桃花汤：赤石脂一两（半整半煎）、炮姜五钱、白粳米二合。

方解：因用清热撤热，热撤里虚，脉见虚小，下焦空虚则寒，即不下利亦当温补，况又下利稀水脓水乎！故用甘温堵涩法。

歌诀：脉来当数反迟濡，热撤里虚下利稀；脓血交加桃花主，炮姜粳米石脂需。

叶永清按：赤石脂之重涩，入下焦血分而固脱；干姜之辛温暖下焦气分而补虚；粳米之甘温，佐石脂、干姜而调肠胃也。凡阳明下利便脓血者，胁热也；少阴下利腹痛便脓血者，下焦不约而里寒也。下利便脓血，身冷脉小易治；身热脉大者难治。总之，虚实宜辨、寒热宜分。否则本末倒置，不致其夭人枉命者鲜矣。

《温病条辨》原文（二十三）：温病七八日以后，脉虚数，舌绛苔少，下利日数十行，完谷不化，身虽热者，桃花粥主之。

桃花粥：人参三钱、炙甘草三钱、赤石脂六钱、白粳米二合。

方解：完谷不化，脾阳下陷，其里邪已为泄泻下行殆尽，火减之象；脉虽数而虚，身热亦属于虚。纯系关闸不藏见证，补之稍缓则脱，故改桃花汤为粥，取其逗留中焦之意。

歌诀：温邪脉象数而虚，舌绛光苔利不除；粳米石脂参甘草，以汤为粥服而舒。

叶永清按：桃花粥与桃花汤用意相同，一以干姜之辛温，缓下焦气血而补气；一以参草之甘温，培补脾阳而固正。至于完谷不化，也有邪热不杀谷，而致完谷不化者，不可不辩也，当于脉证之虚实为依据。

《温病条辨》原文（二十四）：温病少阴下利，咽痛，胸满，心烦者，猪肤汤主之。

猪肤汤：猪肤一斤。猪肤一斤用白皮，从肉刮去肥，令如纸薄，右一味以水一斗，煮取五升去渣，加白蜜一升，白米粉五合，熬香和合相得。

方解：少阴下利，下焦虚矣。少阴脉循喉咙，其支者出络心，注胸中，咽痛胸满心烦者，肾火不藏，循经而上走于阳分也；阳并于上，阴并于下，火不下交于肾，水不上承于心，此未济之象。猪为水畜而津液在肤，用其肤以除上浮之虚火，佐白蜜、白粉之甘，泻心润肺而和脾，滋化源，培母气，水升火降，上热自除，而下利自止矣。

歌诀：少阴咽痛且心烦，法取猪肤甘润方。猪肤一斤肥刮净，去渣白蜜粉熬香。

叶永清按：少阴上火而下利，下利者，水在下而火不得下济也；咽痛者，火在上而水不得上交也。但此症临床上所见不多，余对此方未曾试用，不知效果究属如何。但在温病伤寒，阴津不能上潮，舌绛津枯如镜，虽叠投养阴生津之品，不能恢复者，余每以精肉四两，煎汤去浮油，连服数次，津液即生，胜于养阴之品多矣。然非少阴咽痛下利等症可用。

《温病条辨》原文（二十五）：温病少阴咽痛者，可与甘草汤；不瘥者，与桔梗汤。

甘草汤：甘草二两。

上一味，以水三升，煮取一升半，去渣，分温再服。

桔梗汤：甘草二两、桔梗二两。

方解：甘草汤甘以缓之，配入桔梗辛以散之，因咽痛无下利、胸满心烦等症相间，其大热亦不甚，故用辛散甘缓之法。

歌诀：少阴咽痛实难当，仲景名为甘草汤；甘草生用煎汁服，不瘥桔梗共煎尝。

叶永清按：甘桔汤非转少阴咽痛可用，两肺痈吐脓，干咳无痰，火郁在肺，一切风火痹窒咽喉不利，均可治也，惟阴虚火炽非所宜耳。

《温病条辨》原文（二十六）：温病入少阴，呕而咽中伤，生疮不能语，声不出者，苦酒汤主之。

苦酒汤：半夏（制）二钱、鸡子一枚（去黄，内上苦酒鸡子壳中）。

上二味，内半夏着苦酒中，以鸡子壳置刀环中，安火上，令三沸，去渣，少少含咽之。不瘥，更作三剂。

方解：治少阴水亏不能上济君火，而咽生疮声不出者。半夏之辛苦得鸡子清之甘润，有利窍通声之功，无燥津涸液之虑。然半夏之功能，全赖苦酒，摄入阴分，劫涩敛疮，即阴火沸腾，亦可因苦酒而降。

歌诀：少阴呕吐咽生疾，言语艰难声不扬；苦酒一杯鸡子清，徐徐咽之即安康。

叶永清按：此方未曾试用，其效果亦难陈说。

《温病条辨》原文（二十七）：妇女温病，经水适来，脉数耳聋，干呕烦渴，辛凉退热，兼清血分，甚至十数日不解，邪陷发痉者，竹叶玉女煎主之。

竹叶玉女煎：生石膏六钱、干地黄四钱、麦冬四钱、知母二钱、牛膝二钱、竹叶三钱。

方解：外热未除，里热又急，故用辛凉解肌，兼清血分与两感证同法也。

歌诀：干呕烦渴耳如聋，经水适临势更凶；竹叶玉女清血分，石膏知母竹黄冬。

叶永清按：妇女温病，经水适来，或非期而至，均有里热蒸逼于营分。故虽大寒之剂，亦不偾事，有故无殒，亦无殒也。

《温病条辨》原文（二十八）：热入血室，医与两清气血，邪去其半，脉数，余邪不解者，护阳和阴汤主之。

护阳和阴汤：白芍五钱、炙甘草二钱、人参二钱、麦冬二钱、干地黄三钱。

方解：体质素虚，热邪未净，入于血室，护养元气，佐以清邪，以参、甘护元阳，而以白芍、麦冬、生地，和营清肝也。

歌诀：热入血室有余邪，护阳和阴汤可裁；体质素虚常现此，参麦芍草地黄偕。

叶永清按：热入血室治法颇多，不得以护阳和阴一方，足以尽之，此为体虚病邪已衰其半而设。若是病势初传，热邪正炽之际，则宜清热而安营。

《温病条辨》原文（二十九）：热入血室，邪去八九，右脉虚数，暮微寒热者，加味复脉汤，仍用参主之。

叶永清按：病属邪少虚多，其暮热微寒者，乃荣卫失和之故。

《温病条辨》原文（三十）：热病经水适至，十余日不解，舌萎饮冷，心烦热，神气忽清忽乱，脉右长左沉，瘀热在里也，加减桃仁承气汤主之。

加减桃仁承气汤：大黄（制）三钱、桃仁（炒）三钱、细生地六钱、丹皮四钱、泽兰二钱、人中白二钱。

方解：舌萎饮冷，心烦神乱，为瘀热蕴结于里也。故用大黄桃仁荡涤其瘀热，复以生地、人中白等活血清热，瘀去热清，神志清晰，诸恙平安。

歌诀：热入血室渴而烦，神气忽清忽乱狂；加减桃仁承气法，人中桃泽地黄丹。

叶永清按：此方逐血消瘀清热，不言而喻，其中所用人中白者，乃取其降火清瘀之功，且人中白能止诸窍之出血。如皮肤出汗，以人中白三钱、麝香少许，酒调服，其效如神，录此以资参考。

《温病条辨》原文（三十一）：温病愈后，嗽稀痰而不咳，彻夜不寐者，半夏汤主之。

半夏汤：半夏八钱、秫米二两。

方解：半夏逐痰饮而和胃，秫米秉燥金之气而成，故能补阳明燥气之不及而渗其饮，饮退则胃和，寐可立至，故曰覆杯则寐也。

歌诀：温邪瘥后咳嗽痰，彻夜难眠病势张；胃气不和寒饮阻，半夏秫米共煎尝。

叶永清按：半夏汤为胃不和则卧不安之剂，因胃有痰浊震浊心神，而致卧不安也。若是阴虚血少，心营不足，神不守舍而不能卧者，非此所宜。汪瑟菴先生云："失眠之因甚多，有阴虚不受阳纳者，有阳亢不入阴者，有心气虚者，有心液虚者，有蹻脉不和者，有痰饮扰心者。温热病中，往往有兼不寐者，各察其因而治之，斯不误矣。"

《温病条辨》原文（三十二）：饮退则寐，舌滑，食不进者，半夏桂枝汤主之。

《温病条辨》原文（三十三）：温病解后，脉迟，身凉如水，冷汗自出者，桂枝汤主之。

叶永清按：此二条系邪去正虚，胃气失和，清阳失运。前者香砂之属，后者归脾之属。

《温病条辨》原文（三十四）：温病愈后，面色萎黄，舌淡，不欲饮水，脉迟而弦，不食者，小建中汤主之。

小建中汤：白芍（酒炒）六钱、桂枝四钱、炙甘草三钱、生姜三片、大枣二枚、胶饴五钱。

方解：小建中汤为甘温之法，建其中焦之阳气，中阳复则能食，能食则诸阳皆可复也。

歌诀：温病初瘥面色黄，脉迟舌淡食艰难；小建中汤甘桂芍，生姜大枣并饴糖。

叶永清按：温热愈后，皆阴虚不足为多，而用甘温之剂者极少。故汪氏有云："温热病虑涸其阴，湿热病虑虚其阳，病后调理，温热后当以养阴为法，湿热后当以扶阳为法。"

《温病条辨》原文（三十五）：温病愈后，或一月，至一年，面微赤，脉数，暮热，常思饮不欲食者，五汁饮主之，牛乳饮亦主之。病后肌肤枯燥，小便溺管痛，或微燥咳，或不思食，皆胃阴虚也，益胃、五汁辈。

叶永清按：此属病后阴虚热恋，胃阴受伐，其用甘寒养胃理阴清热，是以脉证为凭的。

【暑温 伏暑】

《温病条辨》原文（三十六）：暑邪深入少阴消渴者，连梅汤主之；入厥阴麻痹者，连梅汤主之；心热烦躁神迷甚者，先予紫雪丹，再予连梅汤。

连梅汤：云连二钱、乌梅三钱、麦冬三钱、生地三钱、阿胶二钱。

方解：暑邪深入少阴，厥阴麻痹，心阳上亢，肾液不供，故消渴也。

水难为济，木失涵敛，筋脉无所秉受，故麻痹也。以黄连泻壮火，使不烁津，以乌梅之酸以生津，合黄连酸苦为阴；以色黑沉降之阿胶救肾水，麦冬、生地合乌梅酸甘化阴，庶消渴可止也。

歌诀：暑邪深入少阴伤，消渴连梅汤可尝；麻痹厥阴亦类此，连梅胶地麦冬良。

叶永清按：下焦篇之暑温、伏暑，与上中两焦的伏暑、暑温证，有天渊之别。上焦篇在于太阴，故用法以清化为主；中焦篇在阳明，以泄化为主；下焦篇在少阴，以阴虚为主。此亦言其常也，然也有病因所变，而药亦应宜变也。

《温病条辨》原文（三十七）： 暑邪深入厥阴，舌灰，消渴，心下板实，呕恶吐蛔，寒热，下利血水，甚至声音不出，上下格拒者，椒梅汤主之。

椒梅汤：黄连二钱、黄芩二钱、干姜二钱、白芍（生）三钱、川椒（炒黑）三钱、乌梅（去核）三钱、人参二钱、枳实一钱五分、半夏二钱。

方解：此土败木乘，正虚邪炽，最危之候。故以酸苦泄热，辅正驱邪立法。

歌诀：暑邪深入厥阴中，消渴舌灰呕吐虫；椒梅汤中参芍半，芩连姜枳苦能通。

叶永清按：温病吐蛔属于热，本以黄连、乌枚酸苦泄热能以胜任。但舌灰心下板实，定有痰湿留滞于中，故复以干姜、半夏之辛以开之。因其土败正虚，故加参芍养正以和营。

《温病条辨》原文（三十八）： 暑邪误治，胃口伤残，延及中下，气塞填胸，燥乱口渴，邪结内踞，清浊交混者，来复丹主之。

来复丹：太阴元精石一两、舶上硫磺一两、硝石一两（同硫磺为末，微火炒结砂子大）、橘红二钱、青皮二钱、五灵脂二钱。

方解：此丹能复阳于下，故曰来复丹。元精石乃盐卤至阴之精，硫磺乃纯阳石火之精，寒热相配，阴阳相济，有扶危拯逆之功；硝石化硫为水，亦可佐元，硫以降逆；灵脂引经入肝最速，能引石性内走厥阴，外达少阳，以交阴阳之枢纽；使以橘红、青皮者，纳气必先利气，用以为肝胆之向导也。

歌诀：暑邪误治胃伤残，气闷填胸渴燥烦；来复丹硝元精石，硫磺青橘五灵参。

叶永清按：来复丹虽有旋转清浊之能，但硫磺、硝石均为辛热有毒之品，极为峻利，必须辨证明确，方可使用，若是暑热湿火互结之实证，投之其祸立至，可不慎欤。

《温病条辨》原文（三十九）：暑邪久热，寝不安，食不甘，神识不清，阴液元气两伤者，三才汤主之。

三才汤：人参三钱、天冬二钱、干地黄五钱。

方解：三才汤两复阴阳，而偏于复阴为多。

歌诀：暑邪久热寝难安，神识昏蒙食不甘；元气大伤阴被劫，天地人才可惠思。

叶永清按：三才汤以复阴为主，惟恐元气有伤，故入人参补气护阳。叶意：暑热伤阴，往往有余邪留滞，人参应改西洋参更妥。

《温病条辨》原文（四十）：蓄血，热入血室，与温热同法。

《温病条辨》原文（四十一）：伏暑、湿温胁痛，或咳，或不咳，无寒，但潮热，或竟寒热如疟状，不可误认柴胡证，香附旋覆汤主之；久不解者，间用控涎丹。

香附旋覆汤：生香附三钱、旋覆花三钱、苏子霜三钱、广皮二钱、半夏五钱、茯苓块三钱、薏苡仁五钱。

控涎丹：甘遂、大戟、白芥子。

方解：伏暑、湿温，积留支饮，悬于胁下而成痛者。以香附、旋覆通肝络而逐胁下之饮；苏子、杏仁以降肺气而化饮；广皮、半夏、茯苓、薏苡仁，以祛湿而化饮，所谓治水者必实土，中流涨者开支河之法也。甚至无出路，久居胁下，恐成悬饮内痛之证，故用控涎丹缓攻其饮耳。

歌诀：咳而胁痛久难瘥，痰饮羁留病势坚；急服控涎丹荡涤，甘遂戟芥曲糊丸。

叶永清按：此二方一重一轻，均为化痰逐水之剂，用之得当，其功确有立竿见影之效。

【寒湿】

《温病条辨》原文（四十二）：湿之为物也，在天之阳时为雨露，阴时为霜雪，在山为泉，在川为水，包含于土中者为湿。其在人身也，上焦与肺合，中焦与脾合，其流于下焦也，与少阴癸水合。

叶永清按：此条说明，湿之异出同源，在人身则上中下三焦俱能为病。盖湿为阴邪，有抽丝剥茧之象，所以湿病尤多，而治疗亦较复杂也。

《温病条辨》原文（四十三）：湿久不治，伏足少阴，舌白身痛，足跗浮肿，鹿附汤主之。

鹿附汤：鹿茸五钱、附子三钱、草果一钱、菟丝子三钱、茯苓五钱。

方解：湿伏少阴，故以鹿茸补督脉之阳。督脉总督诸阳，此阳一升，则诸阳震动。附子补肾中真阳，通行十二经，佐之以菟丝，凭空行气而升发少阴，则身痛可休。独以一味草果，温太阴独胜之寒以醒脾阳。以茯苓淡渗，佐附子开膀胱，小便得利，而跗肿可愈矣。

歌诀：湿邪久恋少阴伤，舌白身疼跗肿僵；茸附扶阳苓渗淡，菟丝草果运中阳。

叶永清按：此为寒湿伤肾，其人本来真阳不足，寒湿弥于少阴，为虚寒挟寒湿之证，不能与热湿伤肾之证同日而语。盖鹿附汤虽善，但临床上使用诚非易易。

《温病条辨》原文（四十四）：湿久，脾阳消乏，肾阳亦惫者，安肾汤主之。

安肾汤：鹿茸三钱、胡芦巴三钱、补骨脂三钱、韭子一钱、大茴香二钱、附子二钱、茅术二钱、茯苓三钱、菟丝子三钱。

方解：肾阳惫者，必补督脉，故以鹿茸为君，附子、韭子等补肾中真阳；但以苓、术二味，渗湿而补脾阳，釜底增薪法也。

歌诀：脾阳消乏肾阳衰，安肾扶阳法可传；茸附芦巴破古纸，韭茴苓术菟丝添。

叶永清按：安肾汤中均是补肾温肾之品，独取苍术一味，以祛太阴之脾湿，配以茯苓有淡渗之功，无流弊之患耳。

《温病条辨》原文（四十五）：湿久伤阳，痿弱不振，肢体麻痹，痔疮下血，术附姜苓汤主之。

术附姜苓汤：生白术五钱、附子三钱、干姜三钱、茯苓五钱。

方解：按痔疮有寒湿、热湿之分，下血亦有寒湿、热湿之分。此乃湿久伤阳，为寒湿而致痔漏，故以两补脾肾之阳。

歌诀：湿久伤阳肢体麻，痔疮下血肾阳衰；脾虚失运缘寒湿，术附姜苓效可夸。

叶永清按：痔疮下血，湿热居多，湿热为痔者，当求槐花、地榆之类。此节因湿久伤阳，其属寒湿为病可知矣，其立法以温补肾阳，针对下药，可谓善矣。

《温病条辨》原文（四十六）：先便后血，小肠寒湿，黄土汤主之。

黄土汤：甘草三两、干地黄三两、白术三两、附子（炮）三两、阿胶三两、黄芩三两、灶中黄土半斤。

方解：此以刚柔相济之法，以刚药健脾而渗湿，柔药保肝肾之阴，而补丧失之血。

歌诀：黄土汤中草术苓，阿胶附子亦般称；灶土半斤煎汁取，先便后血有神奇。

叶永清按：先血后便为近血，系脾络受伤血渗肠间，瘀积肛门，大便行时，血即先下，故仲景主以赤小豆当归散。先便后血为远血，系肝经别络之血，因脾虚阳陷生湿，其血因此而下行，故仲景主以黄土汤。

《温病条辨》原文（四十七）：秋湿内伏，冬寒外加，脉紧无汗，恶寒身痛，喘咳稀痰，胸满，舌白滑，恶水不欲饮，甚则倚息不得卧，腹中微胀，小青龙汤主之；脉数有汗，小青龙去麻、辛主之；大汗出者，倍桂枝，减干姜，加麻黄根。

小青龙汤：麻黄三钱、甘草（炙）三钱、桂枝五钱、芍药三钱、五味子二钱、干姜三钱、半夏五钱、细辛二钱。

方解：辛温甘酸之小青龙汤，外发寒邪而内蠲饮，龙行而火随，故寒可去；龙动而水行，故饮可蠲。

歌诀：秋湿冬寒相互侵，喘而无汗咳痰稀；青龙半夏辛甘味，桂芍麻黄姜共称。

叶永清按：小青龙汤能去寒蠲饮，其主要者宣肺定喘，温中蠲饮。若以龙行火随，龙动水行的说法颇难理解。

《温病条辨》原文（四十八）：喘咳息促，吐稀涎，脉洪数，右大于左，喉哑，是为热饮，麻杏石甘汤主之。

麻杏石甘汤：麻黄三钱、杏仁三钱、石膏三钱、甘草（炙）二钱。

方解：麻黄中空而达外，杏仁中实而降里，石膏辛淡性寒，质重而气清轻，合麻杏而宣气分之郁热，甘草之甘以缓急，补土以生金。

歌诀：喘而促息吐痰涎，脉数浮洪右大兼；喉哑声嘶为痰热，麻黄杏子石甘煎。

叶永清按：此方实为治上焦热病之良剂，但病不在肺，以及在肺而无热证之见象者，不宜用。故所施用，以脉浮为标准，而以恶寒不渴者为禁忌也。

《温病条辨》原文（四十九）：支饮不得息，葶苈大枣泻肺汤主之。

葶苈大枣泻肺汤：苦葶苈三钱、大枣五枚。

方解：支饮上壅胸膈，直阻肺气，不令下降，呼息难通，以性急之葶苈，急泻肺中之壅塞；然其性慓悍，恐伤脾胃，故以守中缓中之大枣，护脾胃而监制之，不伤他脏，一急一缓，一苦一甘，相须成功也。

歌诀：呼吸不调饮雍胸，肺中窒塞气难通；葶苈泻肺枣补正，相互约制奏奇功。

叶永清按：葶苈大枣泻肺汤，因葶苈性慓悍，以大枣之甘缓之相护以成功，此乃用药之善调济也。若真有饮邪壅膈碍肺，而体质坚强者，加冬葵子三钱，取其滑利之性，而收效更为迅速。

《温病条辨》原文（五十）： 饮家反渴，必重用辛，上焦加干姜、桂枝，中焦加枳实、橘皮，下焦加附子、生姜。

叶永清按：饮家口渴，由阴津不上潮，被痰阻碍其敷布之司而所致也。饮为阴邪，应取辛以润之，温以化之。外饮宜桂枝汤，内饮宜真武汤。

《温病条辨》原文（五十一）： 饮家阴吹，脉弦而迟，不得固执《金匮》法，当反用之，橘半桂苓枳姜汤主之。

橘半桂苓枳姜汤：半夏二两、小枳实一两、橘皮六钱、桂枝一两、茯苓块六钱、生姜六钱。

方解：《金匮要略》谓阴吹正喧，猪膏发煎主之。盖以胃中津液不足，大肠津液枯槁，气不后行，逼走前阴，故重用润法，俾津液充足流行，浊气仍归旧路矣。饮家阴吹，蟠踞中焦，必有不寐、不食、不饥、不便、恶水等证，非津液之枯槁，乃津液之积聚胃口可知。故用九窍不和，皆属胃病例，峻通胃液下行，使大肠得胃中津液滋润而病如失矣。

歌诀：饮家也有患阴吹，法与金匮法背远；橘半桂苓姜枳实，甘澜水煮效相随。

叶永清按：王孟英曰"痰湿阻气之阴吹证，实前人所未道及也"。又曰，"惟阴吹之太喧，而大便坚滞者，或由肠燥，或由瘀阻，或致腑气不通，而逼走前阴，然亦但宜润其燥化其瘀宣其痰，不必治其吹也"。

《温病条辨》原文（五十二）： 暴感寒湿成疝，寒热往来，脉弦反数，舌白滑，或无苔不渴，当脐痛，或胁下痛，椒桂汤主之。

椒桂汤：川椒（炒黑）六钱、桂枝六钱、良姜三钱、柴胡六钱、小茴香四钱、广皮三钱、吴茱萸四钱、青皮三钱。

方解：疝属肝病，肝气失疏涵，兼挟猝感寒湿，故以川椒、吴茱萸、

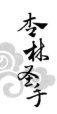

小茴香入肝脏，化浊阴而理气；柴胡、桂枝疏肝解肌以发汗；佐以广皮、青皮、良姜温化理气，从中而达于外也。

歌诀：暴感寒湿疝形成，脐痛胁疼寒热型；椒桂良姜吴萸共，青陈柴胡小茴并。

叶永清按：此证既有肝气失疏，又有新邪之外袭，表里俱病，两解之法，颇合病机。原注："以柴胡从少阳领邪出表，病在肝治胆也；又以桂枝协济柴胡者，病在少阴治在太阳也，《经》所谓病在脏治其腑之义也。"曲曲弯弯，眩人耳目，不若谓疏化解肌，温化理气较为适合，使学者易于领会耳。

《温病条辨》原文（五十三）：寒疝脉弦紧，胁下偏痛，发热，大黄附子汤主之。

大黄附子汤：大黄五钱、熟附子五钱、细辛三钱。

方解：邪踞厥阴，表里俱急，故用附子温里通阳，细辛暖水脏而散寒湿之邪；盖大黄之苦合附子、细辛之辛，苦与辛合，能降能通，通则不痛也。

歌诀：寒疝脉来紧且弦，胁间疼痛热如燃；表里俱伤温下法，大黄附子细辛煎。

叶永清按：寒热并用，表里皆通，使用适宜，真是药到病除之效。若是辨证不明，孟浪使用，其害也是甚速。

《温病条辨》原文（五十四）：寒疝，少腹或脐旁，下引睾丸，或掣胁，下掣腰，痛不可忍者，天台乌药散主之。

天台乌药散：乌药五钱、木香五钱、小茴香五钱、良姜五钱、青皮五钱、川楝子十枚、巴豆七十二粒、槟榔五钱。

先以巴豆微打破，加麸数合，炒川楝子，以巴豆黑透为度，去巴豆、麸子不用，但以川楝子同前药为极细末，黄酒和服一钱。不能饮者，姜汤代之。重者日再服，痛不可忍者，日三服。

方解：此寒湿客于肝肾小肠而为病。以乌药祛膀胱冷气，能消肿止痛；木香透络定痛；青皮行气伐肝；良姜温脏劫寒；茴香温关元，暖腰肾，又能透络定痛；槟榔至坚，直达肛门散结气，使坚者溃，聚者散，引诸药逐浊气，由肛门而出；川楝导小肠湿热，由小便下行，炒以斩关夺门之巴豆，用气味而不用形质，使巴豆帅气药散无形之寒，随槟榔下出肛门；川楝得巴豆迅烈之气，逐有形之湿，从小便而去，俾有形无形之结邪，一齐解散而病根拔矣。

歌诀：疝寒痛势在脐旁，牵引睾丸胁肋妨；乌木青茴川楝子，良姜巴豆及槟榔。

叶永清按：立法甚善，说理亦明，学者能心领神会，庶几近焉。

【湿温】（附疟、痢）

《温病条辨》原文（五十五）：湿温久羁，三焦弥漫，神昏窍阻，少腹硬满，大便不下，宣清导浊汤主之。

宣清导浊汤：猪苓五钱、茯苓五钱、寒水石六钱、晚蚕砂四钱、皂荚子三钱。

方解：此湿久郁结于下焦，气分不通之象，以二苓、寒水石化无形之气，蚕沙、皂荚逐有形之湿也。

歌诀：湿温久羁在三焦，窍阻神昏便不多；二苓水石蚕沙荚，宣清夺浊起沉疴。

叶永清按：淡渗化湿之中复以化浊导闭之品，取其皂荚子咸温性降，善寻大肠风闭燥结，疏通一切滞气，俾以由大便一齐解散矣。但此证系虚闭与实闭用承气者不同。

《温病条辨》原文（五十六）：湿凝气阻，三焦俱病，二便不通，半硫丸主之。

半硫丸：石硫黄、半夏。

上二味，各等分为细末，蒸饼为丸梧子大，每服一二钱，白开水送下。

方解：肾司二便，肝主疏泄，均为湿邪所困，失去疏泄开阖之职，故以硫黄补肾燥湿，半夏辛滑通腑。

歌诀：半硫丸主半硫研，蒸饼为丸服二钱；湿阻气机二便秘，疏达三焦病自安。

叶永清按：半硫丸能通二便秘结之症，实由气为湿阻所致，非热燥屎之候，明乎此则，半硫丸适应证可知矣。

《温病条辨》原文（五十七）：浊湿久留，下注于肛，气闭，肛门坠痛，胃不喜食，舌苔腐白，术附汤主之。

术附汤：生茅术五钱、人参二钱、厚朴三钱、生附子三钱、炮姜三钱、广皮三钱。

方解：湿浊久留肠胃，致肾阳亦困，而肛门坠痛也，为气虚寒湿所闭，故以参、附峻补肾中元阳之气，姜、术补脾中健运之气，朴、橘行浊湿之滞气，俾虚者充，闭者通，浊者行，而坠痛自止，胃开进食矣。

歌诀：舌有腐苔食欲微，肛门坠痛颇难医；湿浊久留成下注，术陈参附朴姜齐。

叶永清按：气虚湿胜，脾肾俱虚，乃术附汤针对之证，与湿火为殃，壅塞作痛者不同。

《温病条辨》原文（五十八）：疟邪久羁，因疟成劳，谓之劳疟；络虚而痛，阳虚而胀，胁有疟母，邪留正伤，加味异功汤主之。

加味异功汤：人参三钱、当归一钱五分、肉桂一钱五分、炙甘草二钱、茯苓三钱、于术（炒焦）三钱、生姜三钱、大枣二枚、广皮二钱。

方解：因痛成劳，气血两虚，故以异功温补脾经之气，归、桂合异功温养下焦之血，以姜、枣调和营卫，使气血相生而劳疟自愈。

歌诀：正伤邪留络空虚，疟母稽留症势深；加味异功参归草，桂苓姜术枣陈皮。

叶永清按：疟久成劳，胁有疟母，邪留正伤，应于补养之中，参以搜剔之剂，可加鳖甲煎丸三钱。

《温病条辨》原文（五十九）：疟久不解，胁下成块，谓之疟母，鳖甲煎丸主之。

鳖甲煎丸：鳖甲（炙）十二分、乌扇（烧）三分、黄芩三分、柴胡六分、鼠妇（熬）三分、干姜三分、大黄三分、芍药三分、牡丹皮五分、桂枝三分、葶苈（熬）一分、石苇三分、厚朴三分、瞿麦二分、紫葳三分、半夏一分、人参一分、䗪虫五分、阿胶（炒）三分、蜂窝（炙）四分、赤不肖十二分、蜣螂（熬）六分、桃仁二分。

歌诀：鳖甲煎丸鳖甲君，领虫搜络入于营；桃仁丹紫瘀滞化，葶苈瞿苇水湿行。加减柴胡并承气，调和枢能及阳明；再入人参驴胶共，护养鼓荡互相成。

叶永清按：立法颇善，说理甚明。此方治疟母功效卓著，《金匮》惟此方与薯蓣丸药品最多，皆治正虚邪著，久而不去之证，非集气血之药，攻补兼施，未易奏功也。

《温病条辨》原文（六十）： 太阴三疟，腹胀不渴，呕水，温脾汤主之。

温脾汤：草果二钱、桂枝三钱、生姜五钱、茯苓五钱、蜀漆炒三钱、厚朴三钱。

歌诀：三阴疟邪最难瘥，腹胀皮寒呕水多；治予温脾汤取服，桂姜草蜀朴苓和。

叶永清按：病虽已久，其体未虚，否则草果、蜀漆安能有如此之重乎？

《温病条辨》原文（六十一）： 少阴三疟，久而不愈，形寒嗜卧，舌淡脉微，发时不渴，气血两虚，扶阳汤主之。

扶阳汤：鹿茸五钱、熟附子三钱、人参二钱、桂枝三钱、当归二钱、蜀漆（炒黑）三钱。

方解：疟久不愈，气血两虚，形寒嗜卧，舌淡脉微不渴，少阴不足，阳微之象。故以鹿茸为君，峻补督脉；人参、附子、桂枝，随鹿茸而峻补太阳以实卫气；当归随鹿茸以补血中之气，通阴中之阳；单以蜀漆一味，急提难出之疟邪。

歌诀：三疟形寒嗜卧兼，脉微舌淡气虚然；法立扶阳参鹿附，桂归蜀漆酒和煎。

叶永清按：证属纯虚，药用纯补，有是病而有是药也。但审证宜详，虚实认清，切不可孟浪从事。

《温病条辨》原文（六十二）：厥阴三疟，日久不已，劳则发热，或有痞结，气逆欲呕，减味乌梅丸法主之。

减味乌梅丸：半夏、黄连、干姜、吴茱萸、茯苓、桂枝、白芍、川椒（炒黑）、乌梅。

方解：邪不深不成三疟，三疟本有难已之势，既久不已，阴阳两伤。故以乌梅圆法之刚柔并用，柔以救阴，而顺厥阴刚脏之体，刚以救阳，而充阳明阳腑之体也。

歌诀：减味乌梅椒夏连，姜萸苓桂芍梅兼；三疟久延劳热发，气冲痞结呕频添。

叶永清按：酸苦为阴，辛甘为阳，阴为柔，阳为刚。刚柔并用，柔以济阴，刚以壮阳，阴阳调和，则厥阴之阴可复，而阳明之阳亦充矣。药味虽属复杂，而疗效实为可珍。

《温病条辨》原文（六十三）：酒客久痢，饮食不减，茵陈白芷汤主之。

茵陈白芷汤：绵茵陈、白芷、北秦皮、茯苓皮、黄柏、藿香。

方解：酒客湿从下注，久痢不止，饮食如常，胃未受伐，病在肠中。故以辛淡为法，以辛胜湿，苦淡亦能渗湿也，俾湿热去而脾阳升，痢自止矣。

歌诀：酒家久痢纳如常，腑气真元未受伐；黄柏秦皮藿香叶，茯皮陈芷效尤良。

叶永清按：酒家下痢，湿热无疑，而药以苦辛淡为治，颇为合法。方中黄柏，虽是苦能胜湿，不若黄连化湿厚肠而止痢之功也。

《温病条辨》原文（六十四）：老年久痢，脾阳受伤，食滑便溏，肾阳亦衰，双补汤主之。

双补汤：人参、山药、茯苓、莲子、芡实、补骨脂、苁蓉、山茱萸、五味子、巴戟天、菟丝子、覆盆子。

方解：老年下虚久痢，脾肾真阳衰惫，故以人参、山药、莲子、芡实甘温而淡者，补脾胜湿；以补骨脂、苁蓉、巴戟天、菟丝子、覆盆子、山茱萸、五味子酸甘微辛者，升补肾阴中之阳，而兼能益精气安五脏者也。

歌诀：双补参苓山药莲，苁蓉骨脂芡实天；覆盆菟丝兼五味，老年久痢腹之瘥。

叶永清按：高年久痢，下元已虚，温补固摄，一定法程，必须脉小舌清，无腹痛肛肿气胀等症。知其气虚而无湿邪者，方可与也。

《温病条辨》原文（六十五）：久痢小便不通，厌食欲呕，加减理阴煎主之。

加减理阴煎：熟地、白芍、附子、五味子、炮姜、茯苓。

方解：小便不通，阴液涸矣；厌食欲呕，脾胃两阳衰惫，证属阴枯阳耗。以熟地、白芍、五味子收三阴之阴，附子通肾阳，炮姜理脾阳，茯苓理胃阳也。

歌诀：久痢阴伤小便难，厌食欲呕胃阳亡；加减理阴芍附地，五味苓姜共亦般。

叶永清按：一柔一刚，相济为用，阴既可复而阳亦回矣，阴阳调和，斯证乃愈。

《温病条辨》原文（六十六）：久痢带瘀血，肛中气坠，腹中不痛，断下渗湿汤主之。

断下渗湿汤：樗根皮（炒黑）一两、生茅术一钱、生黄柏一钱、地榆炭一钱五分、楂肉（炒黑）三钱、银花（炒黑）一钱五分、赤苓三钱、猪苓三钱。

方解：下痢瘀血，腹无痛苦，而肛门下坠，是气分湿热久而入于血分。故重用樗根皮之苦燥湿、寒胜湿、涩以断下，专入血分而涩血为君；地榆得先春之气，木火之精，去瘀生新；茅术、黄柏、赤苓、猪苓开膀胱，使气分之湿热，由前阴而去，不致遗留于血分；楂肉亦为化瘀而设，

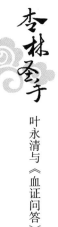

银花为败毒而然。

歌诀：久痢兼瘀气入营，肛中气坠腹安宁；樗榆黄柏兼苍术，楂肉银花及二苓。

叶永清按：此方专以苦寒燥湿清热之品，其痢虽久湿热未清，必有一定之脉舌可凭。若以脉小，舌质清润，久痢而有肛坠症状者，决非苦寒之药能以胜任也。

《温病条辨》原文（六十七）：下痢无度，脉微细，肢厥，不进食，桃花汤主之。

叶永清按：脉细肢厥，下痢无度，是属虚痢，用挑花汤为固脱补虚之法。

《温病条辨》原文（六十八）：久痢，阴伤气陷，肛坠尻酸，地黄余粮汤主之。

地黄余粮汤：熟地黄、禹余粮、五味子。

方解：肛门坠而尻部酸，肾虚而津液消亡之象。以熟地、五味补肾而酸甘化阴；余粮固涩下焦，而酸可除，而痢可愈也。

歌诀：地黄五味禹余粮，补肾酸甘固涩方；久痢阴伤中气陷，肛坠尻酸急需尝。

《温病条辨》原文（六十九）：久痢伤肾，下焦不固，肠腻滑下，纳谷运迟，三神丸主之。

三神丸：五味子、补骨脂、肉果。

方解：三神丸为温补肾阳之法，配五味兼收其阴，肉果涩自滑之脱也。

叶永清按：固涩之品，宜于虚脱，药虽三味，功用实大。若虚实不分，易于偾事也。

《温病条辨》原文（七十）：久痢伤阴，口渴舌干，微热微咳，人参乌梅汤主之。

<u>人参乌梅汤</u>：人参、莲子（炒）、炙甘草、乌梅、木瓜、山药。

方解：口渴微咳于久痢之后，无湿热客邪诸证，知其阴液太伤，热病液涸，急以救阴为务。

歌诀：久痢伤阴口舌干，热微咳嗽颇难痊；人参莲子乌梅共，木瓜山药草同煎。

叶永清按：久痢伤阴，阴津不能上潮，肺失清肃之令，胃失布什之权，以致咳嗽口渴，治宜生津养液以和胃。此方缺少养胃阴、清肺气之品，应加麦冬、石斛较为妥当。

《温病条辨》原文（七十一）：痢久阴阳两伤，少腹肛坠，腰胯脊髀痠痛，由脏腑伤及奇经，参茸汤主之。

<u>参茸汤</u>：人参、鹿茸、附子、当归（炒）、茴香（炒）、菟丝子、杜仲。

方解：少腹坠，冲脉虚也；肛坠，下焦之阴虚也；肾，肾之腑也；胯，胆之穴也（谓环跳）；脊，太阳夹督脉之部也；髀，阳明部也；俱酸痛者，由阴络而伤及奇经也。参补阳明，鹿补督脉，归、茴补冲脉，菟丝、附子升少阳，杜仲主腰痛，俾八脉有权，肝肾有养，而痛可止，坠可升提也。

歌诀：痢伤脏腑及奇经，肛坠腰胯有髀疼；参茸菟附茴归仲，阴阳两补法尤诊。

叶永清按：方中补阳药较多，理阴药较少，既曰阴阳两虚，应加阿胶珠较为全面。

《温病条辨》原文（七十二）：久痢伤及厥阴，上犯阳阴，气上撞心，饥不欲食，干呕腹痛，乌梅丸主之。

<u>乌梅丸</u>：乌梅、细辛、黄连、当归、干姜、附子、蜀椒、桂枝、人参、黄柏。

方解：此乃寒热刚柔之剂，既有敛汗之药，又有和胃之品，方虽复杂，疗效甚捷。

歌诀：乌梅丸主柏辛姜，梅附参连桂蜀当；气逆冲心饥不食，厥阴上犯胃阳伤。

叶永清按：乌梅丸为虫剂之祖方，凡蛔虫多系生冷之物与湿热互结而成，得酸则静，得辛得伏，得苦则下，故苦辛酸合凑，寒热杂用，为治木土相克生蛕之病。至于治痢及厥阴上犯阳明，须酌酌增减，活泼运用，不得拘泥成方不变。

《温病条辨》原文（七十三）：休息痢经年不愈，下焦阴阳皆虚，不能收摄，少腹气结，有似症瘕，参苓汤主之。

参苓汤：人参、白芍、附子、茯苓、炙甘草、五味子。

方解：久痢滑泄太过，下焦阴阳两伤，气结似乎癥瘕，舍温补其何从！故以参、苓、炙草守补中焦，参、附固下焦之阳，白芍、五味收三阴之阴，而以少阴为主，盖肾司二便也。汤名参苓者，取阴阳兼固之义也。

歌诀：痢疾起伏已经年，阴阳兼虚摄不能；参苓附苓甘五味，酸收温补治双全。

叶永清按：休息痢反复而不能愈，古称难治，正虚之故，用阴阳兼顾之法，颇有心得。

《温病条辨》原文（七十四）：噤口痢，热气上冲，肠中逆阻似闭，腹痛在下尤甚者，白头翁汤主之。

《温病条辨》原文（七十五）：噤口痢，左脉细数，右手脉弦，干呕腹痛，里急后重，积下不爽，加减泻心汤主之。

加减泻心汤：川连、黄芩、干姜、银花、楂炭、白芍、木香汁。

方解：此噤口痢之实证，而偏于湿热太重者也。故以泻心汤去守中之品，而补以运之，辛以开之，苦以降之；加银花之败热毒，楂炭之克血积，木香之通气积，白芍以收阴气，而敛肝木也。

歌决：痢多噤口治难瘥，左脉数来右脉弦；楂炭干姜木香汁，黄芩白芍银黄连。

叶永清按：此乃热毒壅于胃口，而成噤口痢，以清热化湿解毒之品为治，可谓对证下药矣。

《温病条辨》原文（七十六）：噤口痢，呕恶不饥，积少痛缓，形衰脉弦，舌白不渴，加味参苓白术散主之。

加味参苓白术散：人参二钱、白术一钱五分、茯苓一钱五分、扁豆二钱、薏苡仁一钱五分、桔梗一钱、砂仁七分、炮姜一钱、肉豆蔻一钱、炙甘草五分。

方解：参苓白术散，原方兼治脾胃，而以胃为主也，其功但止土虚无邪之泄泻而已。此方则通宣三焦，提上焦，涩下焦，而以醒中焦为要者也。参、苓、白术加炙草，则成四君矣。按四君以参、苓为胃中通药，胃者腑也，腑以通为补也；白术、炙草，为脾经守药，脾者脏也，脏以守为补也。茯苓淡渗，下达膀胱，为通中之通；人参甘苦，益肺胃之气，为通中之守；白术苦能渗湿，为守中之通；甘草纯甘，不兼他味，又为守中之守也，合四君为脾胃两补之方。加扁豆、薏苡仁以补肺胃之体，炮姜以补脾肾之用；桔梗从上焦开提清气，砂仁、肉蔻从下焦固浊气，二物皆芳香能涩滑脱，而又能通下焦之郁滞，兼醒脾阳也。为末，取其留中也；引以香粳米，亦以其芳香悦土，以胃所喜为补也。上下斡旋，无非冀胃气渐醒，可以转危为安也。

歌诀：噤口呕恶不知餐，邪少虚多中气伐；参苓白术加肉蔻，薏豆春砂草桔姜。

叶永清按：此方为邪少虚多的噤口痢而设，方论甚为清晰，效用也为广大，惟利于脾胃中虚之人，乃东垣老人之法耳。

《温病条辨》原文（七十七）：噤口痢，胃关不开，由于肾关不开者，肉苁蓉汤主之。

肉苁蓉汤：肉苁蓉一两、附子三钱、人参二钱、干姜炭二钱、当归二钱、白芍（肉桂汤浸炒）三钱。

方解：阴阳俱损，水土两伤，而又滞下之积聚未清，苁蓉乃确当之品也；佐以附子补阴中之阳，人参、干姜补土，当归、白芍补肝肾，芍用桂制者，恐其呆滞，且束入少阴血分也。

歌诀：归芍苁蓉参附姜，痢成噤口急须尝；正虚邪着因成此，补肾尤能开胃关。

叶永清按：肾为胃关，肾气不强则关门不利，胃关愈形闭塞也。

【秋燥】

《温病条辨》原文（七十八）：燥久伤及肝肾之阴，上盛下虚，昼凉夜热，或干咳，或不咳，甚则痉厥者，三甲复脉汤主之，定风珠亦主之，专翁大生膏亦主之。

专翁大生膏：人参二斤、茯苓二斤、龟板一斤、乌骨鸡一对、鳖甲一斤、牡蛎一斤、鲍鱼二斤、海参二斤、白芍二斤、五味子半斤、山茱萸半斤、羊腰子八对、猪脊髓一斤、鸡子黄二十圆、阿胶二斤、莲子二斤、芡实三斤、熟地黄三斤、沙苑蒺藜一斤、白蜜一斤、枸杞子一斤。

方解：专翁取乾坤之静，多用血肉之品，熬膏为丸，从缓治。盖下焦深远，草木无情，故用有情缓治。再暴虚易复者，则用三甲复脉、定风珠；久虚难复者，则用专翁膏。专翁之妙，以下焦丧失皆腥臭脂膏，即以腥臭脂膏补之，较之丹溪之知柏地黄，云治雷龙之火而安肾燥，明眼自能辨之。

歌诀：专翁大生参芍苓，驴鸡龟鳖蛎鲍参；芡实杞味地冬蜜，猪髓羊腰鸡子黄。

叶永清按：有情血肉之物，熬膏为丸，缓服。对下极阴虚者，大有生养之功，曰大生膏者，名副其实耳。

临证选录

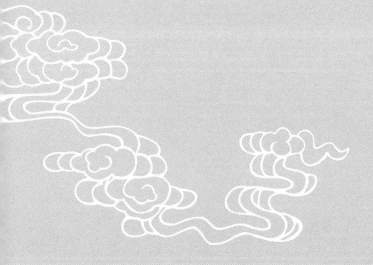

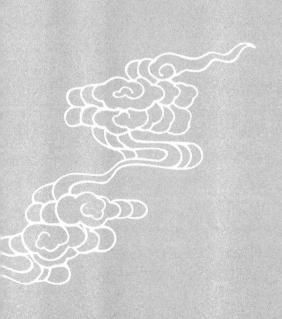

一、卒中风（脑血管意外）

卞某，男，58岁，1961年6月5日。

初诊：素体肝阳偏旺，卒然右肢不遂，脉弦而滑，苔黄腻厚，大便三日未行。痰热激动肝阳，肝阳乘机恣肆。兹拟泄肝潜阳，化痰通络，参以消瘀。

生石决（先煎）30克、明天麻（先煎）10克、陈胆星10克、钩藤（后入）30克、生石斛12克、川牛膝10克、地龙12克、淡竹茹12克、大黄炭10克、桑寄生30克。三剂。

6月8日

二诊：气血并走于上，血从内溢，稽留于脑，以致右肢不遂，知觉似乎失常。盖知觉运动属于脑，脑居巅顶，为人身最高之位，邪不易干，何以有出血之因，乃由气火激动使然。因其素体肝阳，上越而恣肆，激络动血，斯证之成，凉由于此。仍从泄肝潜阳，化痰消瘀通络，俾以症势日趋好转，方为泰阶。

生石决（先煎）30克、明天麻（先煎）15克、地龙10克、天竺黄10克、钩藤（后入）20克、鲜生地15克、川连5克、生石斛15克、淡竹茹10克、大黄炭10克、川牛膝15克、桑寄生20克。三剂。

6月10日

三诊：中风不语，右肢不遂，呃逆频仍，屡经抽搐，目合不开，脘室不舒。心胸清旷之地，酿成烟雾之区，败家必露，五绝堪虑。中西会诊，咸谓趋势不良，如加鼾睡，更难为力矣。先以紫雪以清上焦之邪，继以牛黄至宝，以清神志，再予羚角、钩藤、旋覆花、代赭石，以泄肝而降呃逆。

羚羊角（先煎）5克、钩藤（后下）50克、生石决（先煎）30克、天竺黄10克、鲜石斛50克、太子参30克、川贝母10克、代赭石（先煎）30克、柿蒂15克。紫雪丹分两次服，至宝丹二粒，早晚各一粒。二剂。

6月12日

四诊：据诉症势似有好转，神识稍清，目合稍开，寻衣摸床大有改善。惟呃逆加重，口张咳嗽，喉中有痰。盖肺胃之气息息相通，无一刻之停，肺气不能通于胃；胃气不能通于肺，兼之肝阳激动，肾水水亏，木失涵敛。斯症之成，有关肺胃肝胃。治疗之法，不能离乎养阴化痰，清肺凉胃，滋水以平呃逆。

西洋参（先煎）10克、鲜石斛30克、鲜生地30克、麦冬10克、生蛤壳（先煎）30克、芦根30克、生龟板（先煎）30克、生牡蛎（先煎）30克、代赭石（先煎）30克、生石决（先煎）30克、羚羊角（先煎一小时）3克、元参30克。至宝丹一粒。二剂。

6月13日

五诊：不语稍能开口，目合亦能稍张，寻衣摸床继续好转，神识稍苏，大腑已行，呃逆未平，但也有减轻，病情似有转化，险途犹未脱也。扶过险途，才能步入康衢，而右肢不能举动，为此症后贻之患，兹拟大剂甘寒，降逆止呃。

羚羊角（先煎）3克、鲜生地50克、鲜生石斛50克、麦冬10克、天竺黄10克、川贝母10克、淡竹茹20克、枇杷叶（煎汁代水）60克、鲜竹沥30克。至宝丹一粒。二剂。

6月15日

六诊：类中之因颇多，而呃逆为患实非轻浅，幸得寻衣摸床继续好转，神识稍苏，大腑已行，有时稍能轻微语言，势似有好转之机。但呃逆犹存，盖呃逆有关内景，呃逆不平，险途终难脱体。刻诊：脉弦而滑，舌质红绛，上罩微黄之垢，肺失清肃之司，胃失清和之气，兹以清肺胃，以平其呃，兼顾肝肾，以保其阴。

西洋参（先煎）10克、麦冬10克、鲜生地30克、生白芍10克、枇杷叶30克、天竺黄10克、柿蒂10克、鲜石斛30克、川贝母10克、淮山药30克。牛黄至宝丹一粒。三剂。

6月19日

七诊：呃逆已平，险途已脱，目合已开，肝阳蜷伏，稍能轻微发音，肺气有宣展之机。惟脉滑而弦，舌红剥苔，咳嗽不爽，余波未靖，阴津受戕。再予养阴生津，以理余波，俾以化痰为夷，步入康衢。

西洋参（先煎）10克、麦冬10克、鲜生地30克、鲜石斛30克、川贝母10克、天竺黄8克、生白芍12克、淮山药30克、鲜地栗五枚、淡海蜇皮30克。五剂。

6月24日

八诊：症势日趋佳境，肺胃之气尚未流通，咳嗽痰鸣，脘闷腹胀，气逆不舒，心悸不宁。昨因饮食稍多，胃气壅塞不利，盖胃之支脉络于心，胃不和则心营被其扰动。拟以化痰肃肺，和胃宁心，兼顾营气。

川贝母10克、南北沙参各10克、鲜石斛15克、茯苓10克、生谷芽30克、天竺黄8克、淮山药30克、柿蒂10克、生白芍10克、白参（另煎）10克。五剂。

6月30日

九诊：肺失清肃之权，胃失清和之职，咳嗽痰鸣，偶有呃逆，肝胆余炎未清。夜央子丑之交，面红夹热，伴有热灼，以子丑之时，乃肝胆所主辖也。心悸吞咽不灵，乃心之乖和。仍当宣肺胃，清肝胆以宁心。而右肢不遂，应宜配合针灸疗法。

北沙参 15 克、叭杏仁 12 克、川贝母 10 克、天竺黄 8 克、白金丸 10 克、瓜蒌霜 8 克、生石斛 12 克、淡竹茹 15 克、硃茯神 15 克、淮山药 15 克、地龙 10 克。五剂。

7 月 5 日

十诊：险途已脱，诸类均好转，脉象缓和，舌质清润，食欲欠佳，偶有呃逆，胃气尚失调和，大便滞而不郁，阳明传导失常，阳明为十二经之长，主润宗筋，束筋骨而利机关。右肢稍动举动，尚欠灵活之常，大络不能充满小络。审证察因，不外乎营气乖和，主以清滋调理，以清阳明而润宗筋，使津渐充，而隧道自利。其易于健忘，脑力受戕，不言而喻，列方于左，以冀奏境。

太子参 30 克、阿胶（另炖）10 克、生首乌 30 克、生芪 30 克、生地 30 克、生白芍 12 克、石斛 12 克、潼关子（潼蒺藜）12 克、猪苓 10 克、桑寄生 30 克、生杜仲 15 克、忍冬藤 30 克、淮山药 15 克、淮牛膝 10 克、滑石（布包）15 克。七剂。

7 月 13 日

十一诊：据诉：药后食欲增加，小溲清长，大便一次，犹未爽利，右肢不遂，近来稍能转动。盖久病营气必受其戕，腑气失调，职是之故。而经隧不利，大络不能满小络，亦由营气失和之所致。仍步清润调养，以理余波。

太子参 30 克、生地 30 克、生首乌 30 克、生黄芪 30 克、阿胶（另炖）12 克、生白芍 12 克、石斛 12 克、潼关子 12 克、猪苓 10 克、滑石（布包）15 克、淮牛膝 12 克、生杜仲 15 克、淮山药 15 克、桑寄生 30 克。七剂。

7 月 21 日

十二诊：作强功能失职，阳明宗筋失调，大便滞而不爽，右胁滞而不利。一由作强失职，地道欠通。一由灌溉失常，血筋不利。采取助水行舟，水到渠成，养阴和营，充盈血络。

太子参 30 克、生地 30 克、当归 10 克、淮山药 12 克、制黄精 15 克、生杜仲 15 克、桑寄生 30 克、玉竹 10 克、桑椹 15 克、阿胶（另炖）12 克、川淮牛膝各 10 克。七剂。

7 月 28 日

十三诊：类中之因，初期多由痰火震扰神经而致，知觉运动失常，后期多由气血不充，经隧失利，或为左瘫，或为右痪。病经两月，险浪已平，神清渐臻泰境，右肢举动轻利。惟易于烦躁，午后知觉欠灵，稍坐片刻，则肌肤发紫，则为气虚而血失运，以气为血之帅，气行则血乃行，气滞则血亦滞，症关气血失荣。拟补气生血，以舒经络，毋致偏枯则之。

太子参 30 克、生芪 30 克、生地 30 克、当归身 12 克、川淮牛膝各 10 克、阿胶（另炖）12 克、桑椹 12 克、玉竹 12 克、生白芍 12 克、桑寄生 30 克、川贝母 10 克、茯苓 10 克。七剂。

8 月 4 日

十四诊：气为阳，血为阴。气者，主之以煦养，血者，主之以濡润。病久气血乖和，而筋络为气血之道路，气血不荣，灌溉失常，右肢久痹不宣，举动尚未轻灵，其为经隧失利，不言而明矣。前哲有气以生血，血以养气之法。兹拟补气养血，熔于一炉，并驱而进。

潞党参 30 克、生黄芪 30 克、当归 15 克、炒白芍 15 克、淮山药 12 克、生地 30 克、阿胶（另炖）12 克、广木香 3 克、桑椹 30 克、淮牛膝 30 克、鸡血藤 12 克、桑寄生 30 克。七剂。

8 月 11 日

十五诊：病情已至恢复，调理阶段，其所以调理者，气与血也。盖人身以气血为宝，气足则精神，而知觉灵敏；血足则筋脉通调，而运动如常。其右肢不利，时而头疼，记忆不良，无非知觉运动尚未恢复正常，是与气血有关也。前方补气以生血，养血以补气，近日病情，日见好转，仍以守进为宜。

潞党参 30 克、生黄芪 30 克、当归 15 克、生地 15 克、阿胶（另炖）12 克、生白芍 12 克、淮山药 15 克、淮牛膝 12 克、桑椹 30 克、鸡血藤 12 克。七剂。

8 月 18 日

十六诊：饮食自倍，肠胃乃伤。盖饮食入胃，游溢精气，上输于肺。肺肃失常，则精气不能下输于脾，聚于胸中而为痰涎，则患气逼。脾失津微，则精神倦怠而心慌，右手肢关节疼痛，均由脾失统职，失资灌溉也。刻诊：脉象弦滑，舌质清润，惟汗多肢冷，心营被其扰动，清阳失其旋运。拟以补益宁心，肃肺化痰，运脾止汗。

生黄芪 30 克、当归 15 克、茯神 15 克、煅牡蛎（先煎）20 克、煅龙骨（先煎）20 克、生地 20 克、生白芍 15 克、川贝母 10 克、淮小麦 30 克、淮山药 20 克。七剂。

8 月 25 日

十七诊：脾胃为生化之源，气血之盛衰有关。脾胃之强弱，饮食失慎，消化功能不良，以致大便溏薄，肢力倦怠，先予扶脾助运，和中理泄。

潞党参 12 克、焦术 10 克、广木香 8 克、陈皮 6 克、川贝母 10 克、生黄芪 15 克、淮山药 15 克、白茯苓 10 克、炒谷芽 12 克、炒扁豆 15 克。七剂。

二、中风（一）

叶某，男，50 岁，1983 年 1 月 3 日。

初诊：祁寒外遏，郁热内升，热甚为火，火性炎上，而脑适当其中，脑主知觉运动，现来知觉不清，右肢不遂，目合不张，神蒙不语，均为此症之所忌。脉象细小，虽无坚火，急痰闭塞亦须注意，遗溺为五绝之堪虑。先以化痰开窍，廓清肺胃之邪，继以镇静止血，以理心肝之患。

安宫牛黄丸二小粒，鲜竹沥二瓶化服。

羚羊角片（先煎）10 克、犀牛角片（先煎，水牛角代）3 克、生玳瑁（先煎）20 克、川连 3 克、川贝母 10 克、天竺黄 10 克、丹皮 5 克、参三七粉（吞）3 克。三剂。

注：羚羊角、生玳瑁、犀牛角片（水牛角代）先煎一小时。

1月6日

二诊：脑住最高，居于巅顶，不易致病，病则多凶，卒然昏厥，气血并走于上，激脑而为溢血。知觉失常，神昏不语而欠清，运动失利，右肢不遂而为痪。曾投化痰开窍，镇静止血，症势稍觉轻松，险途尚未脱离。兹为复诊，昨夜曾经发呃，为此症变化之端倪，仍须慎重治疗，以冀险浪不兴，步入康衢之道，逢凶化吉，以冀侥幸。

羚羊角（先煎）10 克、犀牛角（先煎，水牛角代）3 克、鲜竹茹 30 克、茅草根 30 克、芦根 30 克、川贝母 10 克、天竺黄 10 克、川连 3 克、鲜石斛 15 克、鲜枇杷叶 30 克、甜柿饼 10 克、生地汁二瓶、鲜冬瓜瓢 150 克、安宫牛黄丸（化服）一粒。三剂。

1月9日

三诊：中风不语，关窍闭塞而不通；面颜发红，阳邪上越而失降；咳嗽痰鸣，肺气不肃而失宣；遗溺频仍，肾气不强而失禁；呃逆上冲，阳明胃火上腾；神蒙欠清，心包被扰而受伐；舌津干枯，精微失布而欠润；脉象小弱，血脉壅塞而不利。药用寒凉，舍脉从症而施治。

羚羊角（先煎）5 克、犀牛角（先煎，水牛角代）2 克、鲜石斛 20 克、鲜竹茹 30 克、鲜冬瓜瓢 100 克、川连 3 克、焦栀子 5 克、元参 10 克、川贝母 10 克、天竺黄 10 克、梨汁一杯、安宫牛黄丸（化服）一粒。三剂。

1月12日

四诊：神志稍清，稍之能言，音低欠清，唤之能知，胃热平而能食，痰鸣轻而易咳。昨夜忽然发热，乃新感之所为，感冒虽称小恙，乃是雪上加霜，细察病情，再三思维，原议增入轻宣疏化之品，宜应重视为妥。

霜桑叶 10 克、薄荷 3 克、前胡 6 克、白菊花 10 克、生冬瓜仁 15 克、鲜石斛 10 克、芦根 10 克、川连 3 克、天竺黄 8 克、鲜竹茹 10 克、浙贝母 10 克、连翘 10 克、川贝母 6 克、梨汁一杯、安宫牛黄丸一粒。三剂。

1 月 16 日

五诊：羚、犀、安宫，法中之宝，服后尚属中肯，症势渐渐安宁，肝无鸱张之势，肺无喘息之形，胃无升腾之火，肠无阻塞之邪。然余疵未尽，口呙于左，舌掉不灵，虽能言而含糊不清，肢废于右，经隧失利，虽稍软而伸举不能。既要开导气血之流通，以治偏废之患，又需调理脏腑之功能，以求恢复之计，又和心烦之失眠，乃心营之受伐，下部热疖是毒邪之外达，均宜顾及，全面图治。

川贝母 6 克、川连 3 克、火麻仁 10 克、丹皮 10 克、赤芍 6 克、天花粉 10 克、焦栀子 6 克、金银花 10 克、生冬瓜仁 20 克、夜交藤 15 克、地龙 9 克、紫雪丹一瓶。五剂。

1 月 22 日

六诊：中风之病，复杂而繁其变也，瞬间即至其愈，亦滋蔓难瘳。此中非直中，而是类中之中；此风非外风，乃是内风之风，风邪煽烁而为火，火干于脑，而溢血。熄风、清火、镇静、止血，为此症治疗法程，论病情是好转，至功效犹嫌缓慢，非偏枯无效，其他也有余殃，舌塞难言，声低不清，腹中疼痛，清化不良，缠绵已久，不易脱体。屡蒙下问，收获无多，缘木求鱼，决无所得，乞其善我为辞，另邀明哲高诊，以求善全之策。

川贝母 10 克、干地龙 9 克、忍冬藤 15 克、丝瓜络 15 克、指迷茯苓丸 10 克、淡全蝎 7 只、蝉蜕 7 只、僵蚕 10 克、法鸡金 6 克、玫瑰花 5 克、川朴花 6 克、安宫牛黄丸一粒（分二天服）。

三、中风(二)

叶某,体丰痰盛,际此春升肝阳陡动,挟痰火上扰神经。枢机窒塞,隧道不通,左肢不遂,舌掉不灵,脉象弦滑,舌质边红,中呈焦黑。来势颇剧,吉凶莫能预料。拟以泻降化痰,以冀痰火下行为顺。

礞石滚痰九钱、陈胆星一钱八分、川古勇(黄连)一钱、石决明六钱、天竺黄一钱八分、双钩藤两(30克)瓜蒌实四钱八分、羚羊尖四分、牛黄至宝丹一颗(吞服)。

复诊:阳明热炽,激动肝阳。煽其津液为痰,痰复乘风而上,阻塞隧道,震扰神经,此尊恙之所由来也。昨日两投泻降化痰通腑,腑气未通,头仍作痛,筋脉痠疼,左肢不利,舌掉不灵。症势尚在险途,治疗仍须注意。

生锦纹(大黄)五钱、双钩藤两(30克)、瓜蒌仁八钱、陈胆星一钱八分、枳壳一钱八分、生石膏八钱、石决明两、川古勇一钱二分、明天麻一钱八分、鲜斗(鲜石斛)四钱、元明粉四钱、鲜生地六钱、鲜竹茹三钱、鲜芦根两煎汁代水。

三诊:舌蹇语塞,肢枯不遂,良由阳明热熏灼,以致运动失其常度。叠进泻降通腑,腑气已行,症势稍轻。惟脉象未平,苔犹焦黑,尚有一派炎炎之势,留恋未除。法当踵步,未可更张。

生锦纹四钱、焦栀子三钱、鲜石斗(鲜石斛)四钱、木通一钱二分、生石膏八钱、双钩藤两(30克)、元参三钱、芦根两(30克)煎汁代水、石决明两(30克)、鲜生地六钱、竹叶二钱四分、竹茹三钱。

四诊:大脑主知觉,小脑主运动。知觉灵而运动失常,是小脑病而大脑未病也。脑居巅顶,为清虚之处。何以致病,实由肠胃蓄热熏蒸,肝阳乘机恣肆之所致也。自投泻降以来,大腑畅通,脉象较平,苔黑已蠲,舌掉亦灵。以理论之势,有退舍之征,专以清泻平肝、蠲痰通络,以冀渐平。

生石决明两（30克）、丝瓜络二钱四分、僵蚕四钱八分、忍冬藤两、桔络一钱二分、泽泻五钱八分、双钩藤两、鲜竹茹三钱、陈胆星一钱八分、浮海石三钱、天竺黄一钱八分。

四、牙衄（血小板减少症）

冯某，男，58 岁，木器厂职工，1975 年 3 月 6 日。

初诊：经常牙衄，营气先伤，血小板固以减少，血色素亦以减低。此次卒然上下出血，乃是阴阳二络损伤，脉象弦博，右部更甚，脘腹胀痛，大便色黑，面色黄萎，舌降苔黄。阴伤瘀滞，用药为难，若养阴有碍于瘀；若消瘀又恐伤阴。兹拟消瘀寓于养阴队中，以冀阴不受戕而瘀可消。

生地 15 克、丹皮 10 克、阿胶（另炖）12 克、紫金皮 10 克、人中白 8 克、田七（吞）5 克、煅花蕊石 12 克、生牡蛎（先煎）12 克、川连 3 克、丹参 10 克、大黄（醋炒）5 克。七剂。

3 月 13 日

复诊：阳络为病，责之于胃；阴络为病，责之于脾。脾为统血之脏，胃为气血之海，上则咯吐鲜血；下则便溺俱血。血虽已止，衃瘀未消，腹膨作胀，面色深黄，瘀血化水而作胀，渗入皮肤以为黄。营气已损，不得偏攻，王与霸同筹，攻补兼施为法。

生地 15 克、丹皮 10 克、生白芍 12 克、人中白 6 克、大黄炭 6 克、红旱莲 12 克、女贞子 12 克、生石斛 10 克、川连 3 克、生牡蛎（先煎）12 克、赤小豆 15 克、茯苓皮 15 克、阿胶（另炖）12 克、田七粉（吞）5 克。七剂。

3 月 20 日

三诊：腹胀较宽，面黄减退，大便正常，小溲犹黄，瘀血有渐化之机，病势有好转之兆。纳食仅进糜汤，津液从何资生，人体之津液，仰给于水谷，谷食所进很少，津液所生无多，津液不足者，则精神倦怠，谷麦之品，理所必需。近数日以来，未曾见黑便，大黄、黄连，不妨删去，仍守养阴消瘀，以冀步入康衢。

生地 15 克、生白芍 10 克、阿胶（另炖）12 克、女贞子 12 克、人中白 6 克、旱莲草 10 克、生石斛 12 克、藕节 15 克、太子参 15 克、田七粉（吞）5 克、麦冬 10 克。七剂。

3 月 27 日

四诊：便色正常，胃纳稍甦，纳时频频嗳逆，食后隐隐作痛，脾失乾健之常，胃失冲和之职。若论瘀血一端，似有好转之机，无如血小板低，实有不堪设想。理阴化瘀之中，参以调和脾胃，使正气不为消瘀而致虚，俾瘀血不被补正而偾事。

阿胶（另炖）10 克、川连 3 克，生白芍 10 克、淮山药 12 克、田七粉（吞）3 克、太子参 15 克、焦白术 10 克、茯苓 10 克、广皮 6 克、二至丸 15 克。七剂。

4 月 3 日

五诊：血小板尚未升高，牙衄依然而外溢，阳络失弭血不谧，渗入肌肤为紫癜，脉象弦细而数，舌苔底绛而黄，阴气先受其戕，余焰犹未扑灭。理阴弭络，是属主因，清火消焰，乃治标邪。

生地 15 克、川连 3 克、阿胶（另炖）10 克、人中白 6 克、生石膏（先煎）10 克、生石斛 12 克、淮山药 12 克、田七粉（吞）3 克、鲜冬青树叶 30 克。七剂。

4 月 10 日

六诊：精气神似有进境，血小板仍然减低，或鼻衄频流，或牙血继出，或口津干燥，或肢力疲乏。阴气伤而不易恢复，阳络损而不易弭补，真阴恒少来复之象，浮阳仍有升腾之势。育阴以补津液，潜降以敛浮阳，络不弭者，佐以女贞、旱莲以宁之，口无津者，步以石斛、麦冬以润之。

生地 30 克、川连 3 克、生龟板（先煎）15 克、太子参 15 克、阿胶

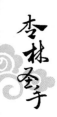
（另炖）12克、女贞子12克、旱莲草12克、生石斛15克、麦冬10克、生白芍12克。七剂。

4月17日

七诊：形羸消瘦，脉象小数，小为气虚，数为阴热，久病之虚为真虚；久病之实为假实，真虚宜补，假实无妨。虚之施补，气血当分，补气者，参芪白术，补血者，归芍地黄，有形之血不能速生，无形之气所当急固。

生芪15克、生地30克，太子参30克、阿胶（另炖）12克、淮山药10克、麦冬10克、生白芍12克、生石斛12克、焦白术10克、百合15克。七剂。

4月24日

八诊：神情俱臻泰境，寝馈均已向安，便多肢疲，脾健失司，血小板次第增高，生化机能有好转，趁此进境之机，应图恢复之策，用参芪补气以生阳津，用胶地补血以生阴液。

西潞党12克、生芪15克、生地30克、阿胶（另炖）12克、生石斛10克、生白芍12克、淮山药12克、茯苓10克、焦白术10克、广皮6克。七剂。

5月1日

九诊：病邪得退，正气犹虚，精神倦怠嗜睡，固是意中之事，津液渐有来复，血小板已增高，论理症已入坦途。但是，恢复尤当注意，大病初瘥，安扶为主，补气以生血，养血以宁神。

西党参12克、生黄芪15克、阿胶（另炖）12克、生白芍10克、生地15克、当归10克、淮山药12克、焦白术10克、茯苓12克、广皮6克。十剂。

五、湿郁（迁延性肝炎）

王某，男，1976 年 4 月 2 日。

初诊：肝脏功能反复无常，乍高乍低，总因疏泄之功，未能循行轨道。小溲不清，腰脊酸楚，大便经常便溏，脾湿内蕴，运化受伐。证属肝脾失调，法以调理，而护功能。

当归 10 克、焦术 10 克、佛甲草 15 克、红楂肉 15 克、平地木 15 克、茯苓 12 克、法鸡金 10 克、炙干蟾 10 克、法薏苡仁 12 克、广木香 8 克、红枣 5 枚。七剂。

4 月 9 日

复诊：肝失疏泄之常，脾失健运之司，肾失作强之职，胁痛腰酸，溺黄便溏，交睫不安，夜梦尤多。证属肝脾肾三脏受伐，法以治肝为主，而脾肾为佐。

当归 10 克、焦术 10 克、山药 12 克、广木香 6 克、石莲肉 12 克、炙干蟾 8 克、佛甲草 12 克、平地木 15 克、生白芍 10 克、川断 10 克、红楂肉 15 克、云茯苓 12 克、红枣 5 枚。七剂。

4 月 16 日

三诊：肝区隐隐而疼，功能尚属不良，大便溏而不实，腰脊瘦而无痛，小溲微黄，舌苔清润，脉呈弦象，寐况不良。再以健脾舒肝，宗前哲"治肝之病，当先实脾"。

生白芍 10 克、平地木 15 克、潞党参 12 克、焦白术 10 克、茯苓 10 克、当归 10、佛甲草 12 克、玫瑰花 6 克、淮山药 12 克、炒狗脊 12 克、法薏苡仁 15 克、夜交藤 15 克、郁金 12 克、广木香 6 克、红枣 5 枚。七剂。

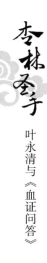

4月23日

四诊：腰酸便溏，经治较瘥，肝区痛感也有好转。夫久病之肝，以柔为养，而脾胃以调理为宜。近来晨起眼胞浮肿，寐况仍属不良，前方尚觉中肯，既效不更其张。

潞党参12克、焦术10克、云茯苓12克、当归10克、生白芍10克、法薏苡仁15克、狗脊12克、淮山药12克、平地木15克、炒枣仁10克、夜交藤15克、广木香8克、淮小麦30克、玫瑰花6克、红枣5枚、南烛子10克、郁金10克、陈皮10克、五味子10克。七剂。

4月30日

五诊：药后情况，寐况较瘥，眼胞浮肿也有好转，肝功能已有转机。治以柔肝和胃，调治脾肾。

生白芍12克、淮山药12克、潞党参12克、赤丹参30克、云茯苓12克、法薏苡仁15克、生石斛12克、南烛子12克、郁金10克、焦术10克、红枣5枚、淮小麦30克、五味子10克、陈皮10克。七剂。

六、肝郁脾虚（肝功能异常）

王某，男，46岁，横山钢铁厂，1973年6月2日。

初诊：头晕肢疲乏力，肝检功能不良。食欲不振，大便溏薄，小溲色黄。拟以化湿，清肝和胃。

省头草6克、广木香3克、茯苓9克、仙半夏6克、焦白术4.5克、炒枳壳4.5克、平地木12克、生薏苡仁12克、泽泻4.5克、法鸡金4.5克。三剂。

6月5日

复诊：头晕肢疲较瘥，便溏好转，食欲稍增。医以化湿清肝，以理功能。

焦白术 6 克、佛甲草 12 克、平地木 9 克、茯苓 9 克、川朴花 4.5 克、生薏苡仁 12 克、广木香 3.6 克、红楂肉 12 克、泽泻 4.5 克、仙半夏 4.5 克、广皮 4.5 克。五剂。

6 月 10 日

三诊：食欲渐增，小溲犹黄，倦怠，肝脾失调。医予化湿清肝甦脾，以理肝脏之功能。

平地木 15 克、茯苓 9 克、焦白术 6 克、广木香 3 克、仙半夏 6 克、赤丹参 9 克、佛甲草 12 克、泽泻 4.5 克、川郁金 6 克、红楂肉 30 克、西砂仁 2.4 克。五剂。

6 月 16 日

四诊：湿阻肝脾，肢力疲乏，医以化湿疏肝运脾为治。

焦白术 4.5 克、云茯苓 9 克、姜半夏 6 克、赤丹参 9 克、厚朴 4.5 克、淮山药 9 克、炒白芍 9 克、红楂肉 15 克、陈皮 4.5 克、建曲 12 克。五剂。

6 月 19 日

五诊：脉小肢力疲乏，清阳失其旋运，拟以舒肝运脾。

当归 6 克、炒白芍 9 克、焦白术 6 克、淮山药 12 克、广皮 4.5 克、红楂肉 12 克、红枣 15 克、茯苓 9 克、赤丹参 15 克、炒枳壳 4.5 克。五剂。

6 月 26 日

六诊：倦怠乏力，食欲渐苏，脉濡舌苔清润，舒肝运脾是议。

明党参 12 克、焦白术 9 克、淮山药 12 克、当归 9 克、炒白芍 9 克、云茯苓 9 克、赤丹参 12 克、广皮 4.5 克、生扁豆 12 克、炒枳壳 4.5 克、红枣 15 克。七剂。

叶永清按：此方服后，再服七剂，肝检功能正常，其症已除。

七、胁痛（化脓性胆囊炎、胆结石）

胡某，女，37 岁，1975 年 1 月 27 日。

初诊：胆为清虚之腑，宜清而不宜浊，浊则化脓，甚则结石，兼之胃与十二指肠均有脓液，脉小苔黄。拟以消炎排脓，而胃肠亦须顾及。

金钱草 20 克、姜半夏 15 克、蒲公英 15 克、生薏苡仁 30 克、红饭豆 30 克、郁金 10 克、无花果 15 克、淡竹茹 10 克、炒枳壳 10 克、生鸡金 15 克。五剂。

2 月 1 日

复诊：胆道为病宜利，肠胃为病宜通润，况乎六腑以通为补，六腑之病，注重于胃。

川连 4 克、吴茱萸 2 克、生元胡 20 克、金钱草 20 克、火麻仁 15 克、生白芍 15 克、郁金 15 克、生鸡金 10 克、代代花 8 克、无花果 15 克、八月扎 15 克、玫瑰花 8 克、炒谷芽 15 克。五剂。

2 月 6 日

三诊：胆囊发炎，胸脘作痛，传导失常，腑气不通，曾投润燥通幽，痛热减轻，便犹闭结，疏泄之法集入一筹。

川连 4 克、生元胡 20 克、金钱草 20 克、生白芍 15 克、无花果 15 克、代代花 8 克、生鸡金 10 克、蒲公英 15 克、生石斛 15 克、郁金 10 克、炒谷芽 15 克、八月札 15 克、青麟丸（入煎）8 克。五剂。

2 月 12 日

四诊：右胁隐隐作痛，大腑欠通，脉细弦，苔微腻。弦为肝旺，肝胆同功，拟以疏肝理气。

毛柴胡 10 克、生白芍 15 克、川连 4 克、金钱草 20 克、川楝子 15

克、八月札 15 克、蒲公英 15 克、生鸡金 15 克、青磷丸 8 克、玫瑰花 8 克、川朴花 10 克、佛手柑 10 克、郁金 10 克、沉香曲 15 克。七剂。

2 月 20 日

五诊：据诉药病相投，胃纳较前略好，神情亦略振。惟胁肋间隐隐作痛，寐况欠佳，治以疏肝利胆，理气止痛。

毛柴胡 10 克、金钱草 20 克、生白芍 15 克、玫瑰花 8 克、生鸡金 15 克、蒲公英 15 克、郁金 10 克、熟军 10 克、沉香曲 10 克、炒枳壳 10 克、川朴花 10 克、佛手花 10 克。七剂。

2 月 26 日

六诊：脉象沉细而弦，舌苔黄腻而厚，症见脘胁作痛，大便数日一行。肝胆疏泄之失常，肠胃传导之失职，滞之之寒形于外，梗室之形现于内，为内失通调之职，外失疏达之机。前哲有"通则不痛"之法，兹窃师之。

生地 15 克、炒枳壳 10 克、厚朴 10 克、生大黄 10 克、元明粉 8 克、枣槟肉 8 克、广木香 8 克、油当归 10 克。二剂。

2 月 28 日

七诊：大腑通畅，小溲热灼，炎热之势，下达之征。病经半载有余，营气亦受有伐。再以清疏肝胆之炎，不得投攻伐之剂。

生白芍 15 克、绿萼梅 8 克、金钱草 20 克、生甘草 10 克、蒲公英 15 克、佛手柑 10 克、郁金 10 克、茯苓 15 克、木莲果 10 克、苏合香丸（吞）二粒。五剂。

3 月 6 日

八诊：胆附于肝，肝胆同宫，胆道失利，肝气失疏，脘胁作痛，缠绵而不瘥，胃化不良，传导失职，大便非通而不行，再予苦泄辛甘，复方为治。

生白芍 15 克、生元胡 15 克、当归 10 克、川连 3 克、北沙参 15 克、生甘草8克、郁金10克、金铃子15克、乌梅二枚、细辛3克、陈皮10克、预知子15克。七剂。

3月13日

九诊：症势有所好转，脉呈弦滑之象，大便二日一行，胁痛近日未萌，大便坚结难下，但与肠胃传导有关，胃失敷布之职，肠失输运之能。再予舒肝利胆，和胃宽肠，复杂之病复方治。

生白芍15克、生地15克、太子参15克、柏子仁15克、无花果10克、当归10克、生石斛15克、松子肉（打）10克、生元胡15克、郁金10克、天仙藤15克、玫瑰花8克、丝瓜络10克、陈皮10克。五剂。

3月18日

十诊：肝胆相表里，肠胃同输运，此四者均为病之主。但汛事将临，应以让道为宜，暂予活血调经，然不能障碍肝胆、肠胃之疾患。

当归10克、天仙藤15克、生元胡15克、生地15克、茺蔚子10克、炒白芍10克、丹参10克、川朴花8克、云茯苓15克、生石斛15克、陈皮10克、脾约麻仁丸10克。五剂。

3月23日

十一诊：据诉经行之后，偶感微邪，鼻流清涕，无甚热状，脘中有嘈杂之感。再以清理肝胆，以润阳阳，但感冒虽称小恙，与病久体虚之人，应以严视为宜。

感冒方：轻宣疏化以理微邪。

白蒺藜10克、霜桑叶8克、菊花8克、薄荷（后入）3克、前胡10克、苏梗6克、陈皮10克、生甘草10克。二剂。

炒白芍10克、当归10克、生元胡10克、太子参15克、无花果10克、生地15克、生石斛15克、川朴花8克、茯苓15克、玫瑰花8克。五剂。

3月31日

十二诊：脘胁之痛，近来复萌，而嘈杂之感，偶然有之。此乃肠胃尚失输运之常，是以大便不畅，寐况不佳。清肝胆润肠胃，仍宜守进不懈。

生白芍 15 克、北秫米 15 克、当归 10 克、合欢皮 10 克、生石斛 15 克、太子参 15、生首乌 15 克、生地 15 克、柏子仁 12 克、绿萼梅 8 克、无花果 10 克、陈皮 10 克、云茯苓 15 克。七剂。

4 月 7 日

十三诊：肝胆之疏泄，肠胃之输运，两者功能日见其佳，病况日见好转。惟气血尚失调和，交寐不安，肛门裂痛，此乃病之余裔，再能加以静摄之功，则更上一竿头矣。

太子参 20 克、生白芍 15 克、炒枣仁 15 克、淮山药 15 克、生地 15 克、柏子仁 15 克、当归 10 克、枸杞子 15 克、生石斛 15 克、云茯苓 15 克、制首乌 15 克、陈皮 10 克、北秫米 15 克。七剂。

4 月 15 日

十四诊：汛潮色淡不鲜，营血尚未充盈，头晕肢疲乏力，正气犹未恢复。乘车后右胁刺疼，肝气因震动而鸥张，纳后不易消化，胃气因病久而失健，大便四五日一行，肠道输运未称其职，睡眠不酣，似觉咽喉干燥。胆火余波未清，白细胞之减少，乃生化之不良。看其症状，似觉多端，复杂难言，察其病因，不外肝胆累及肠胃。肝胆为病之主，肠胃为病之标，主病为本，从病为标，标本合法，主从咸宜。

太子参 20 克、生白芍 15 克、预知子 15 克、炒枣仁 15 克、生芪 15 克、淮小麦 20 克、火麻仁 15 克、生鸡金 10 克、生石斛 15 克、淮山药 15 克、生地 15 克、当归 15 克、北秫米 15 克、陈皮 10 克、红枣 5 枚。七剂。

4 月 23 日

十五诊：白细胞业已增生，生化功能渐复，有时寐况欠佳，心中嘈杂，莫能名状，两足酸软，便艰，肛门裂痛，肝区偶有刺痛，神情比前爽，脉舌俱臻泰境。揆症察脉，功过其半，再能加以静摄之功，则可步入康衢矣。

太子参 20 克、淮山药 15 克、生地 15 克、甜苁蓉 10 克、生元胡 15 克、炒枣仁 15 克、生芪 20 克、无花果 15 克、生白芍 15 克、生石斛 15 克、淮小麦 20 克、陈皮 10 克、麦冬 10 克、黑芝麻 30 克、云茯苓 15 克。七剂。

5月1日

十六诊：肝胆余炎未清，肠胃输运功能失常，脘中隐隐作痛，大便仍未物通，虽属症之余波，然亦应宜扫解，且有低热稽留，余炎尚未熄灭。再予清滋调理，不能离乎肝胆肠胃四经。

生地 15 克、生白芍 15、淮山药 15 克、太子参 15 克、绿萼梅 6 克、生石斛 15 克、预知子 15 克、无花果 15 克、麦冬 10 克、生元胡 15 克、陈皮 10 克、金铃子 15 克、当归 15 克、火麻仁 15 克。七剂。

5月8日

十七诊：病久体虚，脾胃之气不足，脘腹隐痛，嘈杂不舒，似下垂感，纳谷不佳，头晕神疲，大腑燥结。原方增加几味，以助益气和营，而调脾胃。

太子参 15 克、炙黄芪 15 克、柏子仁 15 克、佛手柑 8 克、生炒谷麦芽各 15 克、生白芍 15 克、生元胡 15 克、火麻仁 15 克、预知子 15 克、生首乌 15 克、绿梅花 6 克、陈皮 10 克、茯苓 15 克、淮山药 15 克。七剂。

5月16日

十八诊：余邪久恋，伤气伤营。营伤则嘈杂而感痛，气伤则下垂而不舒。大便燥结而难下，经常四、五日一更衣，纳后脘窒而不爽，必逾数分钟而始快，肛门裂痛而醒，口舌干苦，午后略有低热，交睫尚未安宁，胃化功能已失常。盖胃之能消化者，一由脾土磨动而运之，一由胆汁渗入而消之。拟以益气和营，和胃宁神，助胃撤热。

太子参 15 克、柏子仁 12 克、当归 10 克、炒枣仁 15 克、炙黄芪 15 克、生首乌 15 克、银柴胡 10 克、生白芍 15 克、代代花 6 克、炒谷芽 15

克、生石斛 15 克、陈皮 10 克、南烛子 10 克、夜交藤 15 克。十剂。

5月27日

十九诊：胃纳次第增加，腑气逐渐通调，脘痛下垂胥松，头晕肢疲好转。经前乳房作胀，汛事色淡不鲜，气既愆滞，血亦乖和。补气以生血，养血以理气，气血调和，精神乃治，诸般痛苦均可向安。

潞党参 12 克、柏子仁 12 克、生首乌 15 克、炒白芍 10 克、当归 10 克、炙黄芪 15 克、炒枣仁 12 克、生地 12 克、生石斛 12 克、银柴胡 10 克、佛手花 3 克、炒谷芽 15 克、陈皮 10 克。七剂。

6月8日

二十诊：叠养补气养血，气血日渐充盈，精神日臻泰境，病情日趋好转。气得其补，气壮而胃自开，气和而食化；血得其养，血足而肝自驯，血旺而便自调。肝有畅荣之盛，胃无壅塞之弊，脾有输津之能，胆无枯燥之形，所患诸症谅必瓦解。

潞党参 12 克、当归 10 克、柏子仁 12 克、炙黄芪 15 克、淮山药 12 克、生地 15 克、炒白芍 10 克、枸杞子 10 克、银柴胡 10 克、陈皮 10 克、桑椹子 10 克、焦白术 10 克、茯苓 12 克。十剂。

八、手术后高热

贾某，男，48 岁，钢铁厂工人，1978 年 1 月 7 日。

初诊：胃经手术，半月余来寒热不退，汗泄滋蔓而不能瘥。盖汗战多数属于营卫乖和，刻诊脉象弦数，右部尤甚，舌色黄腻，舌质红绛，口渴喜饮，上腭溃疡。证属胃经蕴热稽留，拟以玉女煎为方。

处方：生石膏 30 克、生地 15 克、鲜石斛 15 克、芦根 15 克、知母 10 克、淡竹叶 10 克、川连 3 克、连翘 12 克、元参 10 克、鲜地粟 3 枚。三剂。

1 月 10 日

复诊：白虎之法，为阳明经热之主方，要在脉数、口渴、汗多方能使用。而昨投玉女出入者，因术后高热鸱张，难免营卫之受伐，恐致阴竭燎原之势，药后病情尚属平顺，热邪减轻，脉数顿平，趁此好转之机，进以甘寒合法，以防余邪复聚。

处方：生石膏 15 克、西洋参 3 克、生石斛 12 克、生地 12 克、元参 10 克、生冬瓜仁 15 克、芦根 12 克、板蓝根 10 克、生草 5 克、川黄连 3 克。三剂。

1 月 13 日

三诊：昨天午后，热度升高，口腔糜烂，因而增剧，其为邪热与毒邪之内炽，更露一斑。非甘寒无以为功，窃思昨日方中，国产西洋参，可能助邪为炎也，可能国产性味不同，应宜删除，增入清热消糜之品，以观其应。

处方：生石膏 30 克、元参 12 克、芦根 15 克、金银花 20 克、连翘 15 克、生石斛 15 克、焦栀子 10 克、板蓝根 10 克、西豆根 5 克、知母 5 克、淡竹叶 10 克、生草 5 克、珠黄散 1 瓶、猴枣散 1 瓶。三剂。

1 月 16 日

四诊：高热从阳明胃府而来，口疮乃胃火上干所致，甘寒为清热之要务，解毒乃消糜之必需，此乃邪盛病重之处理。低热依存，脉呈小缓，舌津尚露，营虚气弱之征，清滋调理是议，既不为邪热而树炽也，不使津液以伤伐，为斯症治疗之善策。

处方：太子参 15 克、生白芍 12 克、生地 15 克、当归 10 克、银柴胡 10 克、白薇 10 克、青蒿 10 克、生薏苡仁 15 克、泽泻 12 克、云茯苓 12 克。五剂。

叶永清按：在服用这个方子以后，热退汗止，口糜烂已消，微热除，津液生，病除安康。

九、手术后杂症

徐某，女，44岁，1974年4月8日。

初诊：术后气滞不调，腹中胀满不舒，溲热不畅，手心如焚，此系心热遗于小肠，脉象弦小，舌苔白滑，乃是湿热留滞于中州。先予理气以利都，气与湿相互为治。

白茯苓12克、大腹皮12克、车前子10克、萹蓄10克、佛手柑6克、广木香5克、蒲公英12克、生元胡10克、陈皮6克、九孔子5枚、赤小豆15克、蒲壳15克。五剂。

4月13日

复诊：小溲较爽，腹胀稍舒，湿邪从膀胱而下达，气滞由脾而减轻；纳后消化不良，脾失坤顺之德；夜央交睫不安，心失守舍之营；腰脊酸疼，乃肾气之受伐；手心热灼，为营气之不足。利都化湿以理气，强肾宁心安神，乃标本相兼之病，为邪正合治之法。

茯苓12克、萹蓄10克、大腹皮12克、蒲壳15克、法薏苡仁15克、赤小豆15克、法鸡金10克、远志6克、柏子仁10克、夜交藤12克、川断10克、狗脊10克、广木香5克、西砂仁3克。五剂。

4月18日

三诊：湿火充斥，蕴蓄下焦，小溲仍有痛感，腹胀仍感不舒，脉小舌苔黄腻，化湿利都是议。州都利而湿邪乃化，湿火清而小便乃利。

萹蓄10克、石韦10克、生草梢6克、车前草12克、云茯苓12克、瞿麦10克、泽泻8克、海金沙10克、蒲公英15克、夜交藤15克、法鸡金6克、大腹皮12克。五剂。

4月23日

四诊：湿邪较轻，气机渐利，小溲较畅，气化较灵，症情似觉轻松，余邪稽留未清。祛湿以理气，湿去而气道灵通，腹无胀满之苦；清火以利州都，火蠲而小便清长，溺无刺痛之患。

瞿麦 10 克、生草梢 6 克、海金沙 10 克、夜交藤 12 克、石韦 10 克、大腹皮 10 克、蒲公英 12 克、云茯苓 10 克、远志 6 克、泽泻 10 克、益元散 12 克。五剂。

4月28日

五诊：术后已越数月，病殃犹未脱体，虽有湿邪之留恋，而正气亦受其伐，清阳为之失运，消化因以不良，肢力疲乏，食纳欠佳，腹胀不舒，小溲不畅。仍予化湿利都，参以理气和中。

石韦 10 克、车前草 12 克、海金沙 10 克、茯苓 12 克、赤小豆 15 克、法薏苡仁 15 克、姜半夏 10 克、广木香 6 克、焦白术 10 克、炒枳壳 6 克、远志 6 克、藿香梗 6 克。五剂。

5月4日

六诊：湿滞气化不灵，营虚余炎复聚，刀疤仍有痛感，腹胀仍然不舒。化湿理气，以消腹部之胀；和营气以消炎，以理刀疤之痛。

苍术 8 克、广木香 6 克、茯苓 12 克、蒲公英 12 克、当归 10 克、赤小豆 15 克、藿香梗 6 克、萹蓄 10 克、生薏苡仁 15 克、久陈皮 6 克、炒白芍 10 克、赤芍 8 克。五剂。

5月9日

七诊：营不和而炎又至，刀疤愈而痛又萌，湿不化而脾失运，腹胀满而气不调。活血以和营，消炎以理痛，运脾以化湿，理气以宽膨。

当归 10 克、炒白芍 10 克、焦白术 10 克、茯苓 10 克、法鸡金 6 克、姜半夏 10 克、蒲公英 15 克、赤小豆 15 克、蒲壳 15 克、炙乳香 6 克。五剂。

5 月 13 日

八诊：刀疤得活血和营而痛减，腹中由脾运理气而胀宽，脉象虚小，舌腻已清，症有好转之机，虚呈气血虚之象。

明党参 12 克、焦白术 10 克、淮山药 10 克、当归 10 克、炒白芍 10 克、生石斛 12 克、云茯苓 12 克、泽泻 10 克、生草梢 6 克、陈皮 8 克。七剂。

5 月 20 日

九诊：前投和中调养，病情正势已好转，气血得其补，脾胃得其运，腹中胀满已宽，刀疤之痛已减，仍予清理扶中之法。

明党参 12 克、焦白术 10 克、炒枳壳 8 克、生黄芪 15 克、当归 10 克、云茯苓 12 克、生石斛 12 克、炒白芍 10 克、淮山药 10 克、生草梢 6 克、陈皮 8 克。七剂。

十、痰　饮

许某，男，食品公司职工，1974 年 12 月 31 日。

初诊：湿盛酿痰，咯吐不易，胸膺不舒，气宇不畅，痰能阻气，气不运痰。拟以化湿，以利气机。

仙半夏 10 克、九菖蒲 8 克、化橘红 10 克、茯苓 15 克、杏仁 10 克、陈胆星 10 克、浮海石 20 克、郁金 10 克、远志 10 克、瓜蒌霜 10 克、炒苏子 15 克、生白术 15、指迷茯苓丸 15 克。七剂。

1 月 8 日

复诊：病愈久而气滞，湿益重而痰益甚，痰生于湿，湿生于脾，脾健失司，聚液为湿，湿为痰之源，痰为病之主。因痰能阻气而失利，气不运痰而阻滞，是以咯吐不易，气宇不舒，咽喉干燥，漾漾欲呕，脉滑而弦，苔腻而厚。拟以化痰达壅，宣痹利机。

仙半夏 10 克、白芥子 6 克、白金丸 12 克、白苏子 10 克、陈胆星 6 克、白茯苓 12 克、淡竹茹 10 克、生冬瓜仁 12 克、生薏苡仁 15 克、控涎丹 3 克、九菖蒲 8 克、郁金 10 克、陈皮 10 克。七剂。

1 月 16 日

三诊：胸宇欠畅，喉间痰阻，咯之不清，脉弦而滑，苔薄腻，舌边有齿印，嗳气频作。拟以化痰，和胃柔肝。

佛手花 8 克、茯苓 15 克、郁金 10 克、川朴花 10 克、旋覆花（布包）15 克、仙半夏 10 克、佛甲草 15 克、法鸡金 10 克、生白术 15 克、葶苈子 10 克、白苏子 10 克、沉香曲 10 克、陈皮 10 克、甘露消毒丹 15 克。十剂。

2 月 12 日

四诊：痰湿稽留不清，肝脏功能欠佳，肺失清肃之司，咽喉痰粘不爽，咯吐不清，舌苔腻厚。拟以化痰湿，以理肝而肃肺。

姜半夏 10 克、郁金 10 克、茯苓 12 克、佛甲草 15 克、建神曲 15 克、红楂肉 15 克、光杏仁 10 克、陈皮 10 克、炙干蟾 8 克、桔贝半夏曲 12 克。七剂。

3 月 7 日

五诊：脾为生痰之源，肺为贮痰之器，痰粘喉中，频吐不清，咽喉口舌干燥，肺胃精微失布，幸得肝区不痛，肝无苦急之虑。再以化痰湿，肃肺运脾，而肝脏功能兼顾可也。

仙半夏 10 克、茯苓 12 克、赖氏红 8 克、瓜蒌霜 6 克、光杏仁 10 克、法薏苡仁 15 克、佛甲草 15 克、法鸡金 8 克、郁金 8 克、桔贝半夏曲 12 克。七剂。

3 月 15 日

六诊：痰凝气滞，肝气失宣，咳嗽不爽，气闭胸闷，呼吸不利，头眩耳聋不听聪，宣肺理痰为是。

姜半夏 10 克、瓜蒌皮 10 克、薤白 6 克、淡豆豉 10 克、茯苓 12 克、旋覆花（布包）10 克、光杏仁 10 克、赖氏红 8 克、前胡 8 克、紫菀 10 克、川菖蒲 8 克、桔梗 6 克。七剂。

3月23日

七诊：右耳渐聪，痰浊未清，尚觉胸闷痰多，脉滑苔白质红，再予开泄。

瓜蒌实 10 克、牛蒡子 10 克、浙贝母 10 克、前胡 10 克、青礞石 15 克、冬瓜仁 20 克、杏仁 10 克、决明子 20 克、毛花红 10 克、旋覆花（布包）10 克。七剂。

3月31日

八诊：痰恋未化，肺气失宣展之机，胸闷气闭，呼吸不畅，自觉一团，气郁不舒，脉滑舌薄，宣展理痰通络。

仙半夏 10 克、茯苓 12 克、桔梗 8 克、瓜蒌衣 10 克、薤白 10 克、白前 10 克、毛花红 10 克、通丝草 6 克、白前 10 克、光杏仁 10 克、白蒺藜 10 克。七剂。

4月8日

九诊：气闭已舒，痰黏亦少，呼吸亦较舒，脉滑舌薄，痰恋未化，肺气失宣，仍以宣展化痰利肺。

仙半夏 10 克、瓜蒌衣 10 克、薤白 8 克、生白术 10 克、白茯苓 15 克、毛花红 10 克、白蒺藜 10 克、杏仁 10 克、紫菀 10 克、白前 10 克、远志 10 克。七剂。

十一、咳嗽（一）

武某，男，46 岁，1974 年 9 月 12 日。

初诊：当兹燥金之令，时序寒暄不匀，咳嗽气闭，胸膺不舒，背部热灼,脉弦苔黄。盖肺体象天,二气宜降,阳明之气下行为顺,清肃之令失行,阳明之热内蕴。论治法应从清宣肃化,以伸治节之权,而清阳明之热。

川贝母 8 克、生冬瓜仁 15 克、生石斛 10 克、生薏苡仁 15 克、芦根 15 克、白前薇各 10 克、郁金、瓜蒌皮 10 克、炙冬花、枇杷叶。五剂。

9 月 18 日

复诊:背为胸中之府,而肺附于背焉。肺热蕴蒸,背热膺疼,且肺胃之气以下行为顺,肺气既已失降,胃气亦失下顺。前方以伸治节之权,佐以清阳明之热,胸背较舒,症势轻松,仍步原法,再观其应。

北沙参 10 克、生甘草 8 克、麦冬 10 克、川贝母 8 克、淮山药 10 克、生石斛 10 克、生冬瓜仁 15 克、生薏苡仁 15 克、生白芍 10 克、白薇 10 克、云茯苓 12 克。五剂。

十二、咳嗽(二)

胡某,男,33 岁。

素喜醇醪,湿痰内蕴,咳嗽频仍,甚则恶心,大便溏薄,小溲色黄,午后形寒发热,夜央稍稍微汗。承示脉数而弦,舌苔黄腻而厚。辨证审因,察脉详情,肺失通调之职;脾失乾健之运;胃失布化之司,脾肺胃俱病也。脾宜升,胃宜降,脾气不升,则便溏;胃气失降,则恶心。肺主清肃,清肃失行,咳嗽频作,痰多气促。其形寒发热者,乃营卫之乖和,卫气不能卫于外,则寒滞;营气不能营于内,则发热。羌由去冬而起,缠绵数月以来,其营卫之失调,不言亦可知矣。拟以肃肺化痰,以理臬禽机能,理脾胃而调升降功能。

茯苓、仙半夏、冬瓜子、化橘红、陈胆星、旋覆花、玉苏子、紫苑、白薇、生薏苡仁、通丝草、车前子。

十三、咳喘

叶某，女，建德婺剧团职工。

天不连于地，而连于水，肺不连于脾，而连于肾。金虚则水亦虚，肺病则肾亦病。咳嗽不爽喘逼，腰脊酸疼带下，脉象虚小，舌苔殷红。肺失清肃之司，肾失摄纳之职。补肺以伸清肃之令，强肾以理摄纳之权。

南北沙参各 12 克、五味子 6 克、淮山药 12 克、百合 12 克、叭杏仁 9 克、川贝母 9 克、炙冬花 9 克。

十四、胸 膜 炎

蒋某，女，65 岁，1970 年 3 月 13 日。

初诊：肺居胸膈之上，而司敷布之职；胃居中脘之间，而司消化之功。胸膜增厚，肺受其伐；纳谷不展，胃气乖和。病经日久，滋蔓已成，正气之虚，不言而喻，痰湿未清，为病之标，肺胃失调，为病之本。本病为主，标病兼顾，标本合法，统握全筹。

太子参 10 克、百合 12 克、云茯苓 10 克、淮山药 10 克、法薏苡仁 10 克、丝瓜络 10 克、生白术 10 克、炒枳壳 6 克、陈皮 6 克、炒谷芽 12 克、西砂仁 3 克。七剂。

3 月 20 日

复诊：胸膜增厚，障碍肺气之流行；胃阴不足，致使食欲之不振；舌腻不化，痰湿稽留；胸膺作痛，气机不利。清肺气以利气机，养胃阴兼顾痰湿。

北沙参 10 克、百合 10 克、法薏苡仁 10 克、云茯苓 10 克、肺形草 8

克、生石斛 10 克、木蝴蝶 3 克、橘络 6 克、丝瓜络 10 克、川贝母 8 克、炒谷芽 12 克、陈皮 10 克。七剂。

3 月 27 日

三诊：肺气宜降，胃气以下行为顺。肺质薄弱，阴气不足，胃气不和，汁化日少。脘中隐隐疼痛，胸中隐隐不舒，神色肌色不华，纳谷之不佳，咳嗽气逆，蠲痰益阴，两和肺胃。

北沙参 10 克、百合 12 克、茯苓 10 克、生白芍 10 克、川贝母 8 克、生石斛 10 克、无花果 10 克、丝瓜络 10 克、炒谷芽 12 克、陈皮 10 克、橘络 6 克、法薏苡仁 10 克。七剂。

4 月 3 日

四诊：前投蠲痰益阴，两和肺胃，肺宜宣，胃宜和，药后胸膺较舒，纳谷渐展，咳嗽气逆亦稍平，病情日趋转机，神色亦有好转之兆。再以清宣肺气，养胃和中，兼治痰湿。

北沙参 10 克、川贝母 6 克、百合 10 克、茯苓 10 克、生白芍 10 克、陈皮 8 克、法薏苡仁 12 克、生石斛 10 克、丝瓜络 10 克、生冬瓜仁 12 克、炒谷芽 12 克、肺形草 10 克。七剂。

十五、咽　喉

马某，男，1986 年 5 月 10 日。

初诊：喉为肺系，咽为食道。咽喉干燥而疼，缠绵已越五月，低热稽留，近因增剧，多言则感气宇不舒，背部两胁有胀压之感，晨起漾漾欲呕，面红头筋牵疼。盖肺胃之气，息息相通，无一刻之停，若有壅塞肺气，不能通于胃，胃气不能通于肺，斯症之成，谅由于此。治以清肺凉胃，以利咽喉，俾以低热随机缓解。

羚羊角（先煎）2 克、南沙参 12 克、板蓝根 10 克、生石斛 15 克、

淡竹茹 10 克、西青果 10 克、蒲公英 15 克、白薇 8 克、麦冬 10 克、炙枇
杷叶 10 克。五剂。

5 月 16 日

复诊：咽喉为出纳之道路，喉为肺之通衢，咽为胃之饷道。肺主气，
故多言则感脘闷，气宇不舒。胃主降，故晨起有漾漾欲呕。面红头疼，
其低热之稽留，乃营卫之失和。曾投清肺凉胃，药病尚属相投，低热减
轻，恶心顿除。惟气宇尚感不舒，动则尤为增剧，再以养肺阴以补气，
和胃液以清营。

北沙参 10 克、生石斛 10 克、白薇 10 克、生白芍 10 克、生冬瓜仁
15 克、生甘草 6 克、木蝴蝶 3 克、麦冬 8 克、生薏苡仁 12 克、茯苓 12
克、川郁金 6 克。五剂。

5 月 21 日

三诊：咽喉疼痛已较舒，胸脘闷窒亦好转，漾漾欲呕已除，肺胃之气
已通调，再以润肺胃和营生津。

北沙参 12 克、生石斛 10 克、麦冬 10 克、木蝴蝶 3 克、茯苓 12 克、
生白芍 12 克、生甘草 6 克、元参 10 克、百合 12 克、西青果 10 克。
五剂。

十六、五 官 病

毕某，男，70 岁，上海市人。

鼻有息肉，耳听不聪，乃是五官之病。病灶本属肺肾，鼻乃肺之苗，
肾乃耳之窍，古稀之年，精神奕奕，决非肺肾衰败之候，亦无气血败亡
之形。谁生厉阶，湿火之为咎也。脉象濡滞，舌苔腻厚，为此证之实验，
即处理之端倪。

苍耳子、枳椇子、蒲公英、木笔花、川连、生薏苡仁、焦栀子、夏

枯草、九孔子、黄柏、知母。

十七、心悸、咳嗽（冠心病）

夏某，男，57岁，1978年3月5日。

初诊：心肺同居膈上，均司主要功能。肺之功能失常，则咳嗽有痰；心之功能不良，则悸动寐艰，胸宇闷窒，偶有心胸疼痛。营卫乖和，经常形寒热灼，血压偏高而头晕，关节失利而痹疼。盖肺主气而司卫，心主血而司营，营卫既已失调，诸款因之而起，病情较为复杂。治以复方为宜，复杂之病，复方为治，鄙意如是，未知妥否，还希高明指正，以匡我之不逮。

炙桂枝3克、炒白芍10克、远志6克、川贝母6克、豨莶草10克、旋覆花（包）10克、云茯苓10克、白蒺藜10克、路路通5枚、郁金10克、桑寄生12克、参三七2克。五剂。

3月10日

二诊：肺为橐龠而主卫，又司腠理，心为主宰而主营，又司神志。肺不肃则咳嗽痰多；心不宁则心悸寐艰；营卫由此而乖和，寒热从兹而引起，血压偏高而头晕；经隧之失利，关节痹疼。乃是气血之失调，致阴阳之偏胜，病情虽复杂，不外心肺两经。前方和营卫以利气血，治心肺以理诸疴，药病尚属相投，病势有所好转，既效不更其张，踵意略为增损。

川贝母10克、云茯苓12克、远志6克、仙半夏8克、旋覆花（包）10克、玉苏子8克、炙桂枝3克、炒白芍10克、化橘红8克、炒枣仁10克、南沙参10克、郁金8克、豨莶草10克、参三七2克。七剂。

3月17日

三诊：肺气宜宣而不宜窒，窒则膹郁而咳嗽，胸闷不舒；心气宜静而

不宜动，动则不宁而心悸，交寐不安。曾投肃肺化痰，宁心宣展，脘窒稍舒，咳嗽未瘥，心阳较定，肺肃未平。再予化痰宣肺理嗽，活血宁心舒筋，为斯症治疗之法程，乃久病缓图之良策。

南沙参 12 克、川贝母 10 克、赖氏红 8 克、茯苓 12 克、南烛子 10 克、当归 10 克、炙桂枝 5 克、炒白芍 10 克、夜交藤 15 克、炙紫菀 10、丝瓜络 10 克。七剂。

3 月 24 日

四诊：心阳被痰饮蒙阻而失振，肺气被咳嗽久扰而失清，肺气既失清肃之令，则咳嗽痰多，气闷之所由来也，心阳既失宣通之机，则心悸跳动不宁，必由此而至。近来病情尚属稳定，惟晨起痰多，夜央稍有咳嗽。苓桂术甘汤既能理痰饮，而宣心阳；半贝丸既可化痰涎，而清肺气。

炙桂枝 5 克、茯苓 12 克、焦白术 10 克、生甘草 6 克、远志 6 克、仙半夏 8 克、川贝母 10 克、南沙参 12 克、化橘红 8 克、叭杏仁 10 克、玉苏子 10 克、白前 10 克、旋覆花 10 克。

十八、心悸（风湿热）

翁某，女，38 岁，1975 年 6 月 5 日。

初诊：风湿侵淫，心跳汗出，低热稽留，脉缓细，舌红苔白。拟以祛风湿，清热邪，宁心气。

桂枝 5 克、炒白芍 10 克、豨莶草 10 克、威灵仙 6 克、茯苓 10 克、青蒿 12 克、当归 10 克、远志 6 克、生薏苡仁 15 克、光杏仁 10 克、稽豆衣 10 克、虎杖 15 克。三剂。

6 月 8 日

二诊：心悸汗多，五心热灼，再以祛风湿，以宁心。

炙桂枝 5 克、炒白芍 10 克、远志 5 克、豨莶草 10 克、川菖蒲 3 克、录小草 5 克、茯苓 10 克、青蒿 10 克、姜夏 6 克、白蒺藜 10 克。三剂。

6月11日

三诊：心悸较瘥，气宇不舒，头晕恶心，右肢关节略有痹疼，仍以原法增减。

炙桂枝 5 克、炒白芍 10 克、茯苓 10 克、远志 5 克、白蒺藜 10 克、录小草 6 克、姜半夏 6 克、九节菖蒲 3 克、省头草 6 克。五剂。

6月17日

四诊：心跳发热，关节痹疼，胸宇欠畅，脉缓舌白，风湿稽留，心营被扰而不宁。治以祛风湿，清热邪，利关节，宁心气。

豨莶草 10 克、青蒿 10 克、炙桂枝 5 克、远志 5 克、茯苓 10 克、桑寄生 12 克、川菖蒲 3 克、炒白芍 10 克、炙甘草 5 克、白蒺藜 10 克。五剂。

6月22日

五诊：药后心跳、脘闷较瘥，发热已退，关节痹疼已减，病机转佳，再拟化湿利机宁心。

炙桂枝 5 克、炒白芍 10 克、白蒺藜 10 克、仙半夏 10 克、茯苓 10 克、远志 5 克、炙甘草 5 克、焦白术 10 克、炒枳壳 8 克、桑寄生 12 克。五剂。

叶永清注：此病初期血沉较高，经治疗血沉降低，转到正常。

十九、消渴（一）

陈某，男，48 岁，1978 年 10 月 20 日。

初诊：糖尿病即中医消渴症，由火燥其液，风耗其津而所致，此火乃内脏之火，其风是属火动所生之风。在治法滋燥兼行，排除血尿糖之患。

生地 30 克、元参 15 克、炒苍术 15 克、生黄芪 15 克、淮山药 15 克、太子参 30 克、生石斛 15 克、芦根 15 克、天花粉 12 克、知母 10 克、生冬瓜仁 15 克、麦冬 12 克、五味子 5 克。七剂。

10 月 27 日

复诊：消渴为燥热之证，津液俱受伐，肌肉为之消烁。前哲虽有止渴消肌，生津养液之法，但不若排除血尿糖之妙。曾投滋燥兼行，排除血尿之糖，此次复查，趁此好转之机，应以巩固为宜。

太子参 30 克、生黄芪 30 克、淮山药 30 克、祥花粉（天花粉）15 克、知母 10 克、麦冬 10 克、五味子 5 克、五倍子 6 克、元参 15 克、炒苍术 10 克。十剂。

二十、消渴（二）

朱某，女，48 岁，1976 年 9 月 3 日。

初诊：三消乃燥热之证，火燔其液，风耗其津，斯证乃成，然此火非火淫之火，此风非外来之风。始则渴饮而成上消，继则糖尿而成下消。现来消谷善饥为中消，脉弦而不数，舌滑而不绛，拟以养阴清燥，排除血尿糖之患。

生地 30 克、苍术 10 克、生石膏 20 克、元参 15 克、麦冬 10 克、太子参 20 克、生黄芪 20 克、淮山药 20 克、五味子 5 克、枸杞子 10 克。七剂。

9 月 10 日

复诊：三消称为三多之病，饮多纳多尿多也。凡是心热遗于肺，则成上消之渴；肺与肾有母子之谊，肺热不能生肾水，反遗热于肾，则成下消为糖尿病；肾为胃关，肾虚火炽，胃热如焚，则消谷善饥为中消。三消属燥热之证，法宜滋养肺胃肾三脏之阴液，必清上中下三焦之燥热。

生地 30 克、苍术 15 克、元参 15 克、石膏 20 克、麦冬 10 克、太子参 20 克、淮山药 20 克、生石斛 12 克、茯苓 10 克、五倍子 6 克。七剂。

9 月 18 日

三诊：胃为水谷之海，熟腐五谷以化精微，而生气血，是周身五脏六腑滋养之源泉，然胃功能有太过、不及之分。若是胃寒无火，则消化不良为中满，是属不及。若是胃热火炽，则消谷善饥，而为中消，是属太过，病属中消燥热之候。曾投滋养液燥之剂，消谷好转不甚知饥，治疗初期虽属好转，巩固恢复更重要。

生地 30 克、生黄芪 20 克、淮山药 20 克、元参 20 克、炒苍术 15 克、麦冬 10、花龙骨 20 克、五倍子 6 克、茯苓 10 克、生石膏 30 克。七剂。

二十一、痹　证

徐某，女，46 岁，1973 年 4 月 6 日。

初诊：风湿痹窒，经遂不通，气血失利，关节肿疼。症属历节风，缠绵五六载，近来愈形增剧，脉弦苔滑腻厚，病深且剧，不易图治。通血脉是为主，要利关节亦不可少，而风湿之为咎，岂能置之度外。

制川乌 8 克、法甲珠 6 克、炙乳没各 8 克、当归 10 克、大枫藤 12 克、大活血 15 克、鸡血藤 15 克、地龙 10 克、豨莶草 10 克、炙虎骨 10 克。五剂。

4 月 11 日

复诊：痹为痛证，闭塞不通，气血被风湿阻滞，而失流利之行，以致全身大小关节，均有肿疼之感。祛风湿以通脉，利关节以蠲痹痛，治法不出此方范围，草木恐难为此争功。

桂枝 8 克、炒白芍 12 克、当归 10 克、独活 10 克、桑寄生 15 克、地龙 10 克、川牛膝 15 克、炙乳没各 10 克、威灵仙 12 克、大枫藤 12 克、千年健 12 克。五剂。

4 月 16 日

三诊：痹者闭塞而不流通，气血凝滞而失流行，其闭愈塞而痛愈甚，痛愈甚而痹愈难通，通则不痛，痛则不通。汤者荡也，丸者缓也，曾投汤剂无功，兹以丸剂治之，筋络之病无近功，以丸剂而缓图之。

小活络丸，每天上午化服二粒，取其搜邪通络以宣痹。

追风活络丸，每天下午化服二粒，取其舒筋活络以理痹。

白芥子 200 克，研末炒热，用布袋擦痛处（白天）。

晚蚕沙 250 克，炒热用布袋敷痛处（夜间）。

叶永清按：经内服外敷一个半月，关节疼痛俱减。

二十二、崩 漏

刘某，女，43 岁，1974 年 3 月 15 日。

初诊：大崩之后，营气两虚，脉象虚小，头晕神倦。血为阴，气得而守谧，气为阳，血之而运行。补气以生血，养血以理气，阴生阳长，精神乃治。

潞党参 15 克、焦白术 10 克、当归身 10 克、炙黄芪 15 克、茯苓 10 克、淮山药 12 克、熟地黄 12 克、炒枣仁 10 克、枸杞子 10 克、陈皮 10 克、炙甘草 8 克、西砂仁 3 克。七剂。

3 月 22 日

复诊：血为阴，阴在内气之守也；气为阳，阳在外血之帅，气血宜相生，阴阳不可偏胜。脉细神倦，气之亏也；梦多寐难，血之虚也，崩血之后，纳谷无多，所化精微甚少，气血从何而生，头目眩晕，面色为之苍黄。拟归脾以调理，助气血之化源。

潞党参 10 克、焦白术 10 克、茯苓 10 克、炙黄芪 12 克、当归 10 克、广木香 6 克、生地 15 克、炙甘草 6 克、淮山药 12 克、炒白芍 10 克、龙眼肉 12 克。七剂。

3月30日

三诊：前投归脾以调理，助气血之化源，病情正势已好转，脾胃生气已得其运，气血之气已得其补。俾得中气充足，自然引血归经，再步原法，以观其应。

潞党参15克、焦白术10克、茯苓10克、炙黄芪15克、当归10克、炒谷麦芽各15克、生地20克、炒白芍12克、炒枣仁10克、淮山药15克、广木香8克、龙眼肉12克、炙甘草10克、红枣5枚。十剂。

叶永清按：经诊治，月经来临，未有崩漏之象，收效良好。

二十三、月经不调

汪某，女，42岁，1973年5月15日。

初诊：潮汐素以先期而至，按时而净，此次经行延绵不清，将近两旬之久，脉短而弦，舌白少华。证属气血失调，而冲脉受伐，拟益气理冲调摄法。

生黄芪10克、汶党参10克、当归10克、炮姜炭3克、炒白芍10克、陈艾炭3克、川断10克、血余炭5克、荆芥炭5克、川芎8克、仙鹤草10克。七剂。

5月23日

复诊：气为血之帅，汛乃冲所辖。气不通而血失宁谧，故汛事先期而至，冲不调则摄纳无权，是以潮汐延绵。曾投益气理冲调摄，癸水已净，气觉下坠，腰脊酸楚，冲已失摄纳之权，任亦失担任之职，拟以补气养血，以固八脉。

汶党参12克、生黄芪15克、当归10克、炒白芍10克、川断10克、炒杜仲10克、淮山药12克、炙甘草6克、菟丝子10克、茯苓10克、焦白术10克、陈皮10克。七剂。

叶永清按：经补气血以固八脉治疗，恢复正常月经周期。

二十四、虚　证（一）

陈某，女，34 岁，绍兴医院职工。

肝为藏血之脏，肾司作强之职。头晕而疼，肝区作痛，汛临色淡，血量不多，由肝阴之不足，致肝气之失驯。腰脊酸痛，两腿酸楚，少腹作胀，白带淋漓，肾虚作强失职，任脉因以为病。其胃呆肢力疲倦，乃脾胃功能失常。先由肝肾阴亏，继而脾胃失和，脾乃后天之本，肾为先天之根。补脾肾以理根本，治肝胃以理诸疴。

当归、生地、炒白芍、淮山药、菟丝子、狗脊、川断、党参、焦白术、川郁金、茯苓。

二十五、虚　证（二）

黄某，男，35 岁。

肝肾阴亏，湿热逗留，脾胃薄弱，运化不良，脉象濡弦，舌质殷红，头晕腰酸，多纳作胀，精神欠振，肢力倦怠。阴亏湿胜，湿恋阴伤，养阴有碍于湿，化湿又恐伤阴，顾此失彼，左右为难。拟化湿寓于养阴队中，以养阴附于化湿方内。湿既化，而阴不受其伐；阴已充，而湿不受其碍，以冀两顾之德，毋使偏弊之虑。

生地、川连、生白芍、女贞子、赤小豆、泽泻、桑椹子、当归身、炒枣仁、炒杜仲、云茯苓、炒谷芽。

二十六、心肝两虚

陈某，男，湖州人。

每逢冬令，爪甲枯白。肝为血脏，其荣在爪，肝血不荣，荣溉失常。凡血足则流通，遇寒则凝滞，枯白之因，不能越于此。脉象弦搏，舌质殷红，心悸不宁，寐况不良。补肝血以充其荣，养心营以安其寐。

生地、淮山药、制首乌、潼蒺藜、当归、生白芍、生玳瑁、生龙齿、珍珠母、枸杞子、炒枣仁、菟丝子、巴戟天、远志。

二十七、内　燥

黄某，女，57 岁，1975 年 7 月 26 日。

初诊：形寒洒洒，身疼不舒，苔腻不化，舌尖糜烂。暑风袭于外，湿火蕴于内，拟以疏瀹利机，化湿清火。

白蒺藜 10 克、芦根 12 克、碧玉散 12 克、金银花 8 克、扁豆衣 8 克、茯苓 10 克、秦艽 10 克、川连 3 克、焦栀子 10 克、生石斛 10 克、生薏苡仁 12 克。三剂。

7 月 29 日

复诊：寒洒经治较瘥，苔腻亦渐退化，舌尖糜烂已愈，症势似觉轻松。脉小肢疲，阴亏湿恋，再予清理和胃调中。

白蒺藜 10 克、芦根 12 克、碧玉散 12 克、生石斛 10 克、生薏苡仁 12 克、茯苓 10 克、扁豆衣 8 克、南沙参 10 克、生白芍 10 克、冬瓜仁 15 克、炒谷芽 12 克。三剂。

8月2日

三诊：胃阴不足，则舌津干燥，胃火内郁，则舌腻而灰。曾投养胃生津，症势已呈好转，仍予原议增损，以冀余炎不兴。

生石斛 10 克、生扁豆 15 克、生薏苡仁 12 克、南沙参 10 克、生甘草 8 克、芦根 12 克、淮山药 12 克、茯苓 10 克、生冬瓜仁 15 克、麦冬 10 克、炒谷芽 12 克。五剂。

8月8日

四诊：阳生于津，阴化于液。津液不充，敷布失司，以致舌津失润，脉象虚小，舌仍绛急，再以养液生津，以伸敷布之职。

北沙参 10 克、生石斛 10 克、元参 10 克、茯苓 10 克、麦冬 10 克、生甘草 8 克、生冬瓜仁 15 克、生白芍 10 克、生扁豆 12 克、芦根 12 克、枇杷叶 10 克。五剂。

8月13日

五诊：阴不足者，阳失涵敛；阳不敛者，气火升浮。头晕耳鸣，斯症之成，谅由于此，右侧季胁疼痛，乃气机之郁窒，再以毓阴涵阳，利机理气。

太子参 12 克、生石斛 10 克、生白芍 10 克、麦冬 10 克、生地 12 克、桑叶 8 克、厚朴花 8 克、玫瑰花 5 克、佛手花 5 克、桑椹 10 克、刀豆壳 8 克。五剂。

8月18日

六诊：津液不足，舌干而燥；脉象小弱，营气两虚。气不足者，精微失化；营不足者，则阴液失布。仍以补气，以生阳津，养血，以生阴液。

太子参 12 克、麦冬 10 克、天冬 10 克、元参 10 克、生黄芪 15 克、生石斛 10 克、炒白芍 10 克、生地 12 克、枸杞子 10 克、淮山药 12 克、桑椹子 10 克、生甘草 8 克。

8月23日

七诊：脉象小弱，已呈缓和之势，舌之干燥稍轻，津液有渐复之机。惟唇干，目视有飞花之状，仍属阴营未复之征，仍以补养以充津液。

太子参 15 克、枸杞子 10 克、山茱萸 10 克、生地 12 克、天冬 10 克、麦冬 10 克、淮山药 12 克、生黄芪 15 克、生石斛 10 克、甘菊 10 克、生白芍 10 克、茯苓 10 克、泽泻 10 克。五剂。

8月28日

八诊：饮食入胃，全赖胃气以游溢，胃弱则布化不良，所进之谷食，不能全部化为津微，瘥后舌津干燥之因，实基于此。前哲气壮则津生，营足则液充之意。

太子参 15 克、玉竹 10 克、生黄芪 15 克、生地 12 克、天冬 10 克、麦冬 10 克、淮山药 12 克、生石斛 10 克、枸杞子 10 克、生扁豆 15 克、红枣 3 枚。五剂。

9月3日

九诊：津液不充，胃气不足，食而无味，舌光无苔，饮噉酸咸，即有刺痛之感，乃缺乏草露之霜苔。再以补津液和胃气，气壮则胃和，胃和则津充，而舌苔自然生长矣。

太子参 15 克、元参 10 克、淮山药 12 克、生白芍 10 克、麦冬 10 克、生甘草 8 克、生黄芪 15 克、生石斛 10 克、生地 12 克、制黄精 12 克、生谷芽 12 克、陈皮 8 克。五剂。

9月10日

十诊：脉小为气虚，气虚则津虚。津虚者，舌不润而苔不生，偶噉酸咸，即有痛感。曾投补气，和胃生津，尚属中肯，刺痛轻松，仍守原法，以冀奏效。

太子参 15 克、生黄芪 15 克、麦冬 10 克、淮小麦 20 克、淮山药 12 克、生甘草 8 克、生地 12 克、元参 10 克、黄精 10 克、生石斛 10 克、陈皮 8 克。五剂。

9月15日

十一诊：舌津欠甘而不露，口角久糜而不瘥，舌乃心之苗，口为脾之窍，虽属心脾之为病，实由津液之不充。脾阴虚而生火，口角是以糜烂；心火旺而阴伤，舌津固以不露。治以醒心脾补津液，乃图培元之计。

太子参 15 克、麦冬 10 克、天冬 10 克、生石斛 10 克、生甘草 8 克、通草 5 克、白莲肉 15 克、生地 12 克、玉竹 10 克、人参叶 8 克、淮山药 12 克、雪羹汤煎。五剂。

9月21日

十二诊：心脾积热，久蕴不清，舌干口糜，久延不愈。前方醒心脾生津液，舌津稍润，口糜未瘥，还须进步调理，因津液不易骤充。

太子参 15 克、百合 15 克、麦冬 10 克、天冬 10 克、生白芍 10 克、莲子 15 克、生地 15 克、淮山药 12 克、生石斛 10 克、人参叶 8 克、生甘草 8 克、雪羹汤煎。五剂。

9月27日

十三诊：诊脉细小者气虚，气虚则津失生化之源；舌之光绛者阴虚，阴虚则液无从而生焉，久患津枯液耗，口角糜烂之因，不能越于此耳。补气以生津，养阴以充液，譬如大旱之后，必得甘露而充沛。

西洋参 5 克、麦冬 10 克、五味子 8 克、生石斛 10 克、生地 12 克、木蝴蝶 5 克、生白芍 10 克、元参 10 克、人参叶 8 克、生甘草 8 克、枸杞子 12 克、黄精 12 克。五剂。

10月2日

十四诊：药后阴气渐充，舌津稍露，口角糜烂有好转。肾藏精而主水，系一身之元阴，补肾阴则津水有源，治以滋补肾水，益阴和营。

太子参 15 克、生地 12 克、黄精 12 克、山茱萸 12 克、淮山药 12 克、生首乌 15 克、枸杞子 12 克、生石斛 10 克、云茯苓 10 克、麦冬 10 克、五味子 10 克、生甘草 8 克。七剂。

叶永清按：滋补肾水治疗，阴津充润，舌干口糜其症自除。

二十八、眩晕耳鸣

陈某，男，45 岁，1965 年 6 月 1 日。

初诊：左脉小弱，右脉弦滑，头旋眩晕，卒然而发，脘闷恶心，耳鸣腰疼，大便溏薄，舌苔黄腻。肝肾真阴不足，肺胃郁热不化，素有肺病，金气不强，木不受制，肝阳恣肆，耳鸣腰疼，为肾惫之征；脘闷恶心，乃胃逆之候。滋肾水以涵肝，毋使肝阳陡动；清肺胃以降逆，并以下行为顺。

生首乌 10 克、生白芍 10 克、桑椹 10 克、明天麻 10 克、太子参 12 克、生石斛 10 克、远志 8 克、炒枣仁 10 克、茯苓 10 克、淮山药 12 克、夏枯草 8 克、芦根 15 克、百合 12 克。七剂。

6 月 8 日

复诊：脉小腰疼，头眩耳鸣，火有余水不足，为上实而下虚。实者，肺胃之郁热；虚者，肝肾之阴亏。前方滋肾涵肝，清肺胃，药后头眩已平，苔腻较化。突然呵欠频仍，渐致心悸跳动；呵欠乃肝经之病，心悸乃心营之为殃。宗前法以理肝肾，而清肺胃，治新病以养心营，而理怔忡。

潞党参 12 克、生黄芪 15 克、当归 10 克、焦白术 10 克、淮山药 12 克、炒枣仁 10 克、远志 8 克、茯神 10 克、生白芍 10 克、仙半夏 10 克、生首乌 10 克、桑椹 10 克、陈皮 10 克。七剂。

二十九、不寐、头晕

王某，男，48 岁，1976 年 4 月 15 日。

初诊：交睫不安，魂梦纷扰，头眩面红，血压偏高。心为主血之脏，神明出焉，脑居清虚之腑，无邪不病。营阴不足，神失守舍，失眠由此而生焉；肝阳陡动，气火升浮，眩晕以此而作矣。脉象弦细，舌绛微黄，心营亏弱，肝阳偏旺。静则阴生，动则阳扰，养阴宁心，潜阳平肝，即《黄帝内经》所谓，阴平阳秘，精神乃治，病从何来。

生地 12 克、生首乌 15 克、炒枣仁 10 克、茯神 10 克、夜交藤 15 克、远志 8 克、生白芍 10 克、桑椹 12 克、天麻 10 克、珍珠母（先煎）15 克、生玳瑁（先煎）15 克、生龙齿（先煎）15 克、白菊花 10 克。七剂。

4月23日

复诊：头晕血压偏高，是属肝阳偏旺，不寐魂梦纷扰，乃由心营不足。药后较瘥，补心营敛肝阳，仍须继续。

生地 12 克、生白芍 10 克、炒枣仁 10 克、茯神 10 克、天麻 10 克、生玳瑁（先煎）15 克、珍珠母（先煎）15 克、生龙齿（先煎）15 克、白菊花 10 克、生石斛 10 克。七剂。

三十、眩　晕

吴某，男。

一诊：头晕而疼，起伏无常，或一月数行，或月余一发。眩痛之时，则有漾漾欲呕之恙，脉弦苔微黄而腻。肝阳失潜，胃热沸腾所致。

川连 2.4 克、姜半夏 6 克、菊花 12 克、淡竹茹 9 克、炒枳壳 4.5 克、生白芍 9 克、决明子 9 克、夏枯草 9 克、钩藤 12 克、白蒺藜 9 克、僵蚕 9 克、地龙 9 克。

二诊：肝阳与胃热相依为患，头晕而疼，缠绵不愈。泄肝以清胃热，仍步原方守进。

生白芍 12 克、决明子 12 克、川连 2.4 克、生石斛 9 克、姜半夏 6 克、淡竹茹 9 克、炒枳壳 4.5 克、夏枯草 15 克、桑椹 15 克、淮牛膝 9 克、菊花 9 克。

三诊：肝木鸱张，株连胃腑，头疼恶心，即其验也。泄肝清胃，大致平顺，守进以观其应。

生白芍12克、藿斗（石斛）6克、桑椹9克、淮山药12克、决明子15克、白菊花9克、川连2.4克、仙半夏6克、生扁豆12克。

四诊：春令阳升，鸢飞鱼跃，肝阳易于上越，胃热因以沸腾，头疼夙恙复萌。脉弦苔黄而厚，治以平肝清胃。

生石决24克、野菊花15克、川连2.4克、淡竹茹12克、钩藤30克、霜桑叶9克、仙半夏6克、白蒺藜9克、夏枯草15克。

五诊：肝阳恣肆，胃热乘机而上，头旋眩晕，脉弦苔黄。曾泄肝潜阳，症势稍觉轻松，仍予原方增损。

生石决24克、川连2.4克、钩藤12克、夏枯草15克、生石斛9克、生白芍12克、淮牛膝9克、焦栀子9克、淡竹茹9克。

六诊：肝胃郁热，头晕而疼，甚则恶心。叠进泄肝和胃以来，稍觉好转，仍步原议。

生石决24克、川连2.4克、生石斛9克、钩藤30克、白菊花9克、夏枯草15克、淮牛膝9克、炒枳壳4.5克、扶桑丸12克。

七诊：肝为刚脏，阳易升浮，胃主阳络，热则失衄。痰中血缕，鼻腔微红，拟以泄肝清火降逆。

生石决24克、川连2.4克、茅草根15克、生石斛9克、女贞子12克、红旱莲12克、生白芍9克、淮牛膝9克、焦栀子6克、碧玉散12克。

八诊：肝阳非柔不克，胃热非清不和。脉弦苔黄，头疼恶心，肝阳与胃热朋比为患。

明天麻4.5克、川连2.4克、生石决24克、白菊花12克、淡竹茹9克、炒枳壳4.5克、仙半夏6克、碧玉散12克、久陈皮9克。

九诊：湿热蕴蓄于肠胃，下痢纯红，腹中疼痛，下重不舒，舌苔黄厚。拟以化湿消滞清痢。

白头翁12克、川连3.6克、木槿花9克、焦楂肉15克、广木香4.5克、奶奶草9克、猪苓9克、银花炭12克、炒枳4.5克、枣槟榔3颗。

十诊：痢疾口舌糜烂，阳明湿火踞留，苔根黄厚，拟以化湿清火。

川连2.4克、芦根15克、板蓝根12克、生石斛12克、泽泻6克、焦栀子 6 克、淡竹叶 6 克、生薏苡仁 15 克、金银花 9 克。

十一诊：下痢色红，尚未清除，后重不舒，苔黄腻厚，湿食充斥，清理为宜。

木槿花 9 克、白头翁 12 克、川连 3.6 克、广木香 4.5 克、银花炭 12 克、猪苓 9 克、焦楂肉 15 克、生薏苡仁 12 克、车前草 9 克。

十二诊：下痢次弟减轻，苔黄未蠲，食欲不振，肠胃蕴湿未清。

川连 2.4 克、广木香 3.6 克、白头翁 12 克、生鸡金 6 克、姜半夏 6 克、枣槟榔 3 颗、银花炭 15 克、生薏苡仁 12 克、猪茯苓各 9 克、炒谷芽 12 克。

十三诊：下痢已瘥，胃纳不展，舌苔黄厚，胃中蕴湿未清，化湿和中是议。

姜半夏 9 克、炒谷牙 12 克、川连 2.4 克、茯苓 9 克、生薏苡仁 12 克、生扁豆 9 克、广皮 4.5 克、泽泻 6 克、芦根 9 克。

十四诊：苔黄腻厚，食欲不振，精神倦怠，无非湿热之为咎也。

煨草果仁、川连、姜半夏、芦根、花槟榔、厚朴、生薏苡仁、生鸡金、妙苍术。

十五诊：苔腻渐化，肢力疲乏，心悸寐况不良，双腿酸楚。湿邪未清，心脾失调。

远志、竹沥夏、焦白术、蚕砂、宣木瓜、豨莶草、川连、草果仁、茯苓。

十六诊：湿邪下注，则腿酸，湿火激动肝阳，则头疼，脉弦苔黄。再拟化湿清肝，以理头疼，而湿邪亦须顾及。

菊花、桑叶、石决明、川连、宣木瓜、夏枯草、浙贝、决明子、蚕砂、九孔子。

十七诊：诸欵均有好转，惟苔根厚腻不清，蕴湿稽留于脾肾。医以化湿，以理脾肾之邪。

姜半夏、云茯苓、焦白术、淮山药、川连、蚕砂、野料豆、泽泻、车前子。

十八诊：舌苔黄腻，次弟退化，惟右边苔腻，尚未清楚。肾脾蕴湿未清，仍以甦脾化湿强肾。

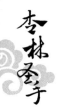

焦白术、云茯苓、淮山药、野料豆、蚕砂、广皮、姜半夏、泽泻、川连、车前子、生扁豆、炒枳壳。

三十一、暑　温

方某，男，48岁，1975年7月29日。

初诊：发热形寒身酸，咳呛脘闷气急，舌苔腻厚。暑湿挟食，互结于中，拟以清化，宣展撤邪。

白蒺藜10克、秦艽6克、青蒿10克、瓜蒌实12克、连翘10克、姜半夏6克、光杏仁10克、扁豆花5克、芦根12克、滑石12克、浙贝母10克、川郁金6克、炒枳壳6克。一剂。

7月30日

复诊：暑湿互结，酿热为温，咳呛息急，脉滑而数，症势初张，一切宜慎。

光杏仁10克、浙贝母10克、瓜蒌实12克、姜半夏6克、连翘10克、鸡苏散12克、川郁金6克、陈胆星5克、扁豆花8克、猪苓10克。一剂。

7月31日

三诊：暑热兼风，蟠踞肺系，形寒发热，咳呛喘逼，胸膺疼痛，脉滑而数，苔腻而滑，拟麻杏石甘汤加味。

生麻黄1.5克、光杏仁10克、生石膏12克、浙贝母10克、生甘草5克、冬瓜仁10克、连翘10克、鸡苏散12克、芦根15克、郁金6克。一剂。

8月1日

四诊：暑热伤肺，咳呛气逼，午后热势尤甚，仍以原法增损。

生石膏 12 克、杏仁 10 克、生麻黄 1.5 克、芦根 15 克、川郁金 6 克、陈胆星 6 克、炒黄芩 6 克、连翘 10 克、浙贝母 10 克、川贝母 6 克。一剂。

8月2日

五诊：再以清暑撤热，肃清肺气。

生石膏 25 克、芦根 30 克、黄芩 6 克、知母 10 克、杏仁 10 克、大青叶 10 克、淡竹叶 10 克、连翘 12 克、川贝母 10 克、紫雪丹 1.5 克。一剂。

8月3日

六诊：今晨热邪已退，症势有好转之机，扶过险期，才为泰境。

生石膏 15 克、杏仁 10 克、瓜蒌皮 10 克、芦根 15 克、川贝母 10 克、淡竹茹 10 克、连翘 10 克、知母 6 克、鲜冬瓜瓢（先煎）100 克。一剂。

8月4日

七诊：早晨热邪已退，症势有好转，午后可能复兴，叶氏香岩有"炉灰未冷"之训，一切宜慎。

生石膏 15 克、杏仁 10 克、瓜蒌衣 10 克、白薇 10 克、芦根 15 克、淡竹茹 10 克、知母 6 克、生薏苡仁 12 克、川贝母 10 克、鲜冬瓜瓢（先煎）100 克。一剂。

8月5日

八诊：阳明为成温之薮，旺于申酉之交，午后热邪复兴，阳明腑气为病。

川连 3 克、杏仁 10 克、瓜蒌实 15 克、玉泉散 15 克、知母 6 克、泽泻 10 克、石苇 10 克、黄芩 6 克、芦根 15 克、鲜冬瓜仁连瓢（先煎）100 克。一剂。

8月6日

九诊：上午热邪已退，神疲乏力，咳嗽气急，肺胃蕴热未清，再以清肺胃，以撤热邪。

川连 3 克、杏仁 10 克、瓜蒌实 15 克、玉泉散 15 克、浙贝母 10 克、芦根 15 克、茯苓 10 克、知母 6 克、鲜冬瓜仁连瓤（先煎）100 克。三剂。

8月9日

十诊：脉弦而数，舌红苔腻，肺气失于清肃，是以咳嗽痰浓，气急如奔，阳明之气失于通顺，大腑欲行未行，医从前法出入治之。

瓜蒌实 15 克、川贝母 6 克、生蛤壳 15 克、葶苈子 10 克、天竺黄 6 克、桑白皮 12 克、杏仁 10 克、知母 6 克、芦根 15 克、鱼腥草 15 克、浙贝 10 克、竹沥 2 支、鲜冬瓜仁连瓤（先煎）100 克。三剂。

8月12日

十一诊：大腑得通，气急较平，苔腻已退，舌质殷红，肺胃阴伤，仍以滋润肺胃，清热化痰。

鲜石斛 12 克、川贝母 6 克、浙贝母 10 克、百合 12 克、桑白皮 12 克、天竺黄 6 克、杏仁 10 克、瓜蒌实 10 克、南沙参 10 克、芦根 15 克、葶苈子 10 克、知母 6 克、鲜冬瓜仁连瓤（先煎）100 克。三剂。

叶永清按：经养阴清肺治疗，病除而安康。

三十二、胃 脘 痛

李某，男，36 岁，1965 年 6 月 6 日。

胃为六腑之总司，乃气血化生之所，水谷之汇，仓廪之库，掌受纳之权，操消化之职。胃病多年，已成下垂，枵腹痛则子午前，饱食痛则子午后。胃气不和，消化不良，不言而知，不喻而明，恒有便闭失眠之苦，均由胃污失和所致。胃不和者，则交睫之不安，消化不良，则传导之失职，病灶悉在于胃，治法不得他求。

潞党参 12 克、炙黄芪 15 克、焦白术 10 克、茯苓 10 克、乌贼骨 10 克、炒枣仁 10 克、火麻仁 10 克、浙贝母 10 克、川连 3 克、炙乳香 6 克、柏子仁 10 克、伽南香 6 克。

三十三、癥　瘕

胡某，男，59 岁。

一诊：花甲高年，病经半载，恙由昏厥而起，渐致癥瘕内聚。曾嗽血，内有情厚味，是属误补而成。患脉象弦谓，舌苔白微。腑气不通，腹块作痛，嗳酸上逆，饮水难下，中焦隔截，上下不通，势颇于危。在治法实为棘手，在高年更为恶劣，于治法更觉为难。辗转思维，破坚积通膈胃，以通天地，执其中，运其旁，以撤上下。但病久体虚，恐不任药力，采取和柔运润之品，以免病去正伤之弊。

内服：郁李仁、炙干蟾、老蔻仁、黑丑、枣槟肉、菜菔子、生鸡金、姜半夏、大腹绒、沈香。

外用：鲜竹叶 250 克，食盐 30 克，同炒热敷于痛块之处。另用皮硝 30 克，上药敷毕，布包扎于痛点。

二诊：湿属阴，乃黏腻之邪，为油腻、血肉之所裹，燔踞中焦，相依为患，蕴结而成瘕聚，缠绵不愈，其势颇为坚固，难介难分。曾进温通，地道虽未通达，天气有所下降。药后情况，大腑依然未通，饮水稍能下咽，舌白苔腻转呈黄苔。结块仍有窜痛之感，胃纳谷食，犹未能下，精神疲倦不振，面色苍白无华。邪盛正虚之候，攻补两法为难，攻邪有伤于正，补正有碍于邪。药石无功，恐非泰境，缘木求鱼，决无所得。乞其善我为辞，另求明哲为妥。和胃化湿理气，求谋缓和之计，俾以胃纳稍增，痛势逐步减轻。生机有望，急中事也。

川连、吴莱萸、仙半夏、广木香、广皮、炙乳香、生白芍、川楝子、炒谷芽（煎汁代水）。

三十四、痞　块

李某，女，建德大洋镇人。

据告病状：痞块渐消，神情渐臻泰境。胃气尚未调和，消化不良，食欲不振。盖胃之所以能消化者，全赖脾土磨动之，脾既肿大，输运不灵，消化功能必然受伐，而饮谷不多，职是之故耳。培脾土以健胃，消痞块以理气，寓消于补，消补同行。未经面诊，恐难中窍。尊处名医，蔡老医师卓识过人，胜我十倍。奉方请商于彼，以匡不逮。

纹党参、焦白术、淮山药、法薏苡仁、炒谷芽、云茯苓、广木香、红楂肉、炙干蟾、老文术、法鸡金、炒扁豆。

三十五、杂　病

肖某，女，1967 年 7 月 14 日。

初诊：肝失疏泄之常，胃失布化之职。脘中隐隐而疼，右胁窒寒不舒，精神欠振，胃纳无味，潮汐延绵而带多，头疼腰酸腿楚，脉象弦细，舌苔微黄。前医专以肝胃两经之药物，可谓有义之师，但效不显著。窍思复杂之病，还须复杂之方。

当归、生白芍、赤丹参、无花果、八月札、绿萼梅、法鸡金、川朴花、乌贼骨、炙白鸡冠花、决明子。

7 月 25 日

复诊：肝以柔而驯，胃以和为养。曾投舒肝和胃，病情尚属稳定，腰酸已瘥，寐况好转。惟津津自汗，牙龈出血，右胁仍有不舒之感，脉来已呈和缓之象。再从肝胃一贯之意。

北沙参、无花果、生白芍、生地、玫瑰花、生石斛、淮山药、淮小麦、八月札、枸杞子、麦冬、赤丹参、炒枣仁、炙白鸡冠花。

8月5日

三诊：肝为刚脏，而藏血，其为病者，乃血滞而气凝。胃为总司，而生化，其不和者，乃消化之失职。主要病灶，悉在肝胃。其余症状，有关心肾，腰脊为之酸楚，交睫为之不安，眉棱疼痛，咎在肝肾，牙龈出血，肾胃为殃。舒肝和胃，强肾宁心，综合治疗，一贯相串。

太子参、生地、八月札、生白芍、玫瑰花、炒枣仁、枸杞子、无花果、柏子仁、赤丹参、桑椹子、川断、炙白鸡冠花。

8月26日

四诊：肝主筋，阳明束筋骨而利机关。脘痛胁疼，右侧下肢关节痹痛，一为肝经之失疏；一为宗筋之失润。润宗筋必取之于肾，疏经隧必取之于肝，既可治其主病之因，又可愈其余裔之疾，不失肝胃之调治，合乎一贯煎之疗法。

当归、赤丹参、八月札、丝瓜络、玫瑰花、生白芍、生元胡、桑寄生、北沙参、大活血、夜交藤、郁金、茯苓。

10月7日

五诊：肝气横逆而不驯，株连胃而作痛。胃不和，晨起则恶心，症虽咎在肝胃两经，其趋势有增剧之形。急予柔肝和胃，俾以疏泄之有常，则胃不受其害，而无上冲之逆。

川连、吴茱萸、广皮、姜半夏、淡竹茹、郁金、生白芍、玫瑰花、绿萼梅、当归、生元胡。

10月23日

六诊：肝阴不足而横逆，胃气失和而上冲。头部眉棱作痛，脘疼恶心，五心热灼，脉象虚小，腰疼胁痛，肝肾同病。舌质黄腻，胃浊不清。拟以甘温以除热，滋水涵肝和胃。

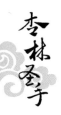
生白芍、生元胡、木蝴蝶、当归、绿萼梅、纹党参、生黄芪、娑罗子、川朴、生地、川连、佛手柑。

11月20日

七诊：头晕眉棱作痛，乃肝肾阴亏所致，脘痛恶心寐艰，由心肾乖和以为殃。曾投舒肝强肾和胃，借以甘温除热宁神，病情日趋佳境，药以继进为宜。

潞党参6克、生黄芪9克、北沙参12克、当归9克、生地12克、川连4.5克、炒枣仁9克、生白芍15克、木蝴蝶3克、娑罗子9克、淮山药9克、佛手柑9克、生元胡6克、川郁金9克、枸杞子6克。

12月17日

八诊：腰疼带多，是属肾虚之候，头晕而疼，乃系肝阴不足，脉小者乃气虚，舌绛者乃是阴亏。补气而兼养血，当从肝肾而进。

潞党参15克、生黄芪12克、桑椹12克、生地15克、枸杞子9克、菟丝子9克、生白芍9克、当归12克、淮山药12克、潼蒺藜9克、川断9克。

第四编

叶永清的中医人生

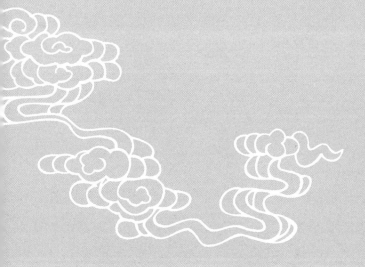

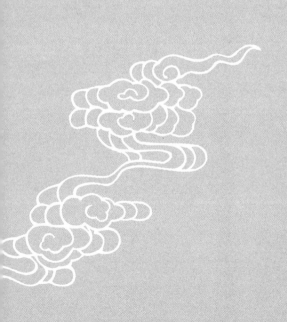

引子

1939 年某天，浙江寿昌石屏乡，一位姓翁名履修医生家中，全家人都面露愁容，整个宅中一片寂静，静得让人害怕。偶尔传出妇女的咽泣声。原来翁履修的妹妹患了崩血症。

什么是崩血症？是指妇女非正常行经，中医术语名为崩漏。血流量大且急流如注的称为崩；血流量少但淋漓不绝的称为漏。

这位翁妹妹的病一定很严重，否则不至于全家人都如此恐慌。

那么，没有请医生吗？当然请过了，而且翁履修就是一位有名的医生，但是，他妹妹服了药后没有见效。于是，急请当地的一位名医来诊治，不巧的是这位名医出诊未归。

翁履修医生只好硬着头皮又上，手里拿着医书，来回地翻，心里不断地嘀咕：医书记载都很清楚，为什么没效呢？难道用量不够？

翁医生给妹妹先煎服补血汤与胶艾汤加味，没见效。马上又煎服东洋参三钱，他妹妹服药后崩血更加厉害，同时出现呕吐不止的症状，病势危急，奄奄一息。

天哪！这样流血不止，可是要出人命的，全家惶恐一团。现在，大家所有的希望都寄托在这位出诊未归的医生身上。翁履修医生已经派了好几批人去催了，救人如救火，等不及啊！

那么，他能赶来吗？大家都眼巴巴地望着门口。不知过了多么时间，门外很远的地方纷纷传来："来了！来了！"所有萎靡不振的人立刻瞪大了眼睛，只听到一阵纷乱的脚步声，拥着一位 30 多岁的医生踏门而进。只见此人面无表情，目光如炬，他一边走一边问道："病人在哪里？"

翁履修引此人进入他妹妹房间。此人进入房间后，屏息凝视，然后开始给病人诊脉。诊毕，询问了病史及前医处方。对着翁履修说："误治了，等下再跟你说。"于是提笔书写脉案一挥而就：脉象弦滑，苔黄而厚，崩血频发，面颊发红，邪热蕴结阳明。阳明为气血两旺之乡，而气血丽于阳明，胃热沸腾，冲脉受戕，血因热迫而妄行，冲不摄血而下崩，崩血之因，不越于此。参芪助邪，胶地腻邪，均非所宜。拟黄连、半夏合温胆汤。

一剂药后，病人开始有起色了，呕吐顿除，崩血渐止，看来诊断是正确的。既然有效，连服数日，崩血痊愈，最后调理气血善后。这个让翁医生举家上下惶恐的崩血症，就这样在轻描淡写间给治愈了。看来名医就是名医，辨证精细，一击而中。他把诊脉察舌放在首位，马上就能找到疾病症结所在，没有真本事那是做不到的。

在当时的医疗条件下（没有各种先进仪器设备检查），诊断疾病主要靠脉诊、舌诊，而其中脉诊最微妙、最难学，学不好的人干脆不学，有的医生只学点皮毛，在临床上装装样子，所以容易误诊误治。

病人痊愈后，翁履修医生向这位医生表示感谢并请教经验。这位医生说："你们辨证不明，虚实不分，用药就反了。脉弦滑，舌苔黄腻，都是邪热蕴结阳明的症状，怎么能用参、芪、胶、地补呢？不要一看到大出血，就用补剂，易犯虚虚实实之戒。"（虚虚实实之戒，是中医术语，出自《黄帝内经》，意思是说不要使虚证病人更虚，实证病人更实。比如用攻邪的药物来治疗体虚证，那将会使气血更虚；如用补益的药物来治疗实证，往往会导致邪实更盛。）

确实是经验有得之言。这位医生就是我们这个故事的主人公，近代浙派名医——叶永清先生。

后来，叶永清在《血证问答》一书中对崩血症有精辟的论述。

74 问：大崩不止，参芪不效，其故何在？

答：暴崩宜止，久漏宜通，此乃治疗之常法，为古训之遗传。如大崩不止，主参芪者，补气以止其血也，且无形之气能于生血。而崩漏之症，得参芪者应宜获效而瘥，何以大崩不止而无效？

因其药与病逮，不相适合，由医诊断不明而无效，非参芪药性不良之为咎。药既不适于症，症必不应于药，况乎人参和中以补气，黄芪补气以健中，均为温补之品，为气虚之要药，在气虚不能摄血之症，投之无不奏效。若属邪热激动为崩，误投参芪，诚如火上添油，非但无功，反受其害，所以参芪不效之崩血，决非气虚之候，必属邪热为崩。非肝火之为殃，即胃热之沸腾，以肝为藏血之脏，而冲脉丽于阳明，既有肝火之鸱张，又有阳明之蕴热，岂参芪温补之所宜。

先师（吴荫堂）云："此症必有苔黄、呕吐、脉弦、头疼等症，当求苦辛泄降，和胃清肝，左金、温胆两方，并驱而进。若是脉小气虚，神倦崩血不止，非参芪不为功，而苦泄之法又当禁用。为医者，能明虚实寒热之不同，则庶几病无遁情矣。故前哲有脉症贵乎合参，药病宜乎适应之训。"

那么，叶永清是怎么成为浙派中医的佼佼者？他的人生有哪些故事呢？让我们一起走进叶永清的医学世界。

第一章　童年时代

启蒙老师

叶永清出生于 1907 年 7 月，祖籍兰溪市派堰头村。祖辈都是医生，祖父叶渭荣、父亲叶宝珍在清朝、民国都是兰溪一带较有名望的中医。家中经常氤氲着淡淡的中药清香，每天耳濡目染祖父、父亲给人把脉看病，天长日久，他觉得有些中医术语自己也会说，还没读书，很多中药材名称就已了然于心。

叶氏家传中医自明嘉靖年间以来，代代相传，名医辈出，传至叶永清已是第十一代，绵延四百余年，以家族传承方法延续。以主治外感热病而誉满浙中西，时人尊称"派堰头先生"，民间称之为"伤寒派"。

叶永清很小的时候，就在祖父叶渭荣的指导下开始识字临帖了。这"早期教育"使得原本天资不差的叶永清较早地显现出聪慧，让街坊邻居羡慕不已。聪慧的孩子往往会被偏爱，姑夫吴荫堂每次看见很喜爱，总是喜欢捏捏他的小脸蛋。

民国三年（1914 年），叶永清 7 岁，该上学了，由于本村没有学堂，父亲送他去隔壁回回塘村读私塾（民国政府虽然颁布《壬子癸丑学制》，但乡村还是以私塾为主）。上学的那一天，叶永清穿着一身母亲为他定制的新衣服，背着小书包，格外兴奋。只是在离家时瞅瞅母亲，不由得眼里发潮，但随后又高高兴兴地出发了。

开蒙念的是《三字经》《孟子》，老师是该村的一位清末秀才吴时涛（系吴士元父亲）。老师教书特严，净让他们摇头晃脑地背书，背不下来，老师的戒尺像蝴蝶一样围着你转，稚嫩的掌心首当其冲，有顽皮的还罚跪。初期叶永清很害怕，上学路上总是磨磨蹭蹭的，又不敢不去。那些日子里，他最怕老师一手拿着书叨念着，一手拿着戒尺在身边转悠。

当时私塾馆里只有六七个学生，学习都很认真，叶永清是其中最出色的一个。背四书五经，别的学生只能背十几行，而叶永清却能背几十行。除了他的记忆力过人之外，当然也与家庭环境和早学有关。

叶永清最不怕背书，背书对他来说是小菜一碟。

实际上叶永清背书的功夫是从小锻炼的，这里面是有故事的。

叶氏家传中医有一个传统，每日晨起都唱诵一段内经、伤寒、温病等经典条文，或温习汤头歌诀。

大概因为听着有趣，叶永清也会跟着祖父、父亲念起来，很快就朗朗上口，有时父亲会阻止他。他告诉儿子，小孩子该先学诗书，读医书还早呢。叶永清心里却不认同，在他朦胧的意识里，医书里的歌诀是最好听的、最美的，它能给别人解除痛苦，也能带来欢笑。

以前的老中医确实有晨起唱诵医书的习惯。20 世纪 80 年代初，笔者在兰溪市赤溪卫生院工作时，就看到汪同春老中医每天晨起很早就坐在门诊办公室，很有节奏地用乡音唱诵着什么。有一次，笔者实在按捺不住好奇心，便偷偷地靠近门外，一听，原来是在温习汤头歌诀。

先贤们好学的精神，值得我们学习，更值得我们传承与发扬。

叶永清把书背得那么好，怎么还怕戒尺？

因为叶永清有天生的怜悯之心，心肠特软，一看到同学受罚，于心不忍，虽然未发生在自己身上，却如同身受。这也反映了他心底善良，从他后来行医就可以看出，不管是对深受其恩惠的亲朋好友，还是对素昧平生的陌生人，他都有菩萨心肠，善心无边，大医精诚。这一切的一切都源于一颗怜悯之心。

什么是医者仁心？就是将自己亲情小爱转化为对众生的大爱，他才能够成为一个好医生。

叶永清不是那种只知死读书木讷的少年，淘气起来能把老师模样忘得一干二净。私塾院内有树，他常会爬到树上，任年迈的老师前后蹒跚着呼唤，他只是装聋作哑不下来，大概怕挨老师的戒尺。

"建邦！建邦！"吴先生四处大声喊着他的家名。

一个同学不时往树上张望的目光暴露了他，在吴先生的厉声呵斥下，叶永清乖乖地溜了下来。老师的戒尺无情地落在他稚嫩的掌心。

后来，据叶永清回忆就是这次挨过老师的戒尺。

吴老先生不愧是清末秀才，学问相当高，让他去做启蒙教育确实大材小用，如搁在现今，在大学教书绰绰有余，生不逢时啊！

叶永清有如此厚实古文基础，就是那时打下的。吴老先生对叶永清非常爱护，为了避免他每天上学来回跑路辛苦，便免费让他在自己家搭伙（有时他也会到姑夫吴荫堂家吃饭），叶永清对这位吴老先生也十分敬仰。

在吴老先生私塾学堂读了五年书，由于当时的《壬子癸丑学制》在乡村没有普及，升学无望。叶永清的父亲认为科举废除，仕途无望，还不如回家学医，继承祖业。

父亲的影响

叶永清回到家中，半日习文，半日学医。在父亲的指导下，认真阅读家里的医学藏书，有的反复钻研阅读，不懂的问题就向父亲请教。家中藏书很多，他完全沉湎于书海，如鱼得水，在知识的海洋里畅游。

15 岁时，他已能够通读四大经典及温病学等著作，明白其中道理。父亲见他肯钻研，悟性又好，觉得孺子可教，家业后继有人，便对他加以引导，告诉他如何观察病人，看脸的气色，舌苔的颜色，闻气味、听声音、问病情，通过诊脉了解病人脏腑的情况，然后根据病情变化对症下药。

在这父亲教、儿子学的过程中，叶永清长到了 16 岁，成了一个清秀英俊的小伙子。叶宝珍带他临诊，并授家传治外感热病心诀："三日之前表为先，三日之后下相间（兼），表法非尽麻与桂，下法不独硝黄专。"大概意思是，三日是指虚数，指病邪侵袭肌腠，在表尚浅，故用表法为主。三日之后也是虚数，系指病情时间稍长，由表入里，或半表半里，故云下相间（兼）。然后解表不一定都用麻黄、桂枝，如柴胡、荆芥、防风、前胡、薄荷、羌活、独活都可选用，而且要分风寒或风热。下法不一定都用大黄、芒硝，如瓜蒌仁、莱菔子、火麻仁、郁李仁、枳壳、槟榔等均属于下法之列。

有一次，有一病人来看病，叶永清询问病情后，信手开出祖传经验方。他父亲阅后，当即指出："祖传经验方和秘方要与具体病症相符合才可使用，经验方不是万能的，不能包治百病。要结合病人的体质、年龄、性别，四时气候变迁等因素。"

叶永清说："难道每次诊病的时候都要考虑四时气候各种因素？"

叶父说："是啊，《黄帝内经·灵枢》不是说过人与天地相应，不同季节有不同的发病因素，难道你忘了？"

叶永清若有所思地点点头。

啊！中医真是太复杂了。难怪西医同仁不理解，他们也许会这么想："中医看病故弄玄虚吧！我们看病多简单，感染什么菌用什么抗生素，体质虚的补充点营养液，还辨什么阴阳、寒热、虚实，还有什么表里，你看得见吗？"

有这样看法的人很多，由于接受教育思路不同，两种医学理论体系就不同，产生某种隔阂，这是毫不奇怪的。但是，在没有深入了解对方医学理论体系之前，最好不要过早下结论。因为中医知识博大精深，它是在《易经》的基础上发展出来的，是各种学科的融会综合。

众所周知，在世界传统医学体系中，只有中国传统医学中医，得以延续至今。而其他传统医学，有"人去楼空"之感，中医得到不断发展壮大，受到全世界的青睐，这是中国传统医学的奇迹，难道不科学吗？不科学的事物，等不到五千年，等不到今天，早就被历史淘汰了。

话题扯远了，让我们还是回到故事里吧。

在叶永清的记忆中，父亲从未打骂过他，只是批评和讲道理，有时语重心长，有时又很严厉。叶永清很尊重父亲，从未顶撞过他，总觉得父亲语气很委婉，总会留有余地，让他有思考的空间。父亲就像是一块沃土，给了他有力的支撑，还有取之不尽、用之不竭的营养。

另一个对叶永清有影响的人是他的姑夫。姑夫名叫吴荫堂，他与叶永清父亲叶宝珍同出师门，他们保持着几十年始终不渝的友情。吴荫堂性格爽朗，与叶宝珍性格差不多，好多医学观点都会不谋而合。他们经常邀请对方会诊，有时也会对某些问题讨论很长时间，叶宝珍常常流露出对吴荫堂的赞佩，叶永清在一旁默默地吸收养分。在他的生命中以某种方式留存下来，并且与他后来行医形成了一种隐秘的血缘关系。

随父临诊半年余，父亲突然对叶永清说："建邦，我们家医学你这几年学得也差不多了，我考虑再三，你还是应该跟你姑夫再学段时间，这样会更全面。"

"好啊！"叶永清不假思索地回答。

吴荫堂一直以来是叶永清崇拜的对象，对其为人以及精湛的医术非常敬仰，如能拜其门下，聆听先生深邃精微的教诲，是他梦寐以求的愿望。

当时，浙中、浙西一带，吴荫堂的名字如雷贯耳，医名如日中天，人们都知道他医术高超，理论自成一派。特别对血证（各种出血疾病）的治疗颇具心得，被病家誉为"血证圣手"，尊称他为"回回塘先生"。

事情也很凑巧，由于门诊量太大（日达百余人），吴荫堂也想物色一名资质较好的学生来做自己的助手，正愁没有合适人选。吴荫堂对叶永清的学识和人品是了解的，认为其品行端正，上进心强，有一定的医学功底，而且随其父学医多年，是个可塑之才。吴荫堂感觉自己的学问有人传承了，痛快地收下了这个弟子。

有了叶永清做徒弟，吴荫堂治病的医案有人记录了。此后，我们才能看到吴荫堂更多、更早诊病的资料。

笔者一直有个疑惑，为什么叶氏家传中医能传承数十代，代代有名医。

笔者现在总算明白了，叶氏"派堰头"医术十几代经久不衰的原因，就是尊孔子《论语》所言："三人行，必有我师焉；择其善者而从之，其不善者而改之。"通俗地说，叶氏医学的传承没有中断是因为他们能吸收别家的医学精华，能兼容别的医学流派，这种医学的互补、互融的包容性，使叶氏家传医学更加丰富多彩，经久不衰。

萌动的心

在叶永清未拜吴荫堂为师之前，有一件事对他影响极其深远。

有一年，七月盛夏，火辣的太阳炙烤着大地，闷热无风，屋子里椅席炙手。

叶永清到姑姑家回回塘村有点事，顺便到姑夫吴荫堂诊室处观摩。突然，诊室外面响起急促的脚步声，只见一群人个个汗水浸衫，气喘吁吁地抬着一名病人，边跑边喊："吴先生救命!"

叶永清朝那人望去，也倒吸了一口冷气。为什么？因为病人正在吐血。

吴荫堂让病人躺着，只见他面色苍白，胸前衣襟血迹斑斑，急问缘由。病人说："在田间劳作时突然大口吐血不止。"

于是，吴荫堂诊了脉，脉象洪数，再看病人有烦渴欲饮，舌红少津，嗳逆但无咳嗽。他分析是暑热内迫，激动了血络，而导致吐血。

当时，由于受医疗条件限制，判断哪个脏器出血，一般都凭症状。如血从呼吸道出的，多伴有咳嗽，属肺脏；从消化道出的，多伴有呕吐，多属胃。看这个吐血的势头，肯定是胃出血。

诊毕，吴荫堂便说了一句："没事。"

然后提笔开了一个自拟的清暑止血汤，只有四味药：鲜扁豆花一两、鲜茅草根一两、鲜藕节一两、鲜芦根二两。嘱咐快去采来，速煎服。

这张药方开出来，病人家属们一看都晕了!

在过去那个年头，人们最怕的就是吐血病。这样一个严重的吐血病，就开了四味药，而且这四味药也太简单了点吧，农田边、水塘边多的是，能治病吗？

叶永清当时也有同样的想法：那么严重的吐血病，面色苍白，凭自己有限的医学知识分析，野生别直参起码要用一点。

没过多久，药采来并煎煮好给病人服用。

就在大家疑惑不解时，病人喝药后不一会儿，居然就不吐血了，苍白的脸也逐渐红润起来。

吴荫堂再次诊脉，脉象洪数转为缓和，然后说："没危险了，可以回去了。"

病人还是有点疑惑："是痨病吗？"

吴荫堂说："不是。"

病人满脸疑问："不用吃药了？"

吴荫堂回答："你是暑热出血，无妨，就这几味药煎着吃，休息几天就可。"

瞧瞧，吴先生的医德。如果是一般医家，总会开一些药让你带回去，说是"调理调理"，实质赚点药钱。

人们常说："医药饭，是良心饭。"确实如此。只有有仁爱之心的人，才能修炼成仁爱之术。这才是对"医乃仁术"最好的诠释。

顺便普及一下中医的"暑热吐血"病的知识。

暑热病邪是由夏季火热之气所化生，其特点：

一是伤人急速，径犯阳明（阳明称为阳明经，简称胃经，是中医术语。为水谷之海，气血生化的来源，古人认为阳明为多气多血之经）。

清代，著名温病学家叶天士说过："热地如炉，伤人最速。"因为暑热病邪侵袭人体，往往不分表里渐次，大多一病即入阳明（气分），而无卫分过程。即叶天士所说："夏暑发自阳明。"

这里要解释一下什么是卫分、气分。

叶天士创立了治疗温热病的卫、气、营、血辨证，即治疗温热病的四个阶段。卫分证是指温热病初期阶段，主要症状是发热、头痛、喉咙痛、咳嗽。气分证是指温热病卫分的表证不解，继续发展，往往传入气分（内传脏腑），或由暑热直中。此时正盛邪实，导致脏腑功能亢奋而出现以烦渴、壮热、大汗出为特点的气分实热证，严重的可出现腹痛拒按、谵妄、吐血等症。

二是暑性酷烈，耗气伤津。

暑热逼津外泄，大汗淋漓而致津液损伤；气随津泄，导致气津俱伤。

病人离开诊室后，叶永清按捺不住心中的想法，就虚心向姑夫请教：

"病人吐了那么多血，面色苍白，为什么不用补法？"

吴荫堂见叶永清有些不明白，就将暑热引起吐血的原因解释了一番："夏热暑盛受邪，多发于阳明。暑为火热之邪，侵犯阳明，激络动血，血必涌吐而出。因阳明属胃，多气多血之腑，血被邪热所迫，必然暴涌而来。是以《黄帝内经》谓'阳明厥逆衄呕血'。"

吴荫堂接着说："不要一见到面色苍白，出血多就思补剂。要仔细观察脉象和证候，其人脉象洪大，烦渴思饮，均表现为内热。"

叶永清听了，赞叹不已，但对用药还有点疑惑，问道："那为什么用鲜白扁豆花呢？"

吴荫堂回答说："暑必挟湿，暑湿伤中，脾胃不和，易致吐逆。白扁豆花有健脾化湿、和中止逆作用，用鲜品有清热生津作用。这样与其他三味药配伍，具有清热止血、生津和中作用。"

为什么古人开方子，寥寥几味药就能去病，因为他们对"本草"的研究很深，对药性把握得很清楚，拿捏得很准确，往往是几味药就解决问题，这是我们后人应该好好学习的地方。

姑夫吴荫堂的形象在少年叶永清心中瞬间更高大了。叶永清瞪大眼睛，认真地听着。

叶永清对姑夫的学识敬佩不已，心想："如果我以后能够像姑夫那样，该多好啊！"

这个想法，像一粒火种播种在叶永清的心里。后来在吴荫堂的指导下，这粒火种发出耀眼的光芒。

后来叶永清行医时也碰到了这样的病例。

长夏时节，溽暑炎蒸，空气中弥漫着热浪，庭院里的树荫都失去了清凉，仿佛一切都要熔化了。有一病人远出方归，忽然吐血盈盆，心烦口渴，发热溺赤，脉数而洪。叶永清诊断后，认为是暑伤阳络而出血。以白虎汤加清热止血药，服药后热退身安，烦渴顿除，血亦遂止。

有人可能会问，为什么不用老师吴荫堂的清暑止血汤？

如果您这么问，说明您不了解中医治病的思路。中医治病的真谛是辨证论治，有不同的证用什么药。那次没有发热、溺赤，而这次是发热、溺赤，里热更重，情况就不同了。虽然是同一种暑热吐血病，但病情有轻重之分，治法当然有所异。

也可以这么说，叶永清不是一个墨守陈规之人。他是用老师的思路，但是在具体的药味上，他会根据疾病的变化、深浅来修改，这是活用的表现。

其实，历代医家们，他们的学问都不是凭空来的，都是通过努力学习，临床上反复锤炼，总结得出的经验。

后来，叶永清把老师治疗暑热吐血病的经验和自己的体会都写在《血证问答》书中，第 60 问：暑伤阳络而出血者，其症状与治疗之法如何？

第 二 章　青 年 时 期

拜师荫堂，得偿夙愿

回回塘村与叶永清家的派堰头村，相隔不过二三里地。回回塘村以四周皆筑有围墙而得名，以吴姓居民为多。相传为防强盗抢劫，吴氏先祖们筑此围墙，皆因取其"围"与"回"同音，衍生出"回回塘"村名。寄寓浮生，心怀长住之意。

村庄四周全封闭，村民出入由东、西、南、北四方共五个车门进出，面朝砚山的叫大车门，村民外出，骑马的、坐轿的都由此门出入；东北方向有二道门，其中一道门通往后山（估计是怕遇到不测时逃往避难之地），村内有一小学操场（当年操场上停满了外地来就诊病人的车马）。整个村落好像是世外桃源，像山寨、像城堡。

说句实在的话，在那风雨飘摇的年代里，这种"围墙"只能防小偷和小股土匪强盗的干扰，遇到稍强点的土匪强盗，甭管你是穷汉还是富翁，都得背起家当往后山上跑。

究竟是何年何月筑围村庄，由于年代久远，已经无法考证，它是目前江南村落比较少见的古建筑风格之一。那斑驳错落的古老印痕，诉说着昔日残阳斜晖的流连，风雨淋漓的眷恋。目前，围墙、车门都已荡然无存，只能让后人感叹它曾经的存在。

吴荫堂的大宅，是祖辈留下的遗产，是一座方方正正、黑瓦白墙的徽派建筑。中间是一个空旷的天井，两旁有对称的厢房，天井外侧有两间房和一个客厅，天井内侧也有两间房和一个客厅。另外还有三间厨房、五间柴房。吴荫堂看病的诊室，就设在大门旁的厢房内，诊室正面刚好面对着大天井，诊室内有一张长条桌，旁边有一箩扁（放诊金用，放多少自愿），室内四周布满了长条形凳子，以方便病人休息。

叶永清开始随师学习，当时只能站在老师座椅后面"侍诊"，还不如现今的实习医生呢。主要熟悉老师的诊病方法，比如如何问诊、望诊、切脉，还要熟悉老师的用药风格。虽然是基础学习，沟通不多，但应该收获颇多，见老师用过的药，心中有数，以后自己就敢用。

三个月以后，叶永清随老师抄方搭脉，自己感觉一下，开始提一些问题了，吴荫堂会认真回答。可以这样说，当叶永清没有能力提问题之前，吴荫堂与他是没有沟通基础的。只有叶永清可以提问题了，他们才会有沟通，吴荫堂再慢慢地讲解。好比能被磁铁吸引的物体，你还得是铁质。

这样的学习才会有效率，老师的讲解就容易理解，一切都从提问题开始，从问题中进步。

这是传统的师带徒模式，是以学生的感触入手，以问题为导向，步步深入，循序渐进。这样教出来的学生，基本功扎实，就不会以书本上的理论代替自己的眼睛。

吴荫堂特重文工修养，教徒特严，既授医理，亦教古文。由于叶永清只念五年私塾，古文根底还是比较浅薄。吴荫堂认为没有古文知识，此业难以立足，更不可能登堂入室。故在诊余或早晚间，督促叶永清学习《古文观止》等古文书籍，以补习他薄弱的古文根基。

第一年，他给叶永清制定了两套学习方法：一是补习古文知识；二是从源到流的学医，先从《黄帝内经》《难经》《本草经》《伤寒杂病》，继而金元四家、明清各家都要细读。重要篇幅要背熟，书背不熟不得临证，书法不好不准开方。并教导叶永清说："读书没有什么诀窍，只有在弄懂书中的内容之后，再反复朗读背诵，才能受用一生。"

吴荫堂先生这话说得太有道理了，世界上根本没有天才，只有持之以恒的努力，才能够最终成才。

还好叶永清在家已打好厚实的功底，不然的话，那么多书要读要背，够他学习的。

学医不易啊，学中医更不易！

有人形容中医"十年读书，十年临证"，方能有成果，确非虚言。

叶永清在接触到吴荫堂的医学思想后，深受震撼，更加认真研习，字字吃住，句句吃透，力争把每个问题都搞清楚。但对有些问题还是一知半解，吴荫堂会引经据典，反复讲解，但叶永清理解似乎还是不深刻。

随着叶永清的临床实践增加，吴荫堂会把自己行医多年的临床诊疗经验上升为理论，结合病情逐一分析，并让叶永清背诵经文对照，使他逐渐领悟其中的含义。从而使叶永清学到的理论，在临床实践中得到验证，把抽象的理论具体化。激发了叶永清学习的主动性和积极性，从而牢牢记住这个知识点，达到了事半功倍的效果。

由此叶永清学医信念倍增，知识点越积越厚，临床思维能力得到很大的提升。

吴荫堂门诊极忙，方圆百里，慕名而来求治者络绎不绝，几乎是户限为穿。"回回塘先生"五个字在病人心中，不仅仅是尊称，更是健康与希望的象征。凡贫穷的人，吴荫堂非但分文不取，甚至相赠药金，深得百姓爱戴。他读书宏博，学术渊深，经验丰富。他以诊脉望色为立方依据，多见奇效。他重视前人珍贵经验，但用古方，又往往师其意，酌情化裁运用，决不拘泥成规。同时，他很注重自己的经验积累，虽然忙，也多详细记录。他长于杂病治疗，尤精血证。如妇女病、疑难杂症、咳血病等当时较难治的病，多能得心应手，功效卓著，故能驰名于当世。

当然，做名医是非常荣光的，但也是非常辛苦的。做名医的学生，也是个苦差事，如没有一定毅力，到时候保不准你会有半途而废的想法。吴荫堂门诊量很大，上午门诊，中午稍午睡片刻，下午继续门诊，傍晚坐轿出诊，有时半夜方能回家，甚至到天亮都有。叶永清也要跟师出诊，靠着两条腿跑路，也是相当辛苦的，还好年轻啊！

这里多插一句，据吴荫堂的女儿吴爱秀回忆说："我父亲白天看病很忙，傍晚还要出诊，他总是不忍心拒绝任何一个求诊的病人。有时轿夫抬轿抬到天亮方能回家，这些病人都是白天预约好的。有时晚上回家睡觉后，迷迷糊糊中感觉好像还坐在轿中摇晃起伏。不过还好，他有一个雷打不动的习惯，中午要休息片刻。"

做医生已经做到这个份上，我们还有什么好说的。他总是把济世救人放在第一位，把"医乃仁术"做到了极致。

答疑解惑，点亮明灯

叶永清把老师的应手常用的经验方都一一记录下来。由于叶永清有一定理论知识，在吴荫堂耳提面命之下，接受尚比较容易。但吴荫堂反复教导他说："医乃仁术，贵乎心专，务宜精益求精，法中求法。抱济世之心，起沉疴之疾，望汝等勉之。"

叶永清回忆说："先师这样说，也是这样做的。他曾治一例反复鼻衄的病患，区区二味药就根治了此疾。"

这个病人流鼻血多年，多处求诊都不能治愈，拖了有好几年了，时好时愈。有时跟别人吃个饭，喝个茶的，一不留神，两个鼻孔的血就自己流了出来，很是尴尬啊。病人觉得这个病越来越严重了，而且脾胃也出现问题，好像有什么东西堵在里面，多方打听，才到吴荫堂处治疗。吴荫堂诊了病人的脉以后，觉得脉象虚小无神，舌、唇色淡白无华。看了前面医生的方子，都是清热解毒、凉血止血的药。难怪病人肚子那么堵，原来脾胃功能彻底被破坏了（中医认为如果不恰当地使用寒凉的药物会伤到脾胃）。

这里要讲一下中医脉诊知识。

什么是虚小无神之脉？人们往往认为虚脉就是脉象无力之意。但虚脉不仅仅就一种脉象，它是和其他脉象相结合的。前人总结出细脉、濡脉、散脉、短脉、微脉、弱脉等均为虚脉范畴。

同时还有脉大而中空、形大而力薄、散大而软、浮大而软等脉象也列为虚脉。如《金匮要略》所言："夫男子平人，脉大为劳，极虚亦为劳。"意思是说，平常没病的男子，这个脉挺大的，一按感到豁然中空的感觉，大而无根（挺大但不禁按），就是劳脉（虚劳病）。别看他现在没有什么毛病，但不可轻视。极虚脉，就是脉象按着一点没有力量，时有

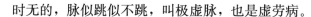

时无的，脉似跳似不跳，叫极虚脉，也是虚劳病。

下面来看看吴荫堂对脉诊的认识。

吴荫堂在《医学初津》"切脉说"中言："脉理最为微妙，说脉愈详，指下愈乱。"他认为，脉诊对初学者来说，不能说得过于繁杂，那么多脉象，你都把它记住，到头来可能还是一头雾水，浑浑茫然，使人感觉有"浮空掠影之谈"。他把错综复杂脉象归纳为八种脉象，然后再把它串联起来，既抓住要领，又能举一反三。

八种脉象，即浮、沉、迟、数、细、大、长、短。然后进行互相之辨，如"浮而数为表热；浮而迟为表寒。沉而数为里热；沉而迟为里寒。又须表里寒热四者中，审其为细，则属于虚；审其为大，则属于实。又须于表里寒热虚实六者之中，审其为短，短为素禀之衰，疗病须兼培其基础；审其为长，知为素禀之盛，攻邪务必绝其根株。此凭脉治病之秘法也。"

这样的学习方法，让人感觉，要言不繁，层次分明，简洁明了。使初习者既容易接受，又便于记忆。如把脉理讲得繁琐啰嗦，面面俱到，反而会让初学者"消化不良"。

吴荫堂在《医学初津》"切脉诗"中对虚脉的表述是："浮而虚甚，散脉靡常。浮而无力，虚脉气伤""沉而细软，弱脉虚寻（主血虚）""细主诸虚、蛛丝其象""细而小沉，弱脉失养""细而小沉，弱脉气殃。细而小浮，濡脉湿长""短主素弱，不由气伤"。也就是说，虚脉当辨气虚、血虚、阴虚、阳虚，还有禀赋不强。

在古代，由于条件的限制，脉诊是诊断疾病主要手段，而这个脉诊又很微妙，初习医者，常把脉诊作为难以攻克的大山。如教他先学 28 种脉象或 32 种脉象，保他一头雾水"心中了了，指下难明"。

吴荫堂阐述脉理，主张由博返约，执简驭繁。他把八种脉象例为大纲，因为在每一种脉象下面都有许多兼脉，然后再把各种脉象贯通起来为目，就形成一个连贯的整体脉诊，这样学脉诊就容易多了。所以，学习脉诊先从简单的分类方法开始，以简驭繁才能够逐步地由简到繁。

有人要问了，书上有二三十种脉象，而《黄帝内经》记载了百余种之多。你说的才八种脉，是否搞错？太简单了吧！

错不了！虽然只有八种脉，却能衍生出很多脉理。对初习者来说，多了繁琐，少了不够。待日后经验丰富了，去学习一下《难经》《脉经》，再反复实践，细心去体会，到那时您就是一个脉诊高手！

话题跑远了，抱歉！我们还是回来，看看吴荫堂是如何治鼻血病吧。

吴荫堂判断这位长期流鼻血的病人，是脾虚气弱才导致"脾不统血"的，因此，开的方子就是温补脾胃的药，明党参一两、炮姜一两，清水同煎取汁代茶。

这个方子，用了几剂以后，病人顿觉神清气爽，流鼻血的现象减少了。

再多服一段时间，病人顽固性鼻衄就痊愈了。当时病人阖家欢庆，对吴荫堂感激得"恩同再造"。

真正的名医，用药并不复杂，简单的几味药就能治好病。

叶永清当时感到疑惑，既没有止血的药，也没有止血的成分，而且按照书本上的理论，肺开窍于鼻（中医术语，肺是呼吸的通道，鼻的通气和嗅觉的功能，主要依赖于肺气的作用。所以肺脏疾病可以从鼻反映出来，而治疗鼻的病变时往往从肺入手），治疗应该从肺脏方面来考虑，怎么去治脾呢？

吴荫堂解释道："鼻窍通于肺，而鼻衄与肺自然有关。然鼻为中土属脾（鼻头的部位主脾，鼻头的两侧鼻翼主胃），脾为统血之脏。凡诸血证无不与脾有关，而鼻衄岂有不同之理。况乎久流之鼻衄，安能不损及于脾，若欲使能统血，必得脾之健运，而后才能有统摄之机，故以明党参补脾而统血，炮姜温中而守血，使卑监之脾，得以匡扶，俾失统之血，以冀宁谧。"

叶永清把老师的经验记录在《血证问答》书中，第37问：鼻血服凉药，而病反剧者，其故安在。并在书中赞曰："此方何以不用潞党参，而用明党参，以明党参补脾之功胜于潞党参。先师处方用药之灵，独有心得。"

叶永清见习抄方一段时间后，就转入门诊实习。初诊病人经叶永清看过以后，向吴荫堂汇报病情，再说明理法方药，说对了就让开方子，然后再由吴荫堂把脉察舌审核。如病症不符合，不让开方，吴荫堂再给讲解病理。

此时的叶永清只有常规的治病医术，尚不懂得更深的医道是什么。因此，很容易只看到一个局部，缺少宏观的视野和整体思维。

有一次，叶永清初诊遇一例痰饮咳喘病病人。病人喘咳胸痞，痰饮清稀而量多，不得平卧，舌苔白滑，脉滑，稍恶寒。叶永清诊断为外感风寒，内停痰饮，认为是小青龙汤证（中医经典的处方，称为汤证。这是中医里的一个术语，就是以汤头对应的症候，来辨证施治的治疗方法。以《伤寒杂病论》的汤证为多），乃执案报于吴荫堂审核。

吴荫堂察舌按脉后，说："虽微恶寒，然未见发热，头身疼痛症，此乃表证不显。咳痰清稀，嗳吐痰涎，中阳已虚，内饮停于胸胁，故胸痞喘急。此症当以小半夏合苓桂术甘汤为宜。"

果然，投小半夏汤合苓桂术甘汤加减，数剂咳逆平。

随后，吴荫堂又向叶永清讲解了，治疗痰饮喘咳病的几个要点：

"痰饮喘促宜分内外虚实。内饮宜服小半夏汤，外感宜用小青龙汤。气阻实痰，支饮阻膈气逆，呼吸不利，宜用葶苈大枣泻肺汤；肺部实胀，气盛痰壅，目眩，脉浮大者，宜越婢加半夏汤。脾虚不运，宜六君子汤；肾气上奔，宜真武汤。呼坚苓桂术甘汤；吸短金匮肾气丸。"

叶永清深深体会到老师的谆谆教诲，确为经验之谈。

如此师徒问答，每天都在进行着。有时在诊余空闲或在傍晚，有时面对着诊病的病人。

自师从吴荫堂接触到"回回塘医学"，叶永清就被深深吸引，简直可以称得上是顶礼膜拜了。

叶永清日后能成为浙派中医中的佼佼者，除了祖传医学外，还有一个重要的原因，就是他把吴荫堂当成了自己追求和奋斗的目标。

各位一定会认为吴荫堂医术那么高，他的医学经验早就广为流传了。其实，吴荫堂的医学经验流传并不广，由于他一生尘视名利，忙于诊务，每日求诊者盈门，唯孜孜不懈地治病，故无暇著述，只留下了很多宝贵的医案。而他的几个学生，像吴士元、叶永清、叶建寅等人，虽然他们医学水平都很高，但是行事非常低调，面对名利，毫不在乎，这是他们高尚品德之一。

现今对很多百姓来说，吴荫堂这个名字觉得很陌生。但如果要提及兰溪清末民国初的医学史，他却是一个绕不过的人物，他创立的"血证医派"，放在浙江乃至全国都是麟角凤毛。如今，他的医学经验，就像封冻的冰山蛰伏，还等着大家去开发研究呢。

值得欣慰的是，最近几年来，政府部门高度重视和大力支持中医药事业发展，吴荫堂的名字才开始被中医界人士和相关部门所熟知。

随着挖掘中医药文化资源进一步深入，相信吴荫堂医学经验在不久的将来能被更多的人知道，造福更多的人。

珍贵的友谊

在"回回塘医学"的环境里，叶永清心情相当愉快，这也使他乐意接纳姑夫的教育。当时亲友们私底下也跟叶永清聊过，派堰头医学在本地也是屈指可数的，为什么还要拜学"回回塘医学"。叶永清心里明白，自家祖传医学虽然深厚（治外感病见长），而吴荫堂治疗杂病很有一套，尤其治疗血证乃是一绝。在他尚未成年时，父亲在当地声誉极高，病家称他为"派堰头先生"，父亲常常教诲他："医学是无止境的，要多向智者学习，技多不压身，总会有用的。"

吴荫堂是当时本地的儒医大家，药海墨林，文史哲理，无所不晓，无所不精。特别对当时的世界性难题（肺结核病）有相当的研究，还精通内、妇、儿科。他自号"补阙山人"（补阙意为弥补缺陷或空缺），绝不是一句溢美之词，而是一种行动，一种境界。

叶父（叶宝珍）敬佩吴荫堂的医学，极力鼓励儿子拜吴荫堂为师。真是了不起的父亲啊，要是一般人，断然做不出这样的决定，叶家医学又不差，叶氏家族世代行医，在本地声誉也是极高的。更有意思的，叶宝珍后来又让三儿子叶建寅执弟子礼，前去拜吴荫堂为师（叶建寅后来也成为浙派名医，关于叶建寅，等讲到以后的传记故事时笔者再详细展开），由此可以看出叶氏家族是个好学的家族。

旧时的中医同道，"同行是冤家""同行必妒"，只怕抢饭碗，即便是至亲好友，可以放歌纵酒，可以品茗阔谈，就是不能讲医道，有点像"鸡犬之声相闻，老死不相往来"。当然更不可能有学术经验上的交流。不像现今的学术经验交流，纷至沓来，新旧社会走的是不同路啊！

也正因父亲的教诲，且随姑夫学医的感受，使他内心完全跟着朴素的感觉走。学艺当然要向当世的顶级高手学习，以达到最高境界。

传学问，这是一件非常不容易的，如遇不到一个不同寻常的学生，你的学问，有可能成为"空谷绝唱"，学术断了，这个流派就会消失。叶永清不负师望，很好地继承叶、吴两家医术之长，培养了一批中医栋梁之才，如他的长子叶德铭，曾任浙江中医学院教授、中医基础教研室主任、硕士生导师、《张山雷医案》主编，对时病、内伤杂病有相当高的造诣。

吴荫堂没有看错人，叶永清很重义气，他与吴荫堂的子女都是好朋友、好兄弟，这种友谊一直延续到了下一代。如吴荫堂的孙子吴启祥还跟叶永清学医、吴荫堂孙女吴素云拜叶永清为师并成他的儿媳。

这是一种令人羡慕的友谊，真正的友谊，是经得起考验的，是放在心里的。当对方遇到困难时，随时向对方伸出援助之手。而往往有些虚情假意的朋友，那是不真正的友谊，或许只是图个热闹，或者你还有利用的价值。如果有一天你没有价值了，那就是人走茶凉了。

而叶吴两家的友谊故事，让人何时读起都会有一种心情畅快的感觉。不知道友谊为什么有如此大的魅力，当时光渐渐流逝，有些人已离开，而在的人还会想念他们。当他们都不在了，后世的人却仍然能够感受到他们的温暖。

虽然，时光在忙碌中溜走，岁月在奔波中依旧。而医道和情谊，就是以这种形式传承。

真的是，岁月留不住虚幻的拥有，时间带不走真正的友情。

老师的秘密

叶永清师从吴荫堂学习中医学，算是找对了老师。吴荫堂学识渊博，医术高超，尤其在血证方面，继承了"唐容川血证"的精髓。硬是把这"谈痨色变"的瘟疫，整得服帖。一点都不夸张地说，即便是很多名人，他们的人生曾充满辉煌，但最后因为这个"痨病"折腾得非常凄惨。

当时，几乎没办法治疗，一人得病，往往拖累全家，相互传染。那些被"命中"的病人，毫无反击之力，只能束手就擒，任疾病摆布。然后在几年时间内，生命被一点一点地蚕食。

"咳、咳、咳"，然后满口鲜血，是当时这类病人的常态。

说句实在话，吴荫堂如果没有患"痨病"，他也不会去研究它；没有亲身经历，也不知这个病有多可怕；没有亲自感受治疗的过程，不可能有对此病的治疗心得，也不可能那么早行医。

在未患痨病之前，吴荫堂已考中秀才。如果一路顺利，这位未来的名医很可能会进入仕途。也许老天觉得本地更需良医，特别是像吴荫堂这样能解读"世界性难题"的名医，于是阻断了他的仕途之路——在尘世的眼光看来，吴荫堂是因病而学医的。

如果老天再给吴荫堂一次选择的机会，假如他没有患痨病的话，他还会学医吗？

对于当时大多数读书人来讲，科举仍是首选的道路。若科举顺利，他或许会搭上科举的末班车，也可能成为大清王朝倾塌的"招魂使"。很难想象，如果这是条通途，他是否仍会入医林。

笔者认为，假如他不生痨病，仍会如此选择从医，因为当时的局势，行医是他必经之路。

清末，清朝帝制已苟延残喘，大洋彼岸的列强像嗜血的狂魔，窥视着颤巍巍的中华大地。结果是，只能屈辱求和跟列强签订一个个不平等条约。尽管如此，迷醉的人仍在迷醉，狂欢的人仍在狂欢，吏治的日益腐败，贪墨之风盛炽，卖官鬻爵，纲纪废弛，官员昏庸不思作为。

真是"江山飘摇，于何处归"。而书生意气，壮志满怀，终究只是茫然的喟叹。

或许是这样，世道纷乱，时光的流逝，岁月的叠加，会无形中化为灯盏，被时光点燃，亮在命运的前方。那是他人生沉淀后的医门之地吧。

代诊的考验

裘葛更易，春去春又回，不觉之中，叶永清在姑夫家学医已近三个春秋。吴荫堂不但教他医学，还授读儒学，以充分培养他的综合能力。叶永清更是在姑夫的督促下，潜心攻读，刻苦钻研，他常常手不释卷，如醉如痴。把吴荫堂的经验和书本上获得的知识相互印证，在实践中去感悟，在观摩中成长。

这说明叶永清当时完全进入了一种境界，一种完全融入了中医药学的境界。

学习态度决定学习成效，这里面没有任何神秘的地方，就是一个道理，勤学苦练，囊萤映雪。

由于应接不暇的门诊、出诊，吴荫堂因劳累病倒了。当时国腐民穷，传染病流行，门诊量很大。从不轻易放手让叶永清单独门诊的吴荫堂，抱病期间，他抽查了叶永清多例脉案，经过认真复核，"考核"合格，最后满意地说，"你可以治病救人了"，然后放心养病。

初出茅庐的叶永清代替老师单独门诊，这一时期的锻炼为日后单独门诊打下了良好的基础。

笔者猜测，叶永清当时一定是很紧张的，首次单独门诊，而且病人又多，不管是谁都紧张。叶永清忆及当时的情境："假托老师的声誉，求治者甚多，初时往往缺乏定见，以致认证不准、方药失当者有之，迟疑不决、贻误病机者有之，反正教训很多。但收获是巨大的，明白了自己的不足之处。"

例如，有一次出诊，病人是晚期肺结核已临垂危，咽哑失音，中医术语为"金破不鸣"。起初，叶永清开了一些补肺肾纳气之药，但再仔细一琢磨，还是有点不对劲儿，当时又没人给他指导，憋得很难受。心想，对没把握的疾病，绝不能勉强治疗，以免耽搁人家。于是，赶紧先让病人停药，或另请高明。

病人家属一听，也知道这个病的严重性，于是忙求叶永清死马当活马医，勉强给开个方子吧，看看能否给挽回。

这样，叶永清还是给开了方子，并在医案上嘱咐："药饵不易治也，如不见应，另请有道者酌之。"

结果三天后，病人根本没有任何好转的迹象，叶永清叹曰："我已尽力了。"

后来，这一例病案，叶永清专门请教了老师，吴荫堂也认为咳血证发展到阴阳两损阶段"肺痿肾惫，未易奏绩也"。

叶永清是个非常谨慎的年轻人，凡是日间疑似难辨、立法处方无把握的，他会在晚间研读有关书籍，来寻求支持诊断的证据。尤其阅读名家医案，如喻嘉言《寓意草》《柳选四家医案》《临证指南医案》等，以提高辨证分析能力，从前贤验案中得到启发。遇危急重症，自己无法决断时，他会向病榻上的老师请教。在实践中不断总结，循序渐进，逐步掌握一般疾病发展、转化、预后及诊治的基本规律。

老师的赞赏

一周后吴荫堂病愈看诊。在叶永清代诊的病案中，有一例病案受到了吴荫堂大加赞赏："知变通了，非常好。"

是什么样的病案让吴荫堂那么高兴呢？

原来，在吴荫堂未患病之前，一李姓病人，初诊是吴荫堂看的。吴荫堂病后，叶永清接看二诊、三诊。吴荫堂对叶永清复诊的脉案辨证，给予了夸奖。

让我们一起来看一下能受到吴荫堂夸奖的脉案。

这个姓李的男子，估计是农村的。这一年春天，大家都开始干农活了。在农村呆过的人都知道，一年中最多的农活也在春季。春天一来，水田开始蓄水，为早稻插秧做准备，插秧是最苦的活，一直要弯着腰，还要保证秧苗间距离和直线。过后还要施肥，那时候没有化肥，农民总会挑上几担粪水洒在自家田里。有句农谚讲："过了惊蛰节，春耕不能歇。"这位李兄大概干活太劳累了，结果开始咳嗽，初期不当一回事，他又是个急性子，非得要把农事忙完。

以前的人，由于受经济条件和医疗条件的限制，有点小毛病一般都硬挺着，不到严重时多不求医。不像现代人，有病没病都要到医院内外检查一番。结果这位李兄咳嗽一直拖到夏天，出现了潮热咯血的症状。

这下李兄开始慌了，再挺下去，可要出人命的。最后，旁人提醒了他，去找回回塘先生治吧，这位秀才医生治疗血证那是一绝，外地人都赶过来看病，你还不去试试。

吴荫堂一诊脉象，眉头微微一皱。

什么情况？不是刚刚患咯血嘛，虽然咳嗽时间长了点。

原来，咯血、吐血的病人最忌阳脉。李姓病人是弦搏的脉象，通俗一点讲，就是脉搏跳动很有力，中医认为身体内有内热，容易再次出血。历代医家们总结出一条经验，"失血之症，阳脉为忌"。

吴荫堂连忙问："还有什么地方不舒服啊?"

这位老兄一边咳嗽一边咯血地说："早晨起来一阵发凉，随后全身一阵一阵烘热，整个人懒洋洋的。"

吴荫堂点点头，诊脉察舌后，即书写下脉案：春间发咳，淹缠至今。暑令又经咯血，晨起梢洒，旋即潮烘。脉左弦濡，右稍搏指。禀赋躁急，木火有余，痨病之萌，根植已久，姑拟两和气液。药物是：北沙参、生扁斛、生牡蛎、女贞子、紫菀、知母、珍珠母、生龟板、生白芍、云神、罂粟壳、泽泻、雪羹汤煎药。

什么是雪羹汤？大家可能比较陌生，我们来了解一下这个古方的妙用。

雪羹汤是由漂淡的海蜇、鲜荸荠组成。是一个经典的方子，最早出自王晋三的《绛雪园古方选》，后世温病学家叶天士、王孟英对此方推崇备至。应用于肝经热厥，肺经痰热，同时还有行瘀化积，开胃润肠的作用，但目前药房多不采购，故临床上常被人忽视，甚为可惜。

一周后，病人来复诊，吴荫堂已生病，叶永清接诊。病人心里虽然不舒服，但一想老师让学生来顶班，这个学生肯定不差。有药吃总比没药吃强，硬挺也不是个办法，以前就是吃这个硬挺的亏，搞得现在这么狼狈。

叶永清诊其脉已经缓和，不像上次那么搏指，并问："吃药后什么感觉啊？"

病人气咽声丝地说："咳嗽、咳血、烘热都好些，就是稍动就气急，一点精神都没，胃口也不开。"

面对年轻的学徒医生，病人特意问道："按原来的方服吧？"

叶永清耐心地解释："别着急，让我来分析给你听，上一次你的虚火很重，我师父已把你的虚火降下来了。但气虚本质就显露出来了，所以这一次要加补气药。"

病人和家属却不这么想，他们认为叶永清分析虽有道理，但他们顾虑补气会助火。因为他有过吃补药痛苦的经历。有一次，他先是有点儿像感冒，然后精神不振，身体感觉沉重，请了医生喝了药，好几天都不见好转，家里人开始怀疑，是不是身体亏了，便催促在药里加了人参、黄芪等补药。有一医生说："千万不能补啊。"

可是家里人死活不听，非补不可，并说："有钱人家，人参还当茶喝呢。"结果呢？这位李兄当天晚上就流鼻血，牙龈肿痛了好几天，还有发热胸闷的症状。还好第二天猛灌了好几碗萝卜汁，才有所缓解。

是啊，人参、黄芪补气不假，但也得分个时候啊，怎么能乱补一通呢！它们绝不是"有病能治病，无病能强身"的那种。中医用人参类补气是很讲究的，当病人有风寒暑湿、痰火郁结时，千万不能使用。反之，你给了人参之类，那就会邪气给补住，使疾病缠绵难愈，有的时候会起反作用。如真正是体虚的，应配伍其他药物共同使用，但一味蛮补是肯定错的。

真的是验证了那一句话，误补人参成毒药，对症砒霜是良剂啊！

所以，一听到叶永清说要补气，全家人神经马上就紧张起来，别不会，又像上次那样重蹈覆辙吧，我们可是吃过苦头的。

在慎重的思考后，叶永清还是坚持加补气药，说："你现在是气阴两伤，脾胃功能那么弱，如单纯服药性滞腻的药，你的脾胃功能会更差，人要垮掉的。"

但是，不管叶永清怎么反对，病人家属坚持要服原方，并说："现在感觉热象还没全清呢。"

叶永清一听，哭笑不得，"好嘛，我嘴巴都讲干了，全都跟你们白讲了。"但他还是耐心地解释，对他们说："这个脾胃功能垮了，药物和营养都不能吸收，麻烦就大了。"

就在叶永清与病人争持不下时，吴荫堂在家人的搀扶下，从内室走出。

吴荫堂问明了情况，观察了病人脉舌后，肯定了叶永清的辨证思路。

于是，叶永清在老师和病人的注目之下，开出了方子：气阴两伤，咳嗽失血。或时寒洒，形瘦神疲。但太阴受气阳明，谷气充盛，斯汁化日多，而肺气受益不少。仍拟气阴两治。药物是：潞党参、盐水炒绵芪、旱莲草、百合、炙冬花、云茯神、珍珠母、生白芍、冬青子、海蜇皮、罂粟壳、荸荠。

叶永清开好脉案后，十分虔敬地请老师审核。

吴荫堂拖着疲倦身子，眼眸中露出一丝笑容，欣慰地说："你可以出师了，可以单独门诊了。"

吴荫堂病愈后，叶永清又跟了吴荫堂半年多，满三年后出师了。

第三章　派堰头时期

新婚燕尔

1925 年，叶永清告别了老师和师母，回到老家派堰头村。

这时的叶永清，已是风华正茂的小青年。几分俊逸，几分风雅，还有几分与年龄不相符的稳重，此时的他就是这般模样，已成长为一个豪放稳重的年轻人了。

19 岁，正是青春的花儿绽放的年月，也是人生的大好时光。叶永清父母见儿子学艺出师，为儿子张罗了一门亲事，女方是诸葛乡长乐村金姓大户人家的金丽梅，与叶永清同岁。

例行婚礼程序后，两位新人对视了一眼，彼此都从对方眼神里感觉到一种牵挂，一种相互为命的亲情。亲情是世上没有什么东西可以代替的，亲情在，人生尚有来处。他们彼此都成了对方的来处。

亲情不因距离而疏远，不因久别而淡漠，相反，分开得越久，相思得越浓。

新婚的甜蜜和金丽梅的温柔，没有阻挡叶永清追寻梦想的脚步。叶永清决定把学到的知识，在自家的诊室一显身手，也可以减轻父亲繁重的门诊量。他受父亲的"恩"很多，早年的医学启蒙教育，是父亲亲授的；他对中医学的信仰，与父亲有很大的关系；没有父亲的勉力支持，他的医学之梦圆不了。现在是报答父亲的时候了。

受邀赴龙游行医

不料，在家没住几天，父亲把他叫进书房，非常郑重地跟他说："我决定让你到龙游去坐诊一段时间，药店掌柜已经来催好几次了。"

你们瞧瞧，世上哪有这样的父亲，儿子刚满师回家，新婚没多久，就往外推。好比自家开工厂的，儿子学校刚毕业，马上就叫他去广州打工，不管是谁都想不通啊！

叶父（叶宝珍）是个开明的父亲，对子女教育、培养很有一套。当时他肯定是这样想的，如都像母亲抱着孩子走路，不让下地，在课堂上天天灌，日日填，那这个孩子就会安于现状，缺乏独立思考和自学的能力；总是先生在讲，学生在记，独立思考和开动脑筋就会少，以后脱离老师被迫独立看病，就会显得手足无措。只有让他去经历一些风雨，体验一些初临门诊时的酸甜苦辣，那么他一定会珍惜经历过的感受。

那么叶永清当时是怎样想的呢？

实际上，叶永清渐渐长大后，明白了许多事情，自己虽然继承了吴、叶两家医学，如不到实践中去验证，即便学到了最高深的医技，也是纸上谈兵。他更不愿将自己拘囿在斗室里听风看雨。

当听到父亲要让他到龙游坐堂行医时，他毫不犹豫地答应了。

设想一下，如叶永清在本地行医，他完全可以借托两位名师的余荫，诊务也会很忙。但他有强烈的普通医生意识，不愿意借用"名师"来为自己在社会上的声望增加砝码。

多懂事的孩子，还有多开明的父亲啊！

"建邦，你不是开玩笑吧！自家诊室父亲一个人都忙不过来，你不在家帮忙还要出去行医，这是为何啊？"金丽梅不解地问。

"这是阿爸的意思，主要想让我出去闯闯，锻炼锻炼。"叶永清说。

"你要去那么远的地方，到那里吃住怎么办啊？我真不放心，要不我跟你去，帮你洗衣烧饭。"金丽梅关心地说。

"你放心！药店掌柜一切都帮我安排好了，包吃包住。你在家帮我孝敬阿爸阿妈，照顾弟妹怎样？"叶永清说。

金丽梅低着头揉着衣角，很不舍地应了一声"嗯"。

母亲一听儿子又要出远门，一直唠叨个没完，叮嘱道："在那里不习惯早点回来。"

金丽梅看见丈夫远行的脚步，心里万般不舍，有一种难以言表的心情。但为丈夫的事业，她要抛开儿女情长，用柔嫩的臂膀给丈夫的力量，为丈夫解除后顾之忧，孝敬公婆，替丈夫多尽一份责任。

多么贤惠、善良、宽容的妻子啊，这是位极具中国传统美德的妇女。

"放养"与"圈养"

为什么叶氏家传中医成才比例高，可能与"放养"式教育有关。

"放养"式教育，是指父母适度放手，给孩子营造一种宽松成长的环境，适当地为孩子创造接触自然、社会的机会，让孩子早一点了解社会，激发孩子探索的自主性，有利于其独立性的培养。当然，过度的"放养"，也可能会成为人人厌恶的"熊孩子"，调皮、没教养、没规矩成了他们身上的特有标签。

各位顺便想想，现在有些父母是怎样"圈养"子女的。

有的父母，把子女从小就捧在手心里，全程保驾护航，为他们精心规划人生，上什么辅导班、读什么样课外书。子女像一架机器一样，在父母设定的轨道上运转。长此以往，孩子对父母很有依赖性，肯定会缺少独立思考、独立做事的能力。

实际上，"圈养"和"放养"两者结合的方式才是比较好的教育方式。"圈养"，能使孩子懂规矩，在家长、老师的谆谆教导下，孩子能更顺利地适应社会规则；"放养"，会让孩子更自由，在他的不断探索中，行为处事都变得更加独立。

那为什么以前的孩子以"放养"为多呢？套用一句小品的台词："为

什么差距那么大呢?"

因为,以前的条件没现在好,父母起早贪黑都不一定过得好,没有太多时间精力照顾小孩,想不"放养"都难。现在生活水平提高了,父母愿意花时间精力培养孩子,教育孩子。其实只有被过分"放养"过的人,明白自己心里缺失的东西,所以不想让自己的孩子走自己的路,和自己心里那份难过与创伤!

实际上过分"圈养"、过分"放养"都不是好方法。要做到圈中有放、放养不放纵。任何有天赋的孩子,都离不开父母的培养,放的是孩子的思维,养的是孩子的习惯!就是您如何去把握这个"圈"与"放"的度。

叶父宝珍将"圈养"教育和"放养"教育二者结合,相得益彰,堪称典范。

不多说了,这个问题还是让教育家去研究吧。我们还是继续关注叶永清赴龙游行医吧。

创业期的酸甜苦辣

异乡行医,与从前所有的模式告别。年轻的叶永清,还有很长的路要走,还有许多明的暗的故事,等着他走过去。

药店方掌柜是叶永清父亲的好友,在叶永清跟吴荫堂学医之时,方掌柜心中就打过小算盘,有朝一日能挖到浙西两名医的学生到药店坐诊,生意肯定兴隆。

方掌柜的这家药店在龙游开设时间较长,是一家颇有名望的药店。长期以来,药店也有中医坐诊,但生意总是不温不火。方掌柜发现到本店来抓药的方子,大多是兰溪回回塘、派堰头两位名医的方子。这说明龙游的病人,大多数到兰溪西乡两大名医处看病。

方掌柜暗思:"我没有能力请得动两大名医到我这里坐诊,不妨打打他们的学生主意。"于是就有叶父动员儿子到龙游行医的一幕。

叶永清初次到异乡行医，人地两生，加上年轻，很多人对叶永清的医术似信非信，或者不屑一顾。

方掌柜认为是自己的失误，人家叶永清虽然是家学渊源，师从名医。但龙游本地人不知道啊，我应该介绍介绍。

于是，在药店门外及主要路口贴满广告：兹有兰溪回回塘先生和派堰头先生的高徒莅临我店坐诊，冀望各位病友转告。

看来，医疗广告不是现代人的专利，以前的人也这样操作的。

通过方掌柜的宣传，人们对叶永清的医术疑信参半。信的是浙西两名医的传人，疑的是太年轻了吧！

有一天，叶永清找方掌柜有点事，刚迈进方掌柜的门，就听到方掌柜的女儿秀珍在埋怨父亲："爸，叶医生太年轻了点，广告宣传也做了，您看还是老样子。"

方掌柜朝门口一望，叶永清刚好走进，他面露尴尬之色，走到叶永清面前："刚才小女多有失礼之处，还望不介。"

叶永清："的确是如此，让你们失望了。"

"慢慢来，不急。"方掌柜安慰道。

方掌柜说完，扭头朝女儿道："秀珍，你过来！"

方秀珍一听，知道自己说错了话，但装着受委屈样，撅着小嘴，一脸心有不甘地走到父亲身边。

"马上给叶医生道歉！"方掌柜一脸严肃厉声喝道。

"我……"方秀珍被父亲大声一喝，从未受到父亲严厉指责的她立即红了眼眶。

"你什么你？说错话就应该向人家道歉！"

"算了，一点小事。方姑娘说得没错，是我没做好。"叶永清连忙打圆场地说。

叶永清没料到方掌柜会当着他面如此喝斥女儿，看到方秀珍可怜兮兮的模样，叶永清心里难过至极。

方秀珍从来没有见到过父亲对自己那么严厉，感到问题确实严重了，心头一酸，结结巴巴地说："叶医生我……"

叶永清一脸尴尬连忙摆手："不用了，不用了。"

方掌柜见叶永清如此，便说："叶医生不要放心里去。"

通过方掌柜的宣传，病人听说叶永清是兰溪回回塘、派堰头医派的传人，逐渐打消了因其年轻而不敢让他诊断的疑虑，以虔诚之心坐到了叶永清诊台前。

方掌柜没看错人，原本生意冷清的药店，自从叶永清坐诊以来，生意日见兴隆。

杏林新手治痼疾

有一天来了一位病人，患头晕耳鸣耳闭两年余，屡经治疗不愈。叶永清诊视良久，询问其发病经过。病人细述："两年前患感冒，有一个医生认为是风热感冒，服了辛凉解表没有效果，后来换个医生认为是风寒感冒，服了辛温解表也没有效果，而且还有双耳闭塞感。又更换了医生，认为肝肾不足，又服补益肝肾的药，双耳闭塞耳鸣更严重。这两年多处治疗，总是没什么效果。"

叶永清一看前医处方，敢情他们也不辨证施治了，对"肾开窍于耳"的药物几乎都用了个遍（中医认为肾气通于耳），一看便是个死读书的医生，不知变通的庸手。

叶永清于是开出了益气聪明汤合小柴胡汤，令服三剂。

三剂后病人自感体内有一股气体慢慢上升于双耳，顿觉头清耳聪，原方再服三剂而愈。

嘿！这医生，嘴巴虽然没胡子，还是有两下子嘛！

病人很开心，没有想到苦闷两年多的痼疾，被这个小郎中给治好。但还是很疑惑地问叶永清："为什么体内有股气往上冲的感觉？"

叶永清回答："初期外感失辨，一会儿凉药，一会儿热药，体内气机失调，外邪内陷不出，而导致清阳不升，浊气不降，气血不能濡养耳窍了，所以头昏耳鸣耳闭失聪。我这个药是升阳透邪的，所以您服后好像有气往上升的感觉。"

哦，原来是这么一回事啊！

病人虽然没有听懂叶永清分析的医理，但还是不住地点头，好像也懂得医理似的。

由于初出茅庐之人，能够治愈前辈久治未愈之杂证，病家及龙游乡人都为之赞赏。

叶永清上路了，像是完成一份家族责任的交接。很快，叶永清在龙游名声越来越大，很多病人都来找他看病。

不料，在龙游将近年余时，家里寄来急信，书信上大致写道：父亲病重，诊室无人主持，速回家代替父亲接诊。

无奈，叶永清只能告别了他一生中记忆最深刻的龙游行医经历。

受过小叶医生恩惠的乡亲，听说小叶医生要回家乡的消息后，从十里八乡纷纷赶来，向这位小郎中表示感谢和敬意。

是啊，这世上有许多往事，许多美好的回忆，都经不住时光的洗磨，只能锁进时光的宝盒，成为人生的一段插曲。但这段难忘的经历，触发了叶永清医学求真的态度，逐步走向中医学的深处，最终成长为浙派中医的佼佼者。

承担家庭责任

1928 年，叶永清匆忙地赶到家中，一进家门，他急步走进内堂，只见父亲躺在床上锦帐低垂，咳喘气急，痰中伴有血丝，房中一瓦罐药，正煮得"扑扑扑"地冒着热水。叶永清当时就懵了，难道是"肺痨病"？

肺痨病传染性很强，特别做医生的，一天到晚都是在接触病人，很容易被传染，加上叶父宝珍喜欢抽几口旱烟，所以得病率很高。

叶永清急问："阿爸，您咳血病几天了？"

"十来天了。"叶宝珍回答说。

"请我师父看过没？"叶永清关心地问。

"前天来看过，他说得肺痨病了，让我停诊休息，以免传染给他人。"

叶宝珍无奈地说。

叶永清一听师父来看过，悬着的一颗心放下了好多。再一看诊室内仍有病人在候诊，也不顾舟车劳顿马上坐在诊桌前看病。

吴荫堂不愧是血证高手，叶宝珍的肺痨病在他的治疗下，八个月后痊愈。

这个家庭，父亲是棵参天大树，瞬间便换了棵"树"，叶永清要挑起家庭的重担。父亲患病需要休养，大妹18岁待嫁，二弟叶永森15岁，三弟叶建寅8岁，四弟叶永寿4岁，五弟叶永东还没出生（后来考上清华大学）。

叶永清的大儿子叶德铭也刚刚出生，这里也顺便介绍一下这位未来的中医才子。

叶德铭出生于1928年3月。早年跟随祖父叶宝珍习医，后随父亲叶永清临诊，熟读中医四大经典及后世诸家学理，打下了扎实的中医理论基础。弱冠即悬壶济世，在当地有"小派堰头先生"之称。

1956年，参加浙江中医学院进修，由于学习成绩优秀，被留校任教。主讲《金匮要略》，并于1959年派往南京中医学院师资研究班学习。曾先后任《金匮要略》教研室主任、《浙江中医学院学报》主编等职。其间由讲师晋升副教授，1988年晋升为教授，并担任硕士生导师。

叶德铭长期致力于中医经典学科的教研，在教学中积累了一定的教学经验，启发与开导学生，面授课讲得丰富生动，使他们步入中医堂奥。更以实践所得的经验启迪中医后学，提掖一代新的名医成长。例如浙江省名中医、浙江省中医院院长高祥福，浙江理工大学心理系教授、教育学博士、吴士元的外孙侯公林先生，等等，均拜其门下。

叶德铭在临床实践上，继承了叶宝珍、叶永清的治疗经验。尤为擅长治疗外感病，治疗疑难杂症颇具特色。晚年致力于古籍整编工作，主编了《张山雷医集》一书，为挖掘继承张山雷学术思想竭尽全力。

家乡大展身手

此时的叶永清，已经是学验俱丰了，家乡人听闻他回到故里，接父亲的班，都大喜过望，原本以为叶氏诊室要停诊一段时间，看来是多虑了。叶永清凭着过硬的学识，开始大展身手。

这不，病家来请了，有位姓傅的老人，他家的儿子患了寒热病，请了好几个医生都说是伤寒病（这里需要说明的是，不是现代医学的伤寒。以前的老百姓有模糊的医学概念，总把一切外感病，称之为伤寒病。实际上也对，《难经》载："伤寒有五，有中风，有伤寒，有湿温，有热病，有温病。"难怪，叶氏家传中医，民间称为伤寒派）。但服药后没效果，近日反而严重起来，一天到晚只知睡觉，不吃也不拉。

以前的病家请医生出诊，为了表示尊重，都要抬着轿子来请。年轻叶永清还是第一次坐轿出诊，他坐在轿子里极不自在（傅老者跟着后面走，而年轻的他坐在轿中），当时他坐也不是，躺着也不是，他马上叫了一声："停。"

傅姓老者急忙问道："先生有什么事？"

"老伯，还是您坐轿子吧，我不太习惯。"叶永清嘴角边挂着几分尴尬地说。

傅老者连忙摆手："别，别，哪有请先生的人坐轿子，而让先生走路的。"并强按着叶永清坐在轿中，叶永清这一路坐得如坐针毡。

这次坐轿出诊的经历，给叶永清留下极其深刻的印象，后来他给自己定了条规定，出诊不坐轿子，除非很疲劳时方可坐轿。

叶永清走进病家，一诊脉，也倒吸一口冷气，好家伙，这是个危重症啊。

为什么叶永清有如此的判断？

因为这位病人患湿温病十余天，几经失治误治，邪热已内陷，湿浊已蒙蔽心包。出现了不食，不语，不便，表情淡漠，神呆意识模糊，时清时昧，甚至可见嗜睡如昏，但呼之能应，舌苔垢腻，脉沉弦。

叶永清当时按湿热之邪内陷，痰浊蒙蔽清窍，阻滞气机论治，投以菖蒲郁金汤合茯苓皮汤，至宝丹先用温开水化服。

服药一小时后，病人即闭目沉睡，呼之不应，家属们慌了，哭哭啼啼地问："叶医生这是咋回事啊？"

"别慌，让我先诊诊脉，"叶永清诊其脉象稍起，说："没事，药性已至，让他睡一会儿。"

病人睡了几个小时后，突然坐了起来，大呼肚子饿了，这下家属们更慌了，以为是"回光返照"。大家疑惧稍定后，给了一碗稀饭，吃完后他又呼呼大睡了。这时，大家才长长地松了一口气，由惧转喜。

第二天，叶永清再被邀出诊，一看诸症大好，遂以茯苓皮汤加减治之。一周余，此病人神清气爽，其病若失。

高手，实在是高手，别看叶永清年纪轻轻，其实诊病老成着呢！

当时叶永清在本地，已有一点声望，但有的人对年轻的他，总有点狐疑。这不，他在兰溪诸葛乡碰到了一件让他很"尴尬"的事。

兰溪诸葛乡，有一药商，夫人怀孕期间身体极其虚弱，病歪歪的颇有子痨之兆（中医的痨病范围很广，凡是一切虚损的病情均称之为痨症，如产后虚损叫月子痨，产前叫子痨，月经期叫月痨或干血痨等）。

药商夫人好不容易生下儿子，身体就垮掉了。一周后开始发烧。请了有名的妇科医生来治疗，该妇科医生一看，是产后血虚发热，用了当归养血汤治疗。不料，服药后病情加剧，举家惶恐。

看来这位医生是个死读书人，只知道产前宜清，产后宜温补，并振振有词地说："古医书里都是这样说的。"

药商又更换了一位妇科名医，一诊脉，说坏了，这是产后气血两亏感受风寒，一味温补，风邪不会出啊，于是又开始服双补气血加祛风寒药，结果是病情越来越糟糕。

药商一想，再让这些医生搞下去要出大事的，急请回回塘先生来诊治，不料回回塘先生出诊兰溪县城未归。

这时，药商的朋友向他推荐了叶永清，并说叶永清也是回回塘先生的高徒。药商猛然醒悟，说："是啊，我早就听说此人医技很高，快去请来。"

当叶永清来到诸葛家时，药商一家人吃了一惊，原来这叶永清年龄不大，一个青年医生，脸上的胡子还没几根呢，于是诸葛家的人，对叶永清期望值大打折扣。但一想，既然请来了，不妨看看他如何处理。

没想到，这位年轻的叶医生诊断完以后，说出了让大家大吃一惊的话："温补之剂焉得轻投，症虽产后，宜养阴潜阳。"

"是啊，前面的医生都用温补气血的药。"大家一听这个叶医生与前面的医生说法不一样，刚好相反，接着又说："但医书上都说产后宜温补的。"

叶永清斩钉截铁地说："你们看她的舌苔，舌降都无苔了（中医认为舌降色是营阴已亏），脉象细数，都是真阴亏极的表现，如再用温补的药，好比火上添油啊！"

"那你准备给她吃什么药呢？"大家好像被叶永清说动心了。

叶永清马上开出药方：西洋参、阿胶、生白芍、龙齿、生龟板、生地、茯苓、琥珀、生甘草。

几位长者一看方子，脸色沉吟，犹豫不决，不敢试服，一面低声商量，慢慢走出了厢房。

为什么他们有如此反常的表现，我估计有以下几个方面的因素。

第一，叶永清给他们第一印象，太年轻了。以前的人，当双方初次见面时，衡量对方的能力，一般都会看你的嘴角胡子有多长，所谓"嘴上没毛办事不牢"。

现代人一定会认为古人太可笑了，凭几根"胡子"就能看出对方的功底。但是，当时大部分老百姓对此很认可，觉得这的确是辨别的好办法。

第二，药商世代做药材生意，对医理也有所了解，俗话说"医药同源"，故对治产后病基本原理也知一二。当叶永清提出宜"养阴潜阳"的治法时，他们颇有顾虑，认为有违常理，但叶永清说法也有道理，所以迟疑不决。

正当药商家人踌躇不决时，适逢吴荫堂兰城方归，又出诊诸葛乡，遂请吴荫堂作一决断。

吴荫堂察舌按脉检查一番，说："真阴亏甚，当养阴潜阳。"

"啊！"药商全家人目瞪口呆，师徒说法竟然一样。遂拿出叶永清开的方子，再请吴荫堂定夺。吴荫堂看完方子，顿觉喜上眉梢，说："就按这个方子服。"

药商家人连忙到自己药店去抓药，连服三剂，病势转轻，再诊又服二剂，日趋康愈，后改温养调中，两月后如常。倘拘谨于"产后宜温"之说，则害人非浅啊！叶永清的治愈，令药商家人大开眼界，而盘旋在他们眼中"嘴上没毛办事不牢"疑云也随之烟消云散。

名师！出高徒啊！此时人们对年轻、老成、有学问的叶永清敬佩不已，医名从此大振，求治者应接不暇，一位杏林新星在兰溪西乡的土地上冉冉升起。

第四章　远走他乡行医

拒不从政

1937 年，叶永清在当地知名度已相当高了，加上年轻有为，对他敬佩之人甚多，其中兰溪县政府对他的欣赏最为有趣。

兰溪县政府很看重叶永清，县政府在计划选一名诸葛乡乡长时，就已经开始考虑叶永清了。在县政府眼中，叶永清是年轻有为的医生，也是极具号召力的人，无论人品还是学问，叶永清都算得上当时社会难得的人才。此时县政府准备委任他为乡长。

叶永清却陷入了深思。

您还犹豫什么呀！如果是一般人，早激动得热泪盈眶了，认为祖坟冒青烟，祖上积德，后人得了荫庇，非富即贵啊！

是的，走入仕途，是读书人的梦想。叶永清也不例外，他没有那么清高，也跟普通人一样，希望光宗耀祖，留下身前身后名。但聪明的人会评估一下，这个仕途值不值得我走，这个仕途与自己的理念相符吗？

叶永清虽是一介儒医，但也有个脾气，凡未经自己看准的事儿，任你怎么说，他是绝对不会同意的。所以，县政府的几次盛情相邀，他都谢绝了。他不甘愿同流合污，看不惯官场上的那一套风气。

况且，一看当时的官员就知道了，他们只会为自己争名夺利，官商勾结、官盗合谋比比皆是。比如，当下级看到上司时，想方设法讨好地跟着转，还要哄他高兴。而跟紧跟慢很有讲究，跟得太慢了，不得力；跟得太紧，弄不好一脚踩在上司的脚后跟，反而有一种潜在的危机，惹恼了上司，可没有好果子吃。还要观言察色，摸透上司的脾气，什么话可说，什么话不该说；上司训话要点头俯首，如稍不顺上司之意，你靠边站着吧。

在这样浊世之中，做个好官儿心疲啊！原本未入仕之前，个个比鬼都要精明；进入仕途后，个个都表现为弱智的行为，简直令人匪夷所思。

得，我叶永清受不了这窝囊气，这官我没命受，还是让我做一个平淡如水的医生吧。

于是，叶永清就婉拒了这个邀请，转身又给人看病去了。

当然，颜面尽失的政府官员发了狠话：且慢，这乡长你不想当也得当，不当，你不想在本地混啦！

各种威胁接踵而至。哪有这样求人做官的，真是天下奇葩。

叶永清心里纳闷啊，我做一个普通老百姓还不成吗？

太多人面对威胁和利诱会屈服，或稀里糊涂地随波逐流了，而叶永清面对胁迫他违背初心和原则的事，他像老牛一样，有很"犟"的脾气，这个乡长不当。但他掂量了自己，他没有能力跟他们对抗，只有远走他乡，到哪里去呢？兰溪本地肯定不能待了。

这时，还是老父亲叶宝珍有办法，他说："我看你还是到寿昌大同去，那地方缺医少药，那边病人都到我们家来看病的，他们一定会很欢迎你，而且离家不远，兰溪又管不到。"

叶永清点头称是，但看不出一丝高兴的样子。

是啊！生活了 30 年的故土，祖祖辈辈赖以生存、生活的这方土地，而今他要背井离乡，做一名浪迹天涯的游子，叶永清高兴得起来吗？

这一夜，叶永清彻底失眠了，记忆的盒子慢慢打开，许多童年的故事、情节、画面，一幕幕呈现在眼前，叶永清长叹了一声，一看身旁的妻子也在默默地流泪。

第二天一早，叶永清一家人吃了早饭，告别父母，径直走到村外路口，坐上装满行李的马车。

当马车要起驾时，母亲将一个布袋递给永清，那布袋是蓝老布做的，里面装满了母亲连夜做的点心。

"路上小心点，小孩饿了，给他们吃，到大同捎个口信回来。"母亲叮嘱道。

叶永清温顺地点头答应，马夫鞭子一挥，马蹄抬起，马车缓缓地向村外走去。

叶永清一家人都不愿骤然离开，祖孙三代人，老者站在村口，儿孙一家坐在马车上，泪眼相看，直到马车渐行渐远，彼此看不见。

这番送别情景，刀刻一般留在了叶永清的脑海里，成为永不磨灭的记忆。

落脚寺墈头

这世上，谁都避不开浮沉变幻，人啊，大都是走在飘摇不定的光阴里。

有的人为生活奔波而劳碌，有的人为名利而困惑，也有的人因执着的追求而苦恼。

名利是什么，我们只要看看这世上，有多少人为名利而奔波就知道了。有的人做梦都惦记着这个呢，一旦成为现实，梦中都会乐癫一阵子。

"永清先生，难道您不喜欢吗？"

"喜欢是喜欢，但我就没有时间给人看病了。"

"什么？我没听错吧。"

"没错，我已经想了很久了。"

"我晕！看病有那么重要吗？难道名利在您心中一点位置都没有吗？人家一定会说，这个书呆子好清高哦！"

"是啊！在这混浊的世道里，我愿做一个书呆子。"

"您不后悔？以后曲曲折折的旋律里，您会生活得很艰辛。"

"我不后悔，名利在我心里，如同浮云。"

看来叶永清心意已决。不过，从他后来发展的轨迹来看，我是庸人自扰，尽在瞎操心。

1937 年，叶永清携家人远离了故土，兰溪那些烦心事与他无关，他只愿清简度日，选择一个偏僻的乡村行医。

这个乡村就是寿昌县石屏乡寺墈头村，这里风景不错，气候和家乡差不多。但寺墈头村人口稀少，与兰溪的繁华不可同日而语，这里的人多以农耕为主，生活清贫。村民患病多请懂草药或一些游走的郎中看看，严重点的病到寿昌或兰溪派堰头、回回塘去求诊。

让叶永清庆幸的是，当时有一个贵人相帮，此人是寿昌首富姓翁，他与其父亲（叶宝珍）是莫逆之交，是他帮叶永清安顿好居宿和诊所的前期工作。更欣喜的是，当地人也对他的到来非常欢迎，暂时冲淡了他远离家的寂寞，也抚平了心头的伤口与脚底的波澜。

父亲的医名

这一切，都源于父亲的恩赐。父亲（叶宝珍）在这一带名声很大，家喻户晓，童叟皆知，是病人眼中的医中圣手。

寿昌城内这位翁姓富商，一直来都很相信派堰头先生，每次来请叶宝珍出诊寿昌城，都要让他住上几晚。

叶宝珍可不是来寿昌城顺便游玩的，而是来给富商的亲戚好友、街坊邻居，凡是有病的都要诊察一番。到了叶宝珍返回兰溪时，富商都要送上四十大洋作为报酬。

有钱人真是大方，有钱人也真会做人做事。但有钱人，也不会无缘无故砸钱给别人。凡事必有因果，让笔者来陈述其缘由吧。

翁富商如此热情安排叶永清到寿昌县来行医，也是有私心的。因为，当年他曾患了一场大病，就是叶宝珍给救回的。他后来也目睹过叶永清的医技，有青出于蓝之势，他觉得有一位名医待在他身边比较方便，比较安全。

有钱人最害怕什么？

有钱人衣食无忧，脸上常带着大鱼大肉泛出的油光，看他们总是很光鲜。但他们也是人，也要生病，而当时的医疗条件那么差，所以他们最怕的就是生病。

这不，有一次，这位富商自己患温热病，请来了好多名医，诊断后都说："温热病很严重，当以清热驱邪。"他们思路都很对，温热病就是有热毒了，当然要用清热解毒的药物。

于是，他们就开了大剂量的黄芩、黄连、金银花等药物。一连吃了好几天药，这些名医一看不见好转，认为这个热毒比较顽固，加重了清热解毒药的药量，甚至加上大黄、芒硝之类。

好了！这个热毒清了，人的正气（阳气）也一并给消了。

果然，翁富商的病情危急了，出现了下利清谷，似睡非睡，气息奄奄。这些名医头都摇得如拨浪鼓，说："没法治了，另请高明吧。"家人悲痛欲绝，一面备后事，一面急请兰溪派堰头名医叶宝珍来救治。

叶宝珍来到寿昌翁家，一诊脉象，六脉俱无，四肢冰冷，而面色反而艳红（中医称此为真寒假热），时而烦躁，大汗如珠，气息微弱。

叶宝珍心头一紧，好家伙，亡阳重证啊！阅前医方子，不外乎辛凉发表或发汗重剂、攻下剂等。

天啊！这哪里是在治病啊！这是两败俱伤的治法啊。

叶宝珍微叹了一声，说："寒凉太过，元阳式微。"

家属们："叶医生，怎么会这样？"

叶宝珍："面红如妆，只是假象，这个元阳本来应该在肾中藏着的，寒凉药用得太过了，元阳就没法藏身了，就上浮外越了。这个汗出得像珠子一样，很有黏性，说明不是一般的汗，是命汗啊！"

家属们："这些王八蛋的医生，太会忽悠人了，找他们算账去。"

叶宝珍急忙阻止："救人要紧，人总会有犯错的时候。"

于是，叶宝珍诊断为元阳衰微，命火将绝。急予大剂回阳救逆，白通汤加猪胆汁汤（附子加至量许）。服后，一剂阳回厥止，脉出肢温。再以温中化湿而收全功。

可见，诊病用药太重要了，它关乎生命啊！非药之咎，实为庸医虚实不明，寒热不分，表里不清，阴阳颠倒。盲目妄清，妄汗，妄下，如此种种，以致变证百出，身体哪有不虚之理啊。

这一成功救治的案例，轰动了整个寿昌城！

逆境中生存

叶永清知道，父亲的余荫只能庇护一时，不能祖护一世，今后的路还是要靠自己去闯。当初选择外出行医，他早已做好了心理准备。虽然"在外念家"，追思家中种种乐趣，有时免不了伤心悲哀而潸然泪下。

正所谓"自古英雄多磨难，从来纨绔少伟男"。一个人要干一番事业，总要经过许多磨难。

初到人生地疏之地，虽然祖有余荫，但叶永清的诊室生意并非想象中的那么好，加上地方偏僻，病人不可能马上接受你，病家要掂量掂量你的实力。

在困难面前，叶永清思想并未消沉，他想了几个解决目前状况的办法：第一，有疗效才能使人相信自己，要找一些病情较重的病人，如果将他们治愈，在本地会产生一定的影响力。第二，药材、诊费要低廉。这里的人没有什么经济来源，只靠农桑度日，生活比较贫穷。第三，要走出去，熟悉周边的村民。让他们知道这里来了一位兰溪派堰头医生，并对贫穷的人不收取诊费，只收少量药费（用现代的话来说，叶永清很会推销自己）。

是金子总会发光的，机会来了。

邻村有一个人患了病，自己到山里去采点草药煮着吃，但病情却日益增重。当时刚好一位江湖游医经过，一把脉："这是脱力伤寒，还好碰到我，不然你有性命之忧。"便从布袋中拿出来几味草药让他煎熬着吃。

吃到第三天，病人开始有点神志不清了，肌肤烫手灼热，身有瘀点斑疹，甚至对人欧詈，渐渐变得有点发狂。家里人以为中了邪，便请了巫婆来驱邪。不料，他对着巫婆破口大骂，搞得巫婆惊惶失措，好没面子啊，连忙说："本人功力不够，另请高人吧。"遂后溜之大吉。

后来，请了几个郎中，都纷纷摇头，不敢治疗，或者说没见此病。

一家人的心都凉到谷底。

这时，邻居们实在看不过去了，说："你们这样搞，要出人命的。听说寺墈头叶医生蛮好的，好多人让他治好了，为何不去请他来看看。"家属们一听，是啊，再这样折腾下去，真的要出人命的。于是，急忙请叶永清来诊治。

叶永清问其病情后，望其唇焦齿垢，舌苔黄腻，诊其脉沉数有力，视其少腹微鼓，按之皱眉呼痛，大便一周未解，小便短赤。

叶永清心里明白了，这是春温不解，邪热入于营血，痰火发狂，大实大热之证。便投以大承气汤合清火涤痰汤（其中大黄、元明粉各用30克）。

服完后，立时如黄河决口一般，小腹一松，有状如胶漆液体奔涌而出，顿觉神清气爽，斑疹渐转红润。察其舌苔，黄苔已退去一半，其狂若失。再投以清化滋养之品，就渐渐地痊愈了。

嘿！这医生，嘴巴虽然没几根毛，还有两下子啊。当时，只见他们一家人，扑通跪在叶永清面前，叩着头说："叶医生真是神医啊！叩谢先生再造之恩。"

叶永清看到他们阖家欢欣的样子，嘴角也露出了一丝笑容。

很快，叶永清的名声越来越大，诊室虽然开在偏僻的乡村，很多病人都来找他看病。村民们一见面就打招呼，称他为"叶医生"。叶永清感到很温暖，他觉得，在寺墈头村也会像派堰头一样，"叶医生"会成为一张响亮的名片。在这里，他有能力救治更多的人，让更多的人重现笑容。

辛劳的妻子

1938年，叶永清诊室里的病人比较多且稳定了，他与妻子商量再要一个孩子的计划，此时的金丽梅跟叶永清结婚已满十三个年头。妻子默默的付出叶永清心里很清楚，每次他出诊很晚未归，不管是六月的酷暑，还是寒风怒吼的冬季，她总会站在家门搓着手，眺望着她熟悉的那个身影。当听到"我回来了"，她又会抱怨"这么晚才回来，饭菜都凉了"，言语中无不透着恩爱。

早晨，天刚蒙蒙亮，叶永清又要起床早读了，他笑着瞄了一眼妻子，轻轻地移下床。其实，妻子早就醒了，叶永清的习惯，也成了她的习惯，她惺忪着眼说："灰堂里有早餐，你自个拿一下。"（灰堂：兰溪方言，以前农村用稻草烧饭，稻草烧成灰后，留下的余热，堆积一起而成灰堂）随后又呼呼地睡着了。

没有华丽的语言，没有玄虚的承诺，只有一颗处处为他人着想的心。多么朴实平淡的生活，但又不是无趣的，平凡生活里的真情，最让人看到生命的真谛。

叶永清心想自己当医生那么久，整天帮别人看病，整天都在外面跑，全家人的生活全靠妻子一个人打理，他觉得非常愧疚。

"丽梅，我看你近来气色不是很好，你少做些家务。有些家务你放一放，我也会做，我再帮你调理调理。"叶永清说。

金丽梅实际上明白自己的身体状况（有喜了），只是不想让丈夫过度为自己分心。心想丈夫这几年实属不易，一家人的生计都要靠他维持。

就在当年，叶永清第三个儿子呱呱坠地，一个惹人喜爱男孩睁开了好奇的眼睛，看着这个陌生世界。这个孩子因为在寺墈头村生的，叶永清给他取名为士恺（叶士恺后来也成为当地的名中医）。

叶永清深知自己肩膀上的责任更重了。

业师荫堂仙逝

1938 年 7 月初（农历），叶永清的老师吴荫堂身患痢疾（中毒性痢疾）。

起因是早晨吃了一碗凉拌水索粉，数小时后突然出现剧烈腹泻，腹痛如绞，伴有恶心呕吐，发热头痛，全身酸痛乏力等症状。

吴荫堂就按湿热痢来治疗，不料，药吃进去就想吐，反正吃什么吐什么。

人哪里经得起这样的吐泻啊！

第二天，吴荫堂就脱了形，双眼凹陷，高热不退，时有神志昏迷的症状出现。

家人急请派堰头叶宝珍来诊治，但药喂进去就吐，急得叶宝珍直搓手。

在当时的医疗条件下，只要能吃就有生机，没有别的给药途径。所以，不能吃药，神仙也难救啊！

叶永清闻讯师傅病危，当时他惊呆了，师傅平时身体好好的，怎么会病危呢？

叶永清急忙赶到回回塘，只见师傅已不能言了，偶尔说一两句，声音也是极其低沉沙哑，看来已病入膏肓。

吴荫堂也感觉到，自己再也不会看到秋季，气息奄奄的他，竭力想交代身后之事，但他已无力支撑语言功能。

忽然，吴荫堂强撑着最后气息，用手朝抽屉指了指，又朝永清指了指。叶永清明白了，一打开抽屉，差一点流下泪来。原来，一本小册子，里面记录了吴荫堂治病用药的心得和血证八法的初稿（可惜后来遭毁损，后来经过叶永清仔细回忆，记录在《血证问答》书中）。叶永清眼里噙着泪，握着吴荫堂的手说："姑夫，您要好好养病，您放心，我会好好学习的。"

大家看到这一幕，知道吴荫堂在吩咐后事了，都忍不住流下泪来。吴荫堂好像完成了一件大事，嘴角边露出一丝不易察觉的微笑，只见他眼睛半阖，好像睡着了。

叶永清一直搭着吴荫堂的脉搏，他忽然叫道："脉搏好像起来些！"他多么希望有奇迹的出现，但这只是夕阳落山前的回光返照。

1938年7月11日寅时（农历），在一个细雨不解暑热的夏季，吴荫堂永远地闭上眼睛，连遗言都不曾留下。他似乎太累了，对这个世界，他已无话可说。而他的生平，虽然被无数人羡慕，终究还是随风而去了。

吴荫堂死得那么突然，这使许多人在感情上一时不能接受，家人哭得昏天黑地。消息传开，很多人忍不住失声痛哭。

吴荫堂安葬的那天，天先是阴沉着，随后下起了雨，好多村民或受过吴荫堂恩惠的人，早早地守候在村道两旁，缅怀这位济世良医。送灵的队伍延绵几里，天上的雨混合着脸上的泪，汇成了思念的长河。

吴荫堂死于噤口痢，现代人可能不大相信，如此高手，最后竟然死于此病。

是啊！这是做医生的无奈，医生也是人，也是肉长的，不是金刚不坏之躯。医生每天都有可能遇到感染，所以医生比普通人更容易患病。

现代的医生防护意识都很强，戴着一个大口罩，身穿白大褂，只露出两只眼睛，看一个病人洗一次手，现在还有七步洗手法，还有紫外线消毒等。

以前的医生，身穿蓝布长褂，与病人面对面，还要面带笑容，看完病人基本上不洗手，更谈不上什么紫外线消毒之类了。而像吴荫堂这样的医生，感染疾病的机会比一般的医生更多。

为什么？因为到吴荫堂处看病的人，一个是人多，一个是传染病多。这就好比战场上的士兵，中弹的机会比坐在后方的人多。

所以，做医生的人不易啊！做一个名医更不容易。

第五章　江北蓬时期

迁移江北蓬

　　之前笔者的几篇文章发表后，有好多人问笔者："江北蓬先生"是什么意思？为什么不交待清楚？笔者说没有合适的时机。写到这里，笔者可以告诉大家了，"江北蓬先生"这个称号，是叶永清在建德市大同镇江北蓬村行医期间，人们对他的尊称。

　　吴荫堂葬礼结束后，叶永清回了一趟派堰头老家。离家这两年里，梦中出现的都还是故土的一草一木，那池塘，老宅的青瓦白墙，还有挚爱的亲人和熟悉的乡音。他走到村口，时而传来亲切的鸡鸣狗吠，看到熟悉的家乡景象，心里猛然一阵酸痛，如同汛期的潮水，撞击着胸膛，思乡之情在心底蔓延得无边无际。

　　父亲还是埋头给别人看病，诊室内人满为患的嘈杂声，还有孩子的啼哭声，对他来说，就是一个个音符，演奏着他熟悉的旋律。

　　父亲就像老黄牛一样，默默地耕耘着，为每一个病人服务。他从不摆"名医"架子，无论多么忙，都时刻想着病人痛苦。他人有疾苦时，他会愁眉不展；他人治愈了，他瞬间会眼眉舒展。

　　母亲还是那么操劳，白发也渐多，五十出头的人，却已是老态尽显。当母亲看到永清时，紧紧的握住他的手，泪水顺着她那布满皱纹的面颊上流了下来。看到儿子事业有成，母亲心里也宽慰了些。

　　与父母告别时，母亲拿出为孙子孙女们新做的布鞋，说："小孩长得快，不知是否合脚。"叶永清拿着布鞋，看到上面细密的针线，仿佛又看到寒夜里、油灯下，母亲常与针线为伴。而今，她把这份最纯爱的信息传递到下一代。

在派堰头老家看望父母亲后，叶永清回到了寺墈头村，看病之余，他翻开吴荫堂留给自己的小册子，里面密密麻麻记录了吴荫堂的用药心得和血证八法的运用。他就像看到了从未涉足的风景，完全将自己投入了书中，无时无刻都在思考着，汲取老师成功的经验。这种学习的态度是最容易出成果的，为他今后的医学之路，打下了夯实的基础。

1939 年，叶永清的大儿子叶德铭（浙江省中医学院教授）、二儿子叶文骥（全国优秀教育工作者）都在大同上学，儿子们上下学回家很不方便。而且寺墈头村租住的房子又太小，看病的人又多。各种因素加杂在一起，叶永清决定迁移到大同镇江北蓬村。不为别的，只为放便家人和寻找人生新的出口，他租住在一名廖姓的村民家中开诊室。

大同镇历史悠久，三国时期是新昌县治所在地，也是商品集散地。东面有大同溪，西面有蛟溪，双溪最后汇合于永平桥。江北蓬村（现属三村村）位于大同镇偏东北，距大同镇 1.5 公里。

1940 年 6 月，叶永清第四个儿子叶文渠出生。这位未来的建德市名中医，在三岁时曾经发生的一件事，至今都让他记忆犹新。

当年，他们居住的屋后有一个池塘，他与五岁的哥哥士恺在池塘边玩，父亲在给别人看病很忙，母亲在家做家务。玩着玩着一不小心，叶文渠扑通掉进池塘，这个池塘又深又陡，士恺哥来不及想，伸手就去捞，一下没抓着，心里有点害怕，马上叫起来："爸妈，弟弟掉到塘里去了"。母亲一听到叫声，马上跑过来救，由于母亲缠的是小脚，跑在池塘边又太急，或者是救子心切，一个趔趄也跌入池塘，母亲不会游泳，但她努力把儿子往岸上推，当时母子俩一定呛喝了好多水。这时，叶士恺连哭带叫："爸，妈也掉进去了。"万幸的是，父亲听到呼救声，赶紧跑过来，一个猛子扎进水中，左手一把抓住妻子，右手托起儿子，一起往岸上游。

闻讯赶来帮忙的村民和病人家属越来越多，有的跳入水中施救，有的在岸边帮忙，在大伙齐心协力下，母子获救了。好险啊！

获救后，按照当地的风俗，叶永清夫妻俩带着儿子，拎着红鸡蛋和红纸包，一一拜谢参与救援的人。

后来，叶文渠还调侃说："我属龙的，潜居在深水坑，渠字也带着三点水呢，命大着呢！"

但是，小孩子在水边玩耍真得很危险，假如没有会游泳的人来施救，后果不堪设想。

湿温病治法

在迁移到大同镇江北蓬村后，叶永清的医名就被人们所知晓了，前来求诊的人日益增多，叶永清开始大展拳脚。

叶氏祖传中医最擅长治疗温热病，当地的老百姓称之为"伤寒派"。传至叶永清已有十一代了，为什么一直经久不衰呢？是因为，叶氏家族一代一代积淀升华的结果，都是临床实践中练出来的（如温病下法不嫌早，温病下法不嫌烦，温病下法之变通等心得）。现在，让我们来观摩一下叶永清在这一时期，治疗湿温病的医案吧，对我们会有很大的启发。

有一妇女患了外感湿温病，几天来发热怕冷，全身酸痛，咽喉疼痛，她的一个亲属也懂医，认为温热邪在卫分，便投以银翘散加减。按说他辨证用药也很对症，邪在卫分当以清热透邪。但服药后，病情反而更加严重。

病人家属就把叶永清请来诊治，只见那妇女病得果然不轻，躺在床上，额头上敷着一条毛巾，哼哼唧唧叫着。叶永清一看，的确不轻，于是赶快诊脉，脉是濡数，仔细询问后得知，脘腹饱胀不舒，漾漾欲呕，发热怕冷，大便溏泻秽臭。

再一看舌苔，好家伙，黄腻而厚，这意味着湿热很重了。大家都知道，正常人的舌苔分布在舌体中间位置，舌边上会留出空隙，露出淡红色的舌质。现在这病人舌苔把整个舌体都覆盖了，说明体内湿气很重，而且舌苔的颜色是黄的，这意味着体内的湿已经化热了。

叶永清又按了脘腹部，触之无形不痛，说明体内没有燥结闭塞现象。

叶永清迅速地做出了判断，湿温病邪入气分，三焦湿热不得外解，滞黏胃肠所致。便投了一剂葛根芩连汤合宣湿化热汤加减，方中集宣达、畅中、渗下为一炉，使邪有出路，湿热从外而解。

服一剂后，发热呕心减轻，但脘痞腹胀依旧，大便溏臭不爽，舌苔仍然黄腻。这可奇怪了，清热化湿，分利三焦之药难道用轻了，叶永清当时也纳闷。

当天晚上，叶永清心里总是十五只吊桶七上八下，辗转反侧夜不能寐，对白天的湿温病，总在脑海里浮现。忽然，他坐了起来，说了一句："噢！对了。"睡在旁边的妻子吓了一跳，也急忙坐了起来，惊疑地问道："有贼?"叶永清用手掌心一拦（意思说别打断我思路）。他按捺不住激动，披衣而起，走到书架旁，拿出一本书。

这是一本什么书？这是一本叶天士的《温热论》。叶永清翻到书中的《外感温热篇》第七条，该条阐述湿温病三焦气分证的治法，以分消走泄，使邪有出路。本条又进一步指出，三焦气分热不解，则必致成"里结"。究其原因，乃由湿热阻滞气机，升降失调，结于胃肠，非攻下不能去"亦须用下法"。

大家注意了，叶天士这个"下法"很有讲究的，湿温病要缓下，不能用急下法。

为什么?

因为湿温病的"里结"与伤寒的"里结"不同。

伤寒阳明腑实（里结）是寒邪化热入里，阳明热盛，消灼津液，而产生燥热内结，舌苔必黄腻而燥，甚则焦黑起芒刺。因其津液愈伤则燥结愈甚，燥结愈甚则津液愈伤，故必须投以苦寒重剂猛攻急下，方能收泄热存阴之功。

湿温病的"里结"证，是湿热邪气氤氲黏滞三焦气分，既不传血分，一般又不伤津液，大便反而溏泻秽臭，舌苔黄腻而厚不燥。所以湿温病不用猛下之剂，因为，湿性黏滞，难以速除，非一剂可尽，如投以重剂猛攻急下，反易损伤脾胃阳气，而致洞泄不止，故宜以轻下、缓下之剂图之。

故而，叶天士在书中指出："伤寒邪热在里，劫烁津液，下之宜猛；湿邪内搏，下之宜轻。伤寒大便溏为邪已尽，不可再下；湿温病大便溏为邪未尽，必大便硬，慎不可再攻也，以粪燥为无湿矣。"

叶永清确实是善于学习之人，一下子就明白了，原来清热化湿药中，还少一种缓下法。找到病结之后，他心里坦然了许多。回到床上，这一觉睡得真香啊，鼾声如雷，酣睡如泥。

第二天，叶永清在原方的基础上加了莱菔子、大黄。大黄用量也很轻，只用一钱五分（5 克都不到）。

"什么？腹泻还用莱菔子、大黄？"病人那个做医生的亲属，不思其解地问。病人家属一听，是啊！这样腹泻不是更加厉害吗？

叶永清看到大家对此疑惑不解，他早有准备，拿出了叶天士《温热论》，翻到第七条，给大家念了一遍，还怕他们不理解，说："这是中医的通因通用法。"那个做医生的亲属似乎一点就通，他颔首低眉道："是啊！是有这个方法的。"家属们一看亲戚医生都点头了，反正叶永清讲了一大堆道理他们也听不懂："那好啊，有效就好。"

这个组合的方子服下去以后，各种症状逐渐减轻了，数日痊愈。

此次治疗，充分显示了叶永清善于学习先辈们的成功经验，对疾病和用药高超的驾驭能力，他的治病经验和用药特点，值得我们研究和总结。

实际上，各位也看明白了，我们祖先那些呕心沥血写下的医书，只要我们去认真阅读，用心去理解，好多疾病都能治愈的。

中医药就是那么神奇，用对了，就效如桴鼓，用不对就差之千里。只有多学、多思，才会有"柳暗花明又一村"的感觉。先贤们总结的"猛泻""缓泻"之法，确是临床经验的结晶。

2018 年笔者整理出版了《吴荫堂医案集》，里面都是吴荫堂治疗疾病智慧的结晶，而医案的语言文字字字珠玑，可谓独树一帜，读来极其有韵味。当初笔者想，自己没资格写这样一本书，各方面条件都不够，真是无奈又尴尬。后来一想，这么多年了，没人写，也没人整理，甚至有人说吴荫堂医案早被岁月淹没了。现在，笔者可以自豪地这么说，此书已见光明，一代名医的宝贵学术遗产得以保存和流传。虽说出版了此书，没有给笔者带来经济收益，但笔者还是很愉悦的，因为"医学文化遗产"不是用来赚钱的。不管怎么样，起码吴荫堂医书引起了社会的关注，为浙派中医增添了新的流派——血证流派。虽然，这个流派目前很少被人知晓，但是，一百年前确实是响当当的存在。

真的是，岁月不居时节流，沉封佳案难寻求啊！看似老纸片，实为无价宝。

现在大家都在说振兴中医，笔者认为，只有做好一砖一瓦，才能盖起中医药发展的"摩天大楼"。

开药店，起"风波"

叶永清在江北蓬行医时期，曾经在当地医药界引起了一场小小的"风波"。

这场"风波"的来由是什么呢？原来，叶永清在江北蓬医务很忙，病人看好后都要到大同抓药。叶永清为了方便病人，想在江北蓬村开一家自己的药店。

以前，叶永清开诊室看病，只收取诊疗费，而不是靠卖药材谋取利润。这样，诊室的投资比较少，只要租借一间房子，有简单几件诊疗工具就可以。以当时叶永清的经济实力，开药店是不可能的。

但是，通过叶永清这几年的努力，诊疗水平和医名在当地迅速提高，经济收入逐步上升，已有开药店的资本。这样既方便了病人，又增加收入，更重要的是，能把控药品的质量。比如，叶永清开了一张方子，病人到药店去抓药，如果方子内药品不齐，病人又要跑回来叫叶永清改药，路途近的还好，路途远的就麻烦了。还有，药品炮制方面，比如叶永清开一组药对，吴茱萸黄连同炒，药店执行与否，做医生的心中无数。自己开药店就能很好执行医嘱，既方便了病人，又有经济收入，真是一举多得的好事。

一切准备就绪，在叶永清来到江北蓬村两年后，一家属于自己的药店，正式开业。开业时，叶永清没有大肆庆祝宣传，只是置办了一些传统的小吃，给周围的邻居送去，算是打了招呼。他原本就是为了方便病人，不存在抢别的药店生意。

但是，时间一长，麻烦来了。

原来，江北蓬村与大同镇相隔不过几里地。在叶永清未开药店之前，大同有好几家药店，生意一直来都很好。自从叶永清在江北蓬开药店后，大同药店的生意一落千丈，坐堂医生也没病人上门了，药店客方也寥寥无几。

大同药商们都急了，这样下去叫我们喝西北风啊！

平时勾心斗角的药商们，好像一夜之间化解了往日的恩怨，他们在各自利益受到威胁时，坐在一起抱团取暖了。

有一天，他们坐在一起商量对策，有个药商唉声叹气地说："这日子怎么过啊！"有个冲动型的药商便嚷起来道："把他赶出江北蓬，他又不是本地人，凭什么抢我们的生意。"当时也有人附和"这个办法好"。大家你一言我一语，但都商量不出一个结果。

这时，药商中有一位耆老，说了一句："把他赶出江北蓬，这个方法不妥，老百姓要骂死我们的。我们先礼后兵，先提出我们的要求，看他怎样说。"

耆老此言一出，大家齐声附和。于是，他们拟定了几个方案。第一，外面来的方子（客方），你的药店一律不能配方。第二，你开的方子，要分出一半到大同药店去抓药。第三，以上两点达不到，要补偿我们的损失。

有个"没脑筋"的二愣子一听，乐得手舞足蹈：这个办法好，这下我们坐着就有的吃了。

众药商一看这个家伙乐得了忘形，都呵斥他："八字还没一撇，你高兴什么。"

第二天，大同药商界数十人，浩浩荡荡地开赴江北蓬村。

叶永清一看，大同药商界精英们光临寒舍，先是一阵高兴。随后，为首的耆老发问了，他心下又是一沉。

耆老说了一句什么话，大家可能都猜得到。

叶永清万万没想到，药商们会如此"隆重"地兴师问罪。

叶永清和下一个病人打了一声招呼，让他们稍等。然后，连忙请药商们入座，当他看到药商们提出的三个条款时，差一点晕了过去。

都说同行是冤家，同行之间的竞争在所难免。但，这是什么霸王条款啊！这明摆着欺负外乡人嘛！

是的，叶永清是个异乡来客，但一直是规规矩矩做事，生意又不是靠抢的，而是自己挣的。天大地大之事都不怕，对你们无理的要求有何畏惧。当时，这种念头在叶永清脑子里一闪而过。

但是，叶永清为了在这块陌生的地盘生存下去，强压心中的愤怒，仍然笑脸相陪，说："第一条可以考虑，我原本是为了方便病人，不是跟你们抢生意的。第二条嘛，这个我做不了主，要看病人是否自愿的。"

面对刁难，叶永清回答有理有节。他有着与生俱来的傲气，不允许自己落伍于他人。虽身处异乡，他告诉自己，必须以真才实学的姿态出现。尽管他是为避祸而来，但他不允许自己显得丝毫的落魄。

众人被叶永清说得哑口无言，倒是旁边有位病人劝道："我看几位掌柜，也是面善之人，叶医生到这里来行医，大家都有好处嘛。"

有个药商说："我们既然来了，总要给我们一个答复，叶医生说得也可以，写个纸条做个凭证吧。"

这下子，叶永清也很为难，他能保证自己，但不能保证他人啊！一看，中午吃饭时间到了，当下叶永清叫夫人买几斤酒，炒几盘肉，先招呼药商们吃饭。然后自己把等候的病人看完。

酒足饭饱之后，那个冲动的药商，心里的疙瘩总是解不开，或许是借这个酒劲儿发发闷火，或许是当时的脑袋发晕了，走到叶永清诊桌前："这个字不签也得签。"说完，举起拳头，狠狠地砸上桌面，诊桌桌面被砸了一个大窟窿。

这下，病人和江北蓬村民坐不住了，当面指责这个药商："有本事你们也开一家药店在这里，没本事就早点滚，江北蓬不欢迎你们。"

这位仁兄的话太给力了，众药商一时竟无语，面面相觑。心想：在大同都没生意，叫我们到江北蓬来喝西北风啊。

众药商自知理亏，也一起指责那位动手的药商，一面向叶永清赔礼道歉。

这下轮到叶永清不好意思了，连忙打圆场，对着村民和病人说："刚

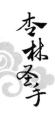

才这位喝多了一点，有点冲动，没关系、没关系。"话虽然这么说，叶永清打心里感激江北蓬村民。

然后，大家重新坐一起协商。这次叶永清首先发言："我也非常同情各位目前的处境，古话说得好，和气生财。我愿意遵守第一条，我原本不是以药谋利，只是为了方便病人。至于第二条，有合适的我会介绍到你们药店去抓药。"

话都说到这个份上了，药商们一想，叶医生都做出了让步，这件事情原本就是我们不占理。药商们当即就同意了叶永清的说法，并感谢他的宽宏大量，特别那个爱冲动的药商，忸怩不安地说："叶医生对不起了，要不我赔您一张桌子。"

叶永清哈哈一笑，说："桌子嘛，小事情。以后做事不要冲动就好了。"

叶永清确实遵守了诺言，后来他与大同药商界成了好朋友。

而这张有窟窿眼的桌子，一直都跟随着叶永清。日子长了，有时家里人会说，把这张破桌子扔掉算了吧，叶永清会立马阻止，也不说为什么。

笔者猜想，可能是叶永清在缅怀过去创业的艰辛与辛酸。也可能提示，创业成功者的背后，交织着天（时机）、地（环境）、人（人际关系）三大因素。

博采众长

叶永清未跟吴荫堂学医之前，他是随祖父、父亲习医的。叶氏家族历代皆通医理，自明嘉靖年间以来，代代相传，名医辈出，传至叶永清已是十一代，以治外感温热病而誉满浙西，时人尊称"派堰头先生"。

据叶氏家谱记载：第七代郁升公，承继祖业，施医济世，颇得病家信仰。咸丰年间，太平军入境，恰疾疫蔓延，病者多且剧，知郁公为名医，争相延聘，因年迈难于步履，用车相迎前往医治，不辞劳瘁，披星戴月，手到病除，脱病人于病疾之苦，药服痼愈，解太平军于倒悬之难，置清政府于不顾，深明大义也。

叶氏第八代叶晋安，世承祖业，精于岐黄之术，弱冠悬壶，负有盛名，以伤寒、杂病、小儿麻痘为著。有诸葛氏作传：品评天女之花，光明法眼；驱遣神农之草，变化从新。

叶氏第九代，叶渭荣，精通医术，名躁浙西，尤精于外感病（温热病），不分贫富，务在全活。

叶氏第十代，叶宝珍，幼承庭训，学业俱优，一生攻读岐黄之术，医术甚精，名贯当时。尤其对时疫、温病专长。老百姓谓之"伤寒派"，实际上是宗叶天士、吴鞠通、王孟英的温病派。

叶永清 13 岁时开始学医，白天跟父亲在诊室诊病，晚上，在油灯下熟读医学经典著作，又仔细阅读了叶天士、吴鞠通、王孟英等温病大家的著作，颇有领悟，又有"得天独厚"的子承父业的环境，学医 3 年，很快掌握了治病方法，在诊室能独当一面。其父宝珍，考虑到儿子掌握家传医学的火候已差不多了（擅长急性传染病，而拙于内伤杂病），鼓励叶永清求学于吴荫堂（学习内伤杂病），进一步深造。叶永清也知道，医学广博深邃，而自己的医学还未精湛，还有很多东西没弄清楚，他企盼得到名师指点。

当时，吴荫堂在浙中、浙西一带，医名如雷贯耳，人们都知道他医术高超，对时病、杂病颇有研究，特别对咳血病更有心得，理论自成一派，同仁和病家都盛赞他为"血证圣手"，在百姓中有相当高的声望。

叶永清对吴荫堂仰慕已久，也渴望拜师于他门下，而吴荫堂也很乐意收这个内侄做徒弟。叶永清从师 3 年，在姑夫的精心培养下，他成了德艺双馨的浙派临床名医，一生救人无数。

叶永清师从吴荫堂，但不囿于一家学说，而是博采诸家之长，广泛地收集引证资料，穷本溯源，积极论证，从善如流。

曾治胡某，患湿温病，湿热蒸氲，郁伏胃肠之中，连诊 10 余次，每方亦用大黄，症虽有好转，但终不得瘳。后经某医以大黄为君，一开就 5 剂，转方后仍用大黄为君，又服 5 剂，前后共用大黄约 500 克，病情始得渐愈。某医谓："叶先生之方，尚属不误，惜乎大黄剂量不够。"叶永清听后，深服其言，从而对湿温病如何用大黄，有了新的认识。每遇阳明腑实之证，恒以大承气汤加番泄叶 9 克，一鼓荡平实热。认为当下即下，不得掂前顾后，坐失机宜，谓"不入虎穴，焉得虎子，扬汤止沸，不如釜底抽薪"。堪称治温病之要言。

如治胆囊炎、胆结石症。因胁肋痛而发作，黄疸加深，发热不退而入院，中西医治疗而罔效。病至四日，黄疸加深，热势增高，神志烦躁，渐至狂乱，昏不识人，且伴心律不齐，脉搏时有时无，病情危急，举家惶恐。乃邀叶老决一生死，叶老认为病属"急黄"，由湿热挟滞，蕴而化热，阳明热毒内结，肝胆阳邪亢盛，神志因之被蒙。遂重用大黄、生石膏、水牛角、羚羊角之属，急下其湿热毒邪，解毒定痉。一剂后，大腑得通，邪热得减，再剂神志转清。此病案，症虽棘手，而用药精到，非真知灼见者，勿敢为也。

同时认为，湿温病大便溏秽臭者，正是湿滞未尽，必待大便鞕，方是邪尽的标志，提出湿温病"下不嫌烦"。正如叶天士所说："湿温病大便溏为邪未尽，必大便硬，慎不可攻也。"

叶永清还向裘吉生学习，裘吉生是民国时期的名医。叶永清曾治一咳喘病，以健脾化湿，止咳化痰，数剂不效。后转诊裘吉生医治，以干姜附子汤合二陈汤加减，数剂而愈。叶永清深佩裘老先生，熟谙仲景"病痰饮者当以温药和之"之诣。并录此方，以备参考研习。

附：裘吉生医案

病人：洪某　地址：兰溪。

一诊：脉细而弦，患痰饮有年。晨起必吐，胃钝兼见咳嗽。此下元虚寒，致食物精华不能输化，而成涎。用温补之剂调摄之，略佐化痰。

淡附片一钱四分、淡甘姜一钱、陈皮一钱、茯苓三钱、炙甘草七分、北五味七分、断山药二钱、生鸡金四分、炙款冬三钱、盐水炒破故纸三钱。

二诊：脉弦细，右尺弱而少力。肾虚不能蒸化食物，致精微为痰饮。而每晨必吐，用温养之剂，进治略瘥。效不更方，应宗法以再进。

青盐水炒大熟地四钱、黑附片一钱四分、炮姜一钱、款冬三钱、茯苓三钱、丹皮一钱四分、建泽泻三钱、山茱萸二钱、五味子七分、山药二钱、生鸡金四分、姜夏三钱。

三诊：肾虚饮食不化精微，而酿痰涎。每晨必吐，手心烦热，用补益法均见瘥。医以前法加减，进治冀其根除。

青盐水炒大熟地四钱、生鸡金四分、断山药三钱、远志肉一钱、灸冬花三钱、茯苓三钱、山茱萸二钱、姜夏三钱、灸甘草七分、陈皮一钱、黑附片一钱四分、炮姜一钱、灸百部一钱。

叶永清很尊重同仁，注意处理好同仁的关系。对某医失治、误治者，他从不当病人面，说谁是谁非，只说明阴证与阳证的不同，让医生自己去慢慢体会。如某医的治疗有效果，他也不掠人之美，在医案中常有夸赞之词。如治汤左湿温病，阳明实热症，他认为前医许医师辨病用药很对症，他在医案中肯定许医师前期的治疗。并在医案里写道："自服许先生所拟增液承气之后，大便已通，腹亦舒郁，药病颇投。仍遵许先生之法，而小复其制。"

又治一病患李某，女，大洋人士。在叶永清处治疗心中痞块，好转后，来信改方。叶永清在方子中写道："尊处名医，蔡老医师，卓识过人，胜吾十倍。"叶永清总是很谦卑，处处顾及别人的感受。实际上，低调是一种大智慧，是一种成大事的哲学，是一种修养。真正有能力的人，都懂得谦逊地向他人学习，做事脚踏实地，保持清醒定静，不与人争高下、辨是非，不赢人言辞压人气势。

人们都说同仁生嫉妒，这也未必，看叶永清的胸怀，医德的修养，诚可谓大医之风范。

叶永清学问渊博，通古达今，近师叶天士、吴鞠通、王孟英，远追仲景。组方立法严谨，讲究性味，中正平和，临证果决脱俗，虽遇危疾，不避嫌怨，以医名浙西中。他毕生忙于诊务，因而著述不多，仅撰有《血证问答》《临证选录》《温病鉴别·温病方歌括评议》，由子女抄录整理而成。

第六章　寿昌时期

叶德铭成长史

三国东吴分富春置新昌县，西晋武帝太康元年（公元 280 年）更名寿昌县，这是寿昌之名的开始，距今寿昌镇已有 1720 多年历史。1950 年改属金华专区，1955 年复属建德专区，1958 年 11 月，寿昌县与建德县合并，从县改为了镇，今属建德市寿昌镇。

1944 年，叶永清由大同江北蓬村举家迁移到寿昌县城行医，并开设永德药店。"永德药店"有两层意思，一是取父子名字中各一个字，即叶永清的"永"字，叶德铭的"德"字；二是永久流长，德本财末。

以前的人取一个店的名字是很讲究的，要有含义，响亮而文雅。当然，最主要遵循"吃药饭，是吃子孙饭"的仁爱古训。

古人认为，吃中药饭要有较高的职业道德和职业素养。因为药业行当要么治病救人，要么假药害人。假如，你马马虎虎敷衍病人，你本人可能不会得到报应，你的子孙后代会遭到报应。

所以古人认为，吃药饭吃的是子孙饭。意思是说，会折了子孙的福分，好像把子孙的饭吃了一样。现在来讲就是做事要有良心，诚信经营。

因果报应，虽然是佛经上的说辞，但是提示了人心要向善，结善因得善缘、得善果有善报。现在科学发展飞快，大家都相信科学了，认为古人那一套都是封建迷信。其实，任何事物的产生和发展都有一个原因和结果。一种事物产生的原因，必定是另一种事物发展的结果；一种事物发展的结果，也必定是另一种事物产生的原因。他们的关系是不断循环、永无休止的。比如，你每天无所事事，好吃懒做，结果是日子越过越差或负债累累；你每天努力工作，辛苦奋斗，不说大富大贵，起码日子可以越过越好，这也是因果报应。

古代有一个不成文的规矩"看病不卖药，卖药不看病。"叶永清打破这一常规，其目的是方便病人，能很好地把控药品质量。

这一年，叶德铭刚好 16 岁，前几年他都跟着祖父在兰溪派堰头学中医。自从父亲的诊所迁移到寿昌县城后，看病很忙，诊室和药店很难同时兼顾。家务重担几乎全落在了单薄的母亲身上，一家七口人的吃、喝、缝、补，样样都得顾及。于是，父亲就叫他回寿昌帮忙，这样，叶德铭就回到寿昌跟父亲学医，并兼顾药房。

少年的叶德铭很懂事，除了跟父亲认真学习外，在闲暇时间会帮母亲干点家务。他恨不得快点长大，快点长本事，那样的话就可以为父母分担辛劳。这个 16 岁的少年萌生了一种朦胧的理想。

中华人民共和国成立后，教育资源匮乏，经济基础薄弱。1951 年教育部规定十年内基本普及小学基础教育，主要设立各种小学和初中，为我国高等教育做铺垫。

从小受国文教育的叶德铭，在本地算是一个有文化的人了，遂受聘为小学教师，由于教学能力突出，很快就升任为上马完小小学校长（完小是指整个小学阶段，称之为"完全小学"，简称完小）。但他担任校长不久就患咳血病，遂辞职回家治病。

年纪轻轻就当上校长，当时大家都替他惋惜，真是命运多舛啊！如果当年不生这场病，还是当教师，他的简历就得重新改写，他或许还是一个小学教师，或许成为另一个领域里出色的学者，或许会成为一个政府公务员。中医界就没有了今天的浙江名中医叶德铭教授了。

叶德铭的父亲不愧为血证高手，经过父亲两年的调理而病愈。身体康复后，叶德铭像父亲一样，先到寺墈头行医两年，在当地已头角峥嵘。

1956 年，叶德铭赴浙江中医学院进修，在新的领域里，他像海绵一样，迅速汲取着新的知识，吸收着中医丰富的营养。由于中医"童子功"的扎实，在进修期间各方面成绩都非常优秀，叶德铭深得耆老们的赏识，认为这样的人才应该留校任教。于是学校决定让叶德铭留校当老师。

1957 年，叶德铭进修结束后，收到了浙江中医学院留校任教通知书，整个寿昌县城沸腾了。一个小县城能出一位高等学府的老师，这是整个寿昌人的骄傲呀，多年后还成了一位教授，浙江名中医。

叶德铭满怀信心，走向了新的岗位，他的人生翻开了新的一页。浙江中医学院根据叶德铭的才能，马上委以重任，让他主讲《金匮要略》。这是对他何等的信任啊！

要知道叶德铭并非是科班出身，而是一个小小的基层中医师。

要知道《金匮要略》这本书，没有一定的国学功底是很难讲的，这书是"医圣"张仲景所著，成书于东汉末年。该书文字深奥，初学者不易理解，历代诸家注释又未能尽善，没有一定的国学功底和个人学术经验，是很难诠释的。

由此可见，叶德铭的"童子功"是非常扎实的，这与他的祖父、父亲辛勤培育是分不开的。当然还有他自己的超强悟性。

1958 年，叶德铭有幸赴南京中医学院师资研究班学习。有好的契机，还得有个人的付出和努力，叶德铭又如饥似渴地开始学习。通过师资研究班学习，叶德铭又进一步提高了教学理论水平。

研究班学习结束后，叶德铭又回到浙江中医学院任教，先后担任《金匮要略》教研室主任，《浙江中医学院学报》主编等职，期间由讲师升为副教授，1988 年晋升教授，并担任硕士生导师。

叶德铭长期致力于中医经典学科的教研，在教学中积累了一定的教学经验，开导与启发学生，使他们步入中医堂奥。他的面授内容丰富生动，深入浅出，深受学生的好评。在临床实践上，继承了叶宝珍（祖父）、张山雷、吴荫堂、叶永清（父亲）的治病经验。在治疗外感上，尤为擅长，而在内科疑难杂症治疗上颇具特色。更以实践所得的经验，启迪中医后学，提掖一代新名中医的成长，如浙江省中医院院长、名中医高祥福，浙江理工大学侯公林教授等。晚年致力于中医古籍整理工作，主编《张山雷医集》，为继承和发扬张山雷先生学术思想竭尽全力。

永清先生，真羡慕您啊，有这样一个优秀的儿子，真是做父亲的骄傲啊！

下面插一段叶德铭在浙江中医学院期间，他听闻的轶事。

叶德铭在中医学院任教期间，与吴颂康教授年龄相仿，兴趣也相投（喜欢下回棋、象棋），结为好友。吴颂康当年是拜叶熙春为师的，同时拜叶熙春为师的，还有杨继荪教授。所以，他听到了很多叶熙春老前辈的轶事。

大家想一想，当年杨继荪教授和吴颂康教授都是有较高知名度的中医师了，他们甘愿拜叶熙春老先生为师，可想而知叶老先生在浙江中医界的影响力有多大，绝对是扛鼎地位。

叶熙春老先生，性格耿直，看到别人有过错，一定会当面"开销"，一点都不留情面。有一次，叶老参加中医学术会议，台上有一个人在讲温病，只见叶老眉头一皱，马上指出这个地方有错误，一点都不给那人留面子。由此可以看出，叶老对学术是非常严谨的，是真性情的人啊。

叶熙春老先生就是这样的性格，不虚伪，不虚假。这种场合大多数人会保持沉默，或说一些奉承的话，背后再去议论一番。而叶老对错误的东西，眼睛里是容不下半粒沙子的，他一定会在人前当面把问题弄清，指出他的错误在哪里或正确的做法在哪里，以免大家产生误会。

叶老的初衷是好的，但未必人人都会接受，有的人把虚荣当作自尊，对外界对自己的批评，会感到自尊受到伤害而不能接受。老子说，"信言不美，美言不信。"

叶熙春老先生还有许多爱好，例如他喜欢看戏，而且喜欢学生陪他一起去看戏，这个任务就落在杨继荪教授身上了。以前的老中医很多都喜欢听戏，吴士元也是个戏迷，他喜欢听家乡的婺剧。叶老还有一个喜好，喜欢吃鸡子馃（鸡蛋饼），这个任务一定是吴颂康教授陪他去。师兄弟两人分工很明确。这是题外话，到此打住。

德铭双喜临门

伫立在新安江、兰江、富春江三水交汇处的梅城，有一处古色古乡、花木葱茏、幽静闲适、文化底蕴浓厚的徽派风格的建筑群，这里整日书

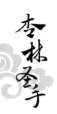

声琅琅，出入皆为"人类灵魂的工程师"，这便是有着"浙西山区小学教师摇篮"之称的严州师范学校（创办于 1916 年）。

梅城，是古严州府的府治所在地，是一座浓缩着一千八百年文化积淀的历史名镇。1946 年，叶德铭以优异的成绩考进了这所学校。

在当时，有着"浙西最高学府"之称的严州师范学校，有着较高的声望，对广大学子来说，无疑有着极大的吸引力。叶德铭顺利考进这所学校，全家人及亲戚朋友都十分高兴，都觉得叶德铭已经是个"秀才"了。

通过这几年的行医，叶永清家中也有一定的积蓄，当叶德铭接到录取通知书后，全家人高兴得跟过年似的，叶永清决定把亲朋好友都请到寿昌城热闹一下。于是，先到兰溪派堰头把叶德铭的祖父叶宝珍接来。

办酒请客那天，又是杀猪，又是宰羊，摆了十多桌宴席。叶家人整整齐齐到门口迎接客人。叶家、金家、吴家、诸葛家、廖家、翁家等所有亲友都来了，寿昌城、江北蓬村、寺墈头村的一些乡友也来了，大家把叶永清家挤得满满的，似乎很难再找到一块落脚的地方，连平时很少去的一些旮旯儿的蜘蛛网，也被前来庆贺的人挤擦得一干二净。满屋子的人，热热闹闹、开开心心地聊着，对叶德铭考取严州师范都赞不绝口。

都说人逢喜事精神爽，叶宝珍见长孙考取了浙西最高学府，断定将来前途不可限量，于是给了一个大大的红包，预祝孙子未来光耀门楣。

当然，事情的结果和叶德铭的祖父期望的稍有不同，他的孙子教师没当成（不过后来到大学当教授了），却成了一位名医。

严州师范开学了，叶德铭便像一只辛勤的工蜂，一头扎进知识的海洋，尽情采撷。叶德铭各科成绩都很好，国文尤佳，作文多次在班上宣读，还上了学校的校报。叶德铭在严州师范三年的学习，在学业上有了长足的进步。

中华人民共和国成立初期，政府就非常重视教育工作，基本实现了村村开学。一下子开办那么多学校，师资成了大问题。虽然立即开办师资短训班，但远水解不了近渴，各学校想办法请老师开课。当时的乡村小学都是初级小学，一至四年级是初级，五六年级是高级小学。高小一般设在县城和大的村镇，要通过考试录取。由于农村经济落后，除了有些大村子学校有校舍外，绝大部分村小学都是在村里的大庙或祠堂里，或者没收地主家房产当作校舍。桌凳要学生自己带，有的拿小板凳，有的拿能坐三四人的长板凳，甚至把太师椅拿来的人也有，真是五花八门。

政府为适应群众文化上的要求，放宽年龄限制，凡有上学条件的都可以上学，最大的十七八岁的都有，这些超龄学生多数都没有初小毕业，但他们也不再是文盲了。

1949 年下半年，叶德铭师范毕业后，就分配到建德县大同乡上马村小学任教。当时的教师生活条件异常艰苦，住的是黑漆漆的破庙，工资不是发钱，村里会在年底拿粮食来结算，每天自己筹粮买菜生火做饭，晚上还要在煤油灯下备课。由于是学校里唯一的师范毕业生，叶德铭被推荐任校长。

同年，叶德铭结婚，新娘曹秀云年方十九岁，比叶德铭小两岁，长得很漂亮，是寿昌县童源里村的村花。

这里插一段中华人民共和国成立初期教师的故事。叶德铭的表弟吴子祯（吴荫堂长孙），当年也被大同乡石郭源村请去当村老师。他苦苦撑持到年底，仍然没拿到工资，于是向村里的队长提出想结算工资回老家过年。村里的队长十分为难，说："教师的工资是年底以粮食结算的，今年村里的余粮也不多，你的工资我们也在想办法。要不村里还有三头羊你牵去，抵你的工资，怎么样？"吴子祯无奈，只好牵着三头羊回家，在路过寿昌时刚好碰到娘舅（叶永清）。叶永清调侃地说："你连亲娘都养不起，还要养羊呢？"吴子祯无奈地说："舅舅，今年村里粮食很紧张，只能牵三头羊回家过年了。"

吴子祯又名吴启祥（1932—2016），在 17 岁以前都是跟外公（叶宝珍）学医，17 岁以后，转跟娘舅（叶永清）学医。1951 年考到大同乡石郭源村当乡村老师，1953 年与石郭源村的徐爱云（1935—2018）结婚。1958 年被打成"右派"回乡务农，1978 年平反，任寿昌中学校医，1983 年调到檀村卫生院任中医师，1988 年因病退休。1990 年至 1993 年应邀在兰溪诸葛葆仁堂坐诊，1993 年至 1995 年应邀在寿昌健民药店坐诊。

德铭患咳血病

新婚燕尔，小学当校长，可谓双喜临门。然后，叶德铭并没有"公瑾当年，小乔初嫁了，雄姿英发"的豪情逸兴。因为，婚后不久，叶德铭就患上了咳血病（肺结核病）。在那个年代，人们最怕的就是咳血病了，所以眼前最大的事情是治病。

在 20 世纪，抗结核药尚未普及，中医治疗也是对症治疗，而且还要静养。如休息不好，整天担心这个、担心那个的，精神会紧张，中医认为会劳伤心神，相火就会亢上，就容易动络出血。为了让儿子有一个安静的环境，叶永清动员儿子辞去校长和公职，回家安心治病。叶德铭也知道这个肺痨病的厉害，马虎不得，遂同意父亲的建议，辞职回家治病。

20 世纪 50 年代初，抗结核药链霉素虽然已经问世，但价格昂贵，一支针要 30 多元，而且要连续用药（现在才知道，连续用药会损害脑神经即听觉神经，产生神经性耳聋）。而普通人月工资也不过二三十元，还不够买一支针呢。

叶永清的师傅吴荫堂先生是治疗咳血病的高手，叶永清随师三年，尽得老师的心传。而他在临床上接触过类似的病例已很多了，所以对儿子咳血病的治疗他是很有信心的。

经过叶永清两年的精心调治，儿子的咳血病痊愈了。神奇的中医药能治好世人"谈痨色变的病"！叶德铭惊喜不已，心中一颗坚守中医的种子开始发芽了，他心里萌生了一股豪情，要像父亲那样做个医生！治病救人！

叶德铭病愈后，母亲为了儿子前途着想，屡次劝儿子还是回到学校教书，叶德铭没答应也没拒绝。叶永清私下对妻子说："你别唠叨这个事了，德铭有学医的天赋，再加上他从小就在父亲和我的灌输下学医，基础扎实。"

正如叶永清所言，叶德铭经过一番深思熟虑，有一天跟父母说："我骨子里就是个当医生的料，还是在家跟父亲学医吧。"中医的天然情怀，对叶德铭来说是割舍不断的，再加上这两年来父亲给他治病的感受，让他下定了决心。

1951年秋天，叶德铭的大女儿出生了，取名叶凤珠。

德铭独立出诊

叶德铭就这样在"永德堂"随父亲学医，由于中医药基本功扎实，没多久就能独当一面。为了更好地锻炼叶德铭单独行医的能力，有一天晚上，叶永清把儿子叫进书房，说："德铭，我看你学得也差不多了，根据我的经验，你最好到基层锻炼一段时间，自己单独去门诊，这样对你会有很大的帮助。"

于是，叶德铭也像父亲一样，先到寺塥头村行医，到基层去锻炼。基层最大的好处，就是任何病例都要自己去面对，对医技的长进的确很有帮助，同时也能发现以前未能发现的缺点。

有一远房亲戚到寺塥头找叶德铭看病，症状是感觉胃脘部胀满，还往上嗳气，一喝水马上就会吐出来，吃饭也是，吃下去没多久就吐出来，20多天都是这样，这简直让人抓狂，那么多的粮食都浪费了。

叶德铭看了看他的舌苔白滑，脉象沉滑。又看了前医的处方是柴胡疏肝散和旋覆代赭汤加减，心想方子是对症的，为什么没效果呢？叶德铭感到很困惑。忽然病人有一句话提醒了他，喝水就想吐。叶德铭马上联想起《伤寒论》中的小半夏加茯苓汤证。于是考虑他胃中有水饮，就投以小半夏加茯苓汤合苓桂术甘汤加减。

三天后，这个亲戚说都好了，问他还要继续吃药吗？叶德铭随口就说："好了就不要吃了。"

当天晚上，叶德铭回到寿昌家中，母亲见德铭一脸高兴样，就说："有什么高兴事，说来听听。"

叶德铭故作镇静地说："没事，好几天没回家了，高兴嘛。"

叶永清在一旁说："我到有一件高兴事说给你们听。"

叶永清接着说："今天有亲戚对我说，吃了德铭的三帖药，20多天的反胃病，就给医好啦！我当时跟他说，近日油腻的东西不要吃。"

从叶永清的表情来看，透着赞赏口气的同时，好像还有美中不足之意。

叶德铭敏感地察觉到父亲的言外之意。急忙问："阿爸，有什么地方还没做好吗？"

叶永清说："你诊断治疗都对着的。关键就是，他来询问你，要不要再吃药，你随口说不用吃了。你看病人舌苔了吗？你问病人大小便了吗？你切病人脉了吗？还有，忌口也要吩咐他的。"

叶永清一连串的发问，叶德铭搔着头不好意思地说："这些都没问。"

叶永清接着说："这种病人，饮食稍有不慎就容易复发，忌口很重要的。"

第二天一早，就听到外边有人敲门，叶德铭心想不会是那亲戚吧，真是担心什么来什么，来人正是那亲戚。

还未等叶德铭问，他就说："昨天晚上，又打嗝又吐，折腾了大半宿。"说完又干呕了几声，等他稍安静后，叶永清边切脉边看舌苔，问道："昨天吃什么东西了，没听我话吧。"

亲戚懊悔道："昨天家里来了客人，鸡鱼肉都有，当时我还想着您的话，吃清淡点。后来一想吃了德铭的药，效果可好了，加上20多天未吃过好东西，嘴巴有点馋，多吃了一点。唉！都怪不争气的嘴，经不起肉香的诱惑。"

叶德铭听到这里，赶紧问父亲："您是从哪个方面判断的？"叶永清说："你看他舌苔又白又腻。"叶德铭又追问："那您是怎么断定他吃肉了。"

叶永清告诉儿子："昨天我看过他的舌苔，没那么腻。你看他的舌苔根部更腻，肯定吃过肉食，引起胃肠积滞了。"

叶德铭听了父亲这番话，深深感到与父亲的眼光和判断力上的差距。接着问父亲："那用什么方药呢？"

"还是用你原来的方子，加点消食导滞药。"叶永清回答说。

病人服药后，诸症悉除，再加上合理的饮食，未再复发。

由此看来，医生的医嘱也是很关键的。"三分药，七分养"，这句话果然不假。

就这样，在细微处不断打磨，不几年便声名远播，打出了自己的一方天地，叶德铭上路了，像是完成一份家族责任的交接。

叶德铭是幸运的，当他在人生的十字路上徘徊的时候，有一双厚实的手把他牵出迷茫。这一路走来，父母倾注了多少心血啊！学习上有疑问，有父亲解答；生活上困难，有母亲关心。人的一生，不管你有多大成就，父母永远是你第一任老师。

德铭的园丁之路

适逢浙江中医进修学校招生。该校始创于 1953 年 6 月，1959 年 6 月成立浙江中医学院，2006 年 2 月更名浙江中医药大学。

读大学对 20 世纪 50 年代的中国人来说可不是一件普通的事，只有少数人才有幸能进入大学校门。无疑，叶德铭是幸运的。1956 年，他以优异成绩考入浙江中医进修学校，作为优秀青年中医被安排进修深造（当时的中医教育，不是正规的本科生教育，都是进修教育。是把社会上具有实践能力、各地方有代表性的年轻医生召集起来，通过考试，择优录取。通过短期进修教育，培养一批素质较高的中医人才，这是中医药院校发展史上一个非常重要的措施）。

1957 年，叶德铭从浙江中医进修学校毕业，由于学习成绩优秀，被推荐留校任教。最初几年他是助教，多是配合其他老师上课，带领学生到医院临床实习、到野外采草药。年轻的叶德铭任劳任怨，开始了他的教学生涯，从基层做起。

1959 年，作为高水平师资培养对象，叶德铭被选派赴南京参加卫生部主办的中医教学研究班深造。南京研究班深造结束后，适逢进修学校改为浙江中医学院，当时，中国刚开始建立中医学院，《金匮要略》教材还不完善。叶德铭昼夜奋战，数月内协助其他老师编写了适合中医本科学习的《金匮讲义》，为浙江中医学院的建立及开设这门课程创造了条件。先后担任《金匮要略》教研室主任，成为该校《金匮要略》学科创始人和奠基者之一，开始了从事高等中医药教育事业生涯，为中医事业培养了一大批优秀人才。

插一段叶德铭在浙江中医进修学校任教时的尴尬事。

有一次，叶德铭在课堂上正在宣布他的"施教大纲"时，突然间，发生了尴尬的一幕。他一看讲台下坐着好几名新学员，再仔细一看，叶德铭一下子愣住了。

课堂上坐着一人是他的四叔，叶永寿中医师。

原来，叶永寿也作为优秀青年中医，被选派到浙江中医进修学校来进修了。

叶德铭原本课讲得顺顺利利的，一下子就变得结结巴巴了。

叶永寿当然看出侄子思想上的变化。课后，他主动找到叶德铭，说："德铭，事先没告诉你我来进修，是怕你思想上有压力。你讲你的课，我听我的课，放松一点，思想上不要有压力。"

"四叔，您来进修也不告诉我一声，搞得我讲课好尴尬。"德铭说。

叶永寿脸上露出欣悦的笑容："德铭，你能站在浙江中医最高学府上讲课，是我们叶家的荣耀啊！"

实际上，叶永寿跟叶德铭的年龄差不多，只不过叶永寿比叶德铭大二岁而已，但叶家是很讲究辈分的。

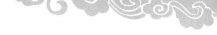

第七章　治　学

治阴茎痛案

叶永清移住寿昌县后，来看病的人很多，不少是从外地专程赶来的。来找叶永清看病的人中，有高官名流，也有平民百姓；有富贾贵胄，也有穷困人家，且多疑难杂症。在他眼里，生命同样宝贵，看病也分先后、轻重、缓急。

有人说叶永清"固执"，当时有人请他到大城市去行医，若去大城市发展，肯定能赚个盆满钵满。而叶永清却始终守在寿昌，不愿离开。

因为，这里有他的牵挂，他说："小地方人看病不容易，他们也需要好医生，何况，这里是我的第二个家乡。"

那个年代内忧外患，局势动荡，苛捐杂税多如牛毛。百姓患病后，整个家庭更是雪上加霜。目睹着众多穷苦病人，叶永清不忍远走他乡，在他看来，还有什么比救人生命更重要呢？也正是由于这样的念头，叶永清才得以抛弃个人发展的前景，始终坚守自己的诺言，全心钻研医道，终成一代名医。

到三十多岁的时候，叶永清已扬名浙西中部了，人们尊称他为"江北蓬先生""永清先生"。这么年轻就成为名医可真不是一件容易的事情，老百姓封的名号才是货真价实的名医。

看叶永清的医案，就是两个字，真爽。他很好地结合了两大医学流派之长，通过自己的实践搭起了自己的知识框架，诊病范围很广。精辟的辨病，大道至简至易的用药组合，让人领略中医药的神奇。

空说无凭，我们还是来看实例吧。

病人诸葛先生，得了比较尴尬的病，阴茎痛，排尿时更加厉害。别的毛病还可拖一拖，这个病可不能拖啊。于是，请来了一位名医。医生一听是小便痛，这是小毛病，就是清热利尿啊，八正散汤证嘛！（八正散是个著名方剂，专治尿频尿急，尿时涩痛）

方是个好方子，但效果不理想，尿痛还没好转，反而增添了新的症状，小便淋漓不尽。有时稍一咳嗽，小便就溢出。这病确实让人尴尬，这么大的人了，而且在当地，他也算是个有身份的人，跟人家谈个事情，一不小心裤子鞋子都湿了，这成何体统？

有时刚跟别人在谈话，一不小心，下身一阵钻心痛，马上愁眉苦脸地说："老兄，本人内急请谅解。"搞得人家云里雾里的。

换医生来治疗，也是同一个思路，犹以为温热盘踞下焦，乃用清热化湿利尿，谁知几剂药之后，病情转趋加重。后更医数次，皆以湿热论治，病无消退，遂就此停药。这些医生前后给诸葛兄利了20多天的湿热。看来"固执"的医生也蛮多的。

有病得治啊！于是，到江北蓬把叶永清请来，叶永清一看，诸葛先生眉头紧锁，目光沉痛，眼神里透露出他内心的"痛苦"。

叶永清当时虽然已经是名医了，但人家看病特细，不轻易动笔。诊其脉搏细数，再看舌苔鲜红，再问其所苦，言腰脊酸疼，夜里更加厉害，小便淋漓不止，尿道管中刺痛。

叶永清在室内徒步走了一圈，仔细地分析，为什么清热利湿的药不起作用呢？

忽然想起病人年事已高，肾精已亏，复加清利，真阴更伤，湿热壅遏不清，则气化功能失常（利了20多天的湿热，阴不伤才怪呢！中医认为久利则伤阴）。

叶永清开了生地、石斛、聚精丸（黄鱼缥胶，沙苑蒺藜组成）清热养阴，泽泻、车前子利湿，川连清心火，淮小麦、芡实补脾益肾固精。

潼蒺藜甘温不燥，补肾气固涩能力较强，在肾阴虚的一些方药中，配伍它能很好起到补肾精作用。

病人服了一剂后，命人策马飞舆去请叶永清。

当叶永清一脚跨进诸葛家大门时，病人就苦闷地说："叶医生啊！下面还没好，身上又发出疹子了。"当时他心里想：本来嘛，尴尬就尴尬了，还能到外面去走走，现在可好，连门都出不去了。

叶永清连忙察看疹子，只见红疹满布但无痒痛，夜热腰疼，诸症依旧。只见他不慌不忙地说："好现象。"

"啊！"病人一听，当时差一点晕了过去：不会吧？没听说过啊，你忽悠我吧！

看来诸葛老兄被别人忽悠得都有点害怕了，真是一朝被蛇咬，十年怕井绳！

叶永清继续说："这个疹子出来，您体内的血热、湿热就往外排了，佳兆也。"

病人疑信参半。

叶永清又言："疹子有顺疹逆疹之别，您这个疹子鲜红有光泽，松浮洋溢，如撒在皮肤，属于顺疹。由于您的阴液很亏，这个湿热郁于肌肤血络，不能外出，我昨天给您补了阴液，体内的湿热就有能力往外透了，湿热之邪就有出路了。逆疹是色赤而黑不饱满，是表明体内阴液内竭；或疹子紧束，是热毒锢结。"

在旁边的诸葛夫人也附和说："叶医生说得没错，像小孩子出麻疹一样，发出来好。"

病人一想也有道理，若有所悟地点点头。

于是，叶永清将前方去石斛、川连、芡实、淮小麦、聚精丸。加白蒺藜清透，生扁豆化湿，玄参清热凉血滋阴。

第三天，病人夜间发热已退，疹色也一颗颗晶莹剔透，但小便还是淋漓，有时遗尿。看来这个肾气确实很亏了（肾元不充，关门不固）。叶永清将前方去白蒺藜，加生白芍、北沙参、山茱萸、制首乌、枸杞子加强补肾阴力度。

第四天，全身的红疹已消退，白天遗尿也好转，晚上睡觉还是有点遗尿。病人终于相信，叶永清所说的"顺疹"确非虚言。由此可以看出，这个遗尿症并不全是湿热引起的，肾虚失固是很大的原因。

叶永清一看病人有唇干口渴，夜卧不安，溺时阴茎仍旧刺痛，虚火仍盛，遂加女贞子、酸枣仁、北术米滋阴安神，去山茱萸、扁豆。

这样一日一方，到了第五天，诸葛兄的阴茎痛问题解决了，痛止人安。看来湿热已清，但肾气肾精已大伤。出现了舌苔光降，气怯神疲，脉细弱，气阴两损的表现。那么大年纪了，那能经得起那么长时间的折腾啊（高年肾惫）！

叶永清当即转换思路，用吉林参、西洋参、石斛、生地、生白芍、山药、桑椹大补气阴，玳瑁清肝泻余火，少佐肉桂，宣膀胱之气，反制药物寒凉太过，使其阴阳调和，共收振肾中阴阳和气化功能。

第六天至第十天疾病逐渐好转。第十一天，病人派人告之，诸症尽消。惟脾胃略差，改用调理脾胃而收全功。

由于篇幅有限，现只录第十天医案，供大家欣赏。

十诊：肾气不强，膀胱则不约。书言：肾开窍于二阴。可见北门之主，总在于肾，而肾之政令又在乎命门。盖命门为北门之枢，有阴阳之柄。阴阳调和，则蓄泄有常；阴阳不和，则启闭无序，阴虚气泄，是无疑义。益气养阴，守服为宜。附方如左，谨呈电阅。

潞党参三钱六分、大生地六钱、覆盆子三钱、楮实子三钱、制首乌四钱、炙黄芪二钱四分、杜仲三钱、狗脊三钱、当归一钱八分、破故纸三钱、淡竹茹三钱、菟丝子三钱六分、聚精丸四钱。

这位诸葛先生，高年肾亏，湿热久郁，兼之前医通利时间太长，不免助纣为虐。以致愈利则阴愈损，阴伤热郁深伏。由于治疗阴虚的病情时间相对较长，"阳易生，阴难复"。所以治疗十余天，气阴才慢慢恢复，后改养胃生津化湿并用，才得痊愈。

像叶氏这种医案，能从众多症状中洞悉源流，圆通权变，没有真功夫那是做不到的。他的这些临床经验，还真值得我们学中医的人好好地琢磨琢磨。

治中风病案

1940年春季，一名李姓中年人患了中风，他家境好，衣食无忧，加上肠胃功能特好，吃进去东西照单全收，以致大腹便便，肥硕无比。

大家都知道，恣食膏粱厚味，醇酒炙烤，可使脾胃功能失调，湿热火毒内生。有的人明明知道，就是管不好自己的嘴巴。

这位李兄也目睹过中风病人的惨状，轻一点的留下半身不遂的后遗症，重的卧床不起。他当时心里这个懊悔啊！

于是李兄的家属，赶紧把叶永清请来，叶永清过来一看，病人偃卧在床，体形肥胖。

叶永清询问病情，只见病人说话不灵便，语言謇涩，舌头好像不听使唤（舌掉不灵）。一看舌苔，舌质边红，中间焦黑，一看就是热毒极旺的病症，再诊脉象弦滑，左肢不遂。

如此重证、危证（来势颇剧，吉凶莫能预料），如没有真知灼见的人，是不敢开方子的。

好在叶永清中医诊断功底深厚，迅速做出判断：肝阳陡动，挟痰火上扰，枢机窒塞，遂道不通。拟以泻降化痰，以冀痰火下行为顺。

叶永清开出了处方：礞石滚痰丸、陈胆星、黄连、生牡蛎、石决明、天竺黄、双钩藤、瓜蒌实、羚羊角、牛黄至宝丹。一天两剂。

第二天复诊，病人病情毫无反应，大便未解，头痛症状依旧。只见叶永清眉毛微皱，目光深沉，陷入了沉思，难道平肝清痰热不对症？但是再无效痰火也得下行啊。

片刻，叶永清立刻意识到，主攻方向出现了偏差，苔焦黑是阳明热炽，导致病人体内的津液快要消耗干了（很关键），激动了肝阳，煽其津液为痰，痰复乘风而上，阻塞隧道，震扰神经，此尊恙之所由来也（阳明经是中医术语，分为足阳明胃经和手阳明大肠经，叶老虽然没有分手、足何经，但看他用药是胃肠统治的）。

于是，叶永清改变了主攻方向，以清阳明热炽为主"急下存阴"，辅以平肝息风，佐以清热化痰，使以养阴生津。

大黄15克、生石膏24克、元明粉12克、瓜蒌仁24克、双钩藤30克、陈胆星5.4克、枳壳5.4克、石决明30克、天麻5.4克、黄连3.6克、鲜石斛12克、鲜生地18克、鲜竹茹9克、鲜芦根30克。煎汁代水。

第三天，服药后大便已行，气机通畅了，热邪有出路了，病势开始转轻。但脉象还是很弦滑，舌苔还是有点焦黑，看来这个热毒比较顽固（一派炎炎之势，尚恋未除）。

叶永清认为药已对症，稍作改动，去掉元明粉软坚泻下，大黄改用12克，加焦栀子清三焦之火，加木通通经络，加竹叶去天麻。

第四天，奇迹出现了，病人说话利索了，脉象没前几天那样弦滑搏指，最主要的是那焦黑的舌苔也退了。说明体内的阳热之邪已经平复了。

让我们来拜读一下叶永清所拟的第四诊医案。

四诊：大脑主知觉，小脑主运动。知觉灵而运动失常，是小脑病而大脑未病也。脑居巅顶，为清虚之处。何以致病，实由肠胃蓄热熏蒸，肝阳乘机恣肆之所致也。自投泻降以来，大腑畅通，脉象较平，苔黑已蠲，舌掉亦灵。以理论之势，有退舍之征，专以清泻平肝，蠲痰通络，以冀渐平。

生石决明一两、丝瓜络二钱四分、僵蚕四钱八分、忍冬藤两、桔络一钱二分、泽泻五钱八分、双钩藤一两、鲜竹茹三钱、陈胆星一钱八分、浮海石三钱、天竺黄一钱八分。

后以通调气血，清涤痰瘀调理月余，言动完全自如，这个棘手的病就这样好了。并嘱其应清淡饮食，切忌大鱼大肉之品。

通过这例医案，我们可以看出，平时喜欢大鱼大肉膏粱厚味之人，容易引起过量的脂肪停留在体内，日久生痰、生湿、生热，壅塞在肠胃，引动肝阳上亢。

治谵语神狂症案

感冒发烧是一种常见病，世界各地的人都是这个疾病的易感人群，哪怕是动物也不例外。当然感冒发烧是最普通的常见病，有些人甚至根本不当回事，也不用看医生就能好。下面笔者要说的这种感冒发烧，那可是真的差点要了病人的命。

现代医学认为感冒是由人体遭遇呼吸道病毒或者其他微生物侵袭后

继发的炎症反应所致，它与中医的"伤风病""寒热病"差不多。而中医对"感冒"初期症状分得很细，感受寒邪叫"伤寒""中寒""中风"（不是脑血管病的中风）；感受热邪叫温热病。同时，还按季节来分，春天叫春温、风温，夏天叫暑温、暑热、暑湿、湿温，秋天叫秋燥，又分凉燥、温燥，冬天叫冬温等。在治疗上形成了两大流派，伤寒派与温病派。

先贤们把一个普通的感冒分得那么细，我还以最浅显易懂方式来分的，如再分辨详细点的话还有体虚（气虚、阴虚、阳虚）、温疫、时行、伏邪等。不学中医的人，一定会听得云里雾里。

病人是中年男子，初期有点发烧，他自己也没在意，认为是一般的小毛病，挺几天就会好的，毕竟和小伤风一样都是小病而已。可是这场发烧持续了好几天不见好转，于是，请了一位医生来看，医生一看感受风寒了，辛温发表就可，算是小毛病嘛。

不料，服了几剂药后，病人突然性情大变，情绪变得越来越烦躁，有时还有发狂，这可不得了啦，平时非常顾家和疼爱老婆的一个人，突然间会揪住老婆的头发就来几巴掌，见人就骂，大家费了好大劲才算把他制服。

他虽然平时对老婆言听计从，从不顶嘴，妻子说什么就是什么，但现在他的状况，大家非常担心。老婆可不是他的对手。

病人的妻子也相当纳闷，难道发烧把脑袋烧坏了？难道平时对她的好都是假的？还是平日里积下来的怨气今天爆发了？她百思莫解。

于是，大家赶快把叶永清给请来了，叶永清忙问发病的具体细节，病人妻子叹了一口气，说："平时挺顾家的一个人，对我也很好。唉，前几天发烧头痛也请医生看过，不知中了什么邪，今天性情大变。"

原来如此，叶永清观察了病人的表情，时清时昧，清时对人有礼貌，会叙述病情，发热口渴，两只耳朵好像有东西堵上，听不清，多日未大便；昧时大失常态，嗤嗤向人苦笑，或歌或哭，或殴人詈骂。

待病人神情稍安时，叶永清给病人诊了脉，脉按沉实，肌肤炙手，再看舌苔根部又黄又厚，叶永清这下明白了，此温邪内炽，阳明腑实证（大热大实），如此重证，非大承气汤不可。

瓜蒌实四钱、川连八分、元明粉三钱、枳壳一钱五分、赤苓三钱、连翘三钱、光杏仁三钱、生大黄三钱、莱菔子三钱、焦栀子二钱四分、芦根二钱四分、紫雪丹三分。

这个方子是大承气汤去厚扑加清热化痰、开窍定惊药物组成。方子里的大承气汤是寒下剂，具有峻下热结的功效，主治阳明腑实证，为主药；焦栀子苦寒清三焦之火；连翘清心肺之火，兼入胆经，为热入心包症的常用药。

杏仁归肺经、莱菔子入脾胃经，都具有降气化痰、润肠通便作用，一个在上，一个在下，配合发力；瓜蒌实清热化痰、利气散结润肠，临床上还分瓜蒌皮、瓜蒌子，它们部位不同，功效也有所差异，瓜蒌皮长于润肺化痰；瓜蒌子长于润燥通便，所以瓜蒌实（即全瓜蒌）具有瓜蒌皮、瓜蒌子所有的作用。

紫雪丹有"温病三宝"之一，具有清热解毒、镇痉开窍之功，用于温病邪热内陷而致的高热烦躁。

家属按照这个方子给病人服用了两剂，效果非常好，大便连下数次，如胶如漆奇臭无比，头面部有微微汗出，神情较静，谵语神狂大减。叶永清再以清热生津，健脾化湿，遂竟全功。当叶永清复诊而归时，病人不胜依依之感。

为什么一个普通感冒发烧的病会引起神昏谵语，甚则烦躁而狂呢？

感冒初期症状，中医称邪在卫分（卫分是中医术语，指感邪较轻较浅的阶段），卫分症状不除，再进一步发展就到气分了（气分是指温热邪向里发展），就形成了阳热亢盛的里热症。如邪热在肺胃，可见发热烦闷，汗多口渴，咳嗽喘急，咯吐黄痰，舌苔黄燥；如邪热在肠道，可引起肠道燥实，可见高热，腹满疼痛拒按，大便秘结，严重时会引起烦燥而狂、神昏谵语，舌苔黄厚或焦黑起刺等一系列表现。

在这里要简单科普一下中医的卫气营血辨证，温病理论把人体分为卫、气、营、血四个层次，认为邪气从外入内通常是按照这个顺序进入的。这个辨证方法是清代叶天士所创，将卫气营血作为辨证纲领，用以分析温病病情浅深轻重及其传变规律，并提出相应的诊法和治法。

笔者想，假设当时有精神病医院的话，很有可能会被送去治疗，如果临床经验不丰富的医生，去按精神病去处理的话，那么这个病人有苦头吃了！

治中毒性肺炎案

病人：杨某，38岁，女性。

患病两天，高热烦躁，周身酸痛，咳嗽胸膺作痛。经寿昌人民医院检查，诊断为"中毒性肺炎"，即予入院抢救治疗。经住院医生对症治疗，症状并无改善，急请叶永清老中医会诊。

叶永清一看病人，面部很红，呼吸急促（面红气粗），按其脉象沉伏、肤冷。脉症极不相符，按理说高热烦躁、面红气粗，脉象应该浮数，而今脉象不浮反而沉伏。

这是为什么呢？叶永清陷入沉思，他再细诊脉象虽然沉伏，并无脱象，况舌赤而苔白，胸膺作痛，虽有烦躁，但未扰及营分。叶永清判断卫分、气分热盛，如投救逆之剂，试之必死。

那么为什么会呈现脉沉伏肢冷呢？

叶永清认为，是温病热毒内蕴，经隧不通，气血不利，故脉象为之闭塞不通而肤冷。叶永清迅速作出决择，舍脉从症，从热证论治。

叶永清同时认为，本病传变还是顺证，卫证未解，渐入气分。虽见烦躁，但未见谵语神妄，逆传心胞之象；虽有肤冷脉伏，此乃假象。此风温病毒壅盛，仍属肺卫病变为主，亟宜大清卫分、气分。

于是，叶永清投了清透通脉之剂。

秦艽、白蒺藜、淡豆豉、九节菖蒲、银花、连翘、黄芩、南沙参、浙贝母、前胡、芦根、路路通、鸡苏散。

让我们一起来分析这个方子有何独到之处。

秦艽和白蒺藜这二味药，是叶永清治疗外感病初期必用之品，也是他临床经验所得的一组药对。用他的话来说，凡属外感所致形寒发热、身酸疼痛等症，使用本药对，用之辄效。

该组合主要是祛风除湿，用于形寒发热、全身酸痛等症，而对全身骨节酸痛尤为适宜。秦艽辛苦平微寒，有祛风湿利关节之功，为风药中润剂。白蒺藜辛苦微温，能疏风通络，两药相须为用，祛风湿之力更强，且无香燥耗气之弊。

伤寒与温病初起，骨骺酸楚为必具有之症，大致筋骨酸楚于初起者，不外风寒外束经络之症。身半以上多属于风，身半以下多因于湿，身重则湿邪尤重，而秦艽尤为骨楚之要药，乃至当不易之品。

中医认为每个季节的气候对人都有影响，如果人在当令的季节中不注意，受到了伤害，就会得病。六种正常之气（风、火、暑、湿、燥、寒），就会变为六淫。

大凡六淫之邪，鲜有不挟它邪而成病者，以风为阳邪，为百病之长，与它邪相合极为常见。故此药对组合适用范围很广，如因冬令气候之寒盛而成病，即为风寒，本方可加麻桂之辛温，以祛风寒于腠理，化湿邪利枢机，且无抑遏之虑；若遇春令气候之温，感而为病，即为风温，于本药对合辛凉之银翘散，可无燥烈之虞；如遇盛暑之时，即为暑风，以本药对加六一散、扁豆花，清暑祛风；如遇湿盛之时，湿胜于风，以本药对加稀莶草、路路通、防己、生薏苡仁等，利湿而祛风；若遇秋凉为凉风，本药对加杏苏散，择其要者而施治；若遇秋燥，是属燥风，本药对加千金苇茎汤，去桃仁而增减；如遇食积内滞者，为风食，本药对加焦楂、麦芽以消之；如遇痰诞内聚者，为风痰，本药对加浙贝、杏仁以化痰。夫六淫皆能化火，风火易于相搏，于本药对加黄芩、黄连清之。

以上是叶永清治疗外感病的用药心得。

下面还是来分析方子。

温邪侵袭肺卫，则应以辛凉之剂清解，清透在表之热。辛凉清解之法，用意非在发汗，而在清透热邪。邪祛则营卫通，通则汗出而愈。

方中连翘是清气分热之药，可以散结开郁。凡是热一定会有郁结，郁结散了，热就散了。同时，连翘心还有清心经之热的功效。

银花是清卫、气分热邪的药物，可以透邪外出。叶永清用此药的经验是，对于热象不明显者，则以前胡、浙贝、薄荷之属治之，银花、连翘一般不用；对热毒较重，喉痛赤肿，风温热病初起最为适合。

淡豆豉是黑大豆经炮制而成。在炮制时加桑叶、青蒿蒸窨。具有甘苦微温之性，外可解肌透表，内可散郁除烦，苦而不寒，温而不燥之功。

历代温病大家虽然反对使用辛温之药，但对淡豆豉却多加推崇，是温病学家们手中的得力的药物。

黄芩专清肺热，和浙贝配使清肺热化痰作用更强。鸡苏散就是六一散加薄荷而成，具有清热利湿兼解风热，说明叶永清照顾到下焦的热，鸡苏散的特点是可以使热邪从小便排去，不与邪热相搏，则温邪亦即孤立而易解，配薄荷还有疏散风热作用。

芦根在银翘散中是煮汤送服，是利湿的。它还有生津止呕解毒作用，适用于热病烦渴，肺热咳嗽等症。温热病容易伤津耗气，热渐入里，加南沙参养阴清肺，化痰益气，保津生津。

九菖蒲就是九节菖蒲，有祛风豁痰、开窍醒神、宣湿开胃、解毒的作用。适用于神昏谵语，胸痞呕恶，风湿痹痛。

路路通味苦性平，祛风活络、利水通经，这味药用得特妙，其用意是通络复脉，这是叶永清的经验。

有人会问，温热病怎么会用辛温的淡豆豉、白蒺藜之类的药。因为温邪多挟风挟湿，初期过于寒凉则冰遏其邪，病反不易解除。所以适当配合微温之药，可防此弊，这是历代温病学家的用药经验。

有些临床医生，一看是热症就用大剂量的清热解毒药，病情不见其好转，反而累及其胃，这就是过于寒凉了，冰遏其邪之故，反不易解。

这个方子，杨某服二剂后，发热就退了，诸症皆有好转，原方去秦芃、白蒺藜再服三剂，病势渐平。继用清余热之邪，这个病人的热和湿基本上清掉了，脉象浮缓不再沉伏。

有人会问，那么平常的药，服二剂就退热了，有什么秘诀？

下面再来看一例病案。

治乙脑案

病人：徐某，男，8 岁，1970 年 8 月。

患儿起病急骤，高热抽搐，收治于寿昌县人民医院，被诊断为"乙型脑炎"。治疗二天，病情未见缓解，急请叶老会诊。

叶永清来到病房，一看患儿面部潮红，高热无汗，头痛抽风，项稍强。再看舌苔，好家伙，舌尖边质很红，苔白而黄，这意味着什么？湿气已化热。再诊脉象浮而弦数，这又说明了什么？说明体内热盛，并且表里俱热。

叶永清还观察到，患儿嗜睡（沉睡），意味着湿浊蒙蔽神明，时而烦躁，说明邪扰心神。头痛抽风是高热所引起的，中医称为"暑惊风、暑厥、痉病"。

叶永清诊断为：邪入卫分，暑湿挟风，表里两闭（湿热互重型）。

怎么办？表也热，里也有湿热，先治疗哪个好呢？

叶永清迅速做出了决定，清暑祛风，表里双解。于是开了方子。

香薷、淡豆豉、川朴、蝉衣、扁豆花、佩兰、僵蚕、青蒿、银花、连翘、川菖蒲、鸡苏散、紫雪丹各一钱分，二次服。

这是一个典型的治疗温热病进入卫分，湿热互重的方子，其中有银翘散、三物香薷饮、鸡苏散，配合镇痉开窍等药。

方子中首选紫雪丹开窍镇痉，清热导下。由于气分热症，变化迅速，故见神志朦胧，高热抽搐瘛疭（瘛疭俗称抽风）。这类症状大都是在高热的情况下而出现，正似中医所说的热极生风症。所以镇痉息风药僵蚕、紫雪丹的应用，必须与清热药银花、连翘、青蒿、蝉衣配合，方能达到治疗目的。其中蝉衣用的最妙，既能宣散风热，又能祛风止痉。

由于气分挟湿，叶永清选用三物香薷饮，凡花能散，以扁豆花易扁豆，增强透暑热化湿作用，加佩兰、川菖蒲、川朴、香薷，淡豆豉以防暑热郁蒸，导致蒙蔽清窍之患，再配鸡苏散使湿热从下泄，即所谓"渗湿于热下"，湿之邪解除，不与邪热相搏，则暑热之邪亦即孤立而易解。

这个方子，患儿服一剂后发热即退，诸症皆有好转。

复诊时神志已清，去紫雪丹原方再服二剂而安。

叶老之用药，神施鬼设，斩关夺隘，如周亚夫之军从天而降，诸医目膛心骇，帖帖耆服。

下面我们来了解一下"乙脑"这个病。

19世纪70年代，乙脑在日本首先被发现，是感染嗜神经性病毒所致的急性传染病。它的发病有明显的季节性，在我国一般是七、八、九三个月发病较多。它的主要临床表现为发病急骤、高热痉厥、昏迷等。中医称之为"暑厥""疫病""暑痫"之类疾病。

现代医学将乙脑的病程，分为初热期、极期、恢复期及后遗症。又依其病情轻重及神经系统症状的程度，而分为轻型、普通型、重型及极重型（暴发型）。

中医的辨证分型与现代医学不同，中医主要是运用温热病家的卫气营血辨证的法则，分为卫分证、气分证及气营两燔证。

卫分证以发热、头痛、微畏寒、神志清、口干、舌苔薄白、脉浮数等征，接近于温热病初期或轻型。

气分证以高热、头痛、项微强、口渴、烦躁、抽搐、昏睡或昏迷等为要征。但要分辨清楚，热偏重，还是湿偏重，或者湿热互重，这是卫分征的关键要点，假如辨别不清，就会影响疗效。

气营两燔证相近于重型或极重型，以高热，神志昏迷，四肢抽搐，舌苔黄燥，质红降，脉数为要征。分为肝风煽动型、热蒙心包型及内闭外脱型，这三型在病变初期，可相互出现，尤以内闭外脱型最危险。

因此，对"乙脑"的分型治疗，常选用清热、化湿、镇痉、开窍、豁痰、养阴、益气等法，随证施治，以冀降高热，控制抽搐，苏醒昏迷，尤其是防止肺气闭塞，呼吸衰竭，是治疗"乙脑"的关键。

从以上两个医案里我们可以看出，叶永清治疗温热病，那是理法森严，条理清晰，各位同仁可以琢磨琢磨，也可以从中找到规律。

顺便说一句，中医有很多治温病的好方子，方子特简单，而疗效非常好。如温病三宝，紫雪丹、至宝丹、安宫牛黄丸，这些老祖宗留下的珍贵遗产，要好好利用和保护，我们要像"申遗"一样保护起来。叶永清运用"三宝"很有经验，总结了几句口诀："砰砰嘭嘭紫雪丹（抽搐），不声不响至宝丹（深度昏迷），糊里糊涂牛黄丸（神志昏迷）。"

特别要讲一下，面临失传危险的紫雪丹，如今不为大众知晓，其实它比另外二宝的历史更为悠久，是唐代一位名叫苏恭的中医发明的方药，因为如"霜雪紫色"，且药性属于大寒，冷若霜雪，故此得名紫雪丹。

紫雪丹是治疗温病的急救中成药，除具备清热开窍作用外，还有息风止痉的功效。对伴有惊厥、四肢抽动的高热、神昏病人特别适用。对现代医学的乙脑、流脑、重症肺炎、病毒性肺炎、猩红热、各种感染性疾病，以及肝昏迷、小儿高热惊厥等主症，都可以用紫雪丹来治疗。

说实话，以前的中医对很多疾病也是不大了解的，也看不到细菌，就像我们今天一开始也搞不清"变异病毒"是什么引起的一样。但是中医认为人体的修复能力是很强的，祛除病邪的能力也很强，之所以自身不再起作用，是身体出了问题，我们只要把这个问题调好了，那么身体自身就会依靠自身的力量把病邪祛除出去。正如《黄帝内经》所言："正气内存，邪不可干；邪之所凑，其气必虚。"

精于辨证，善于用药

在基层做医生，有个好处就是看病很杂，什么病都得看。不像现在的大医院分科分得那么细。这就是为什么许多大师都是多面手，他们并不局限于一个学科，而是同时涉及好几个学科，最后在一个学科上有了突破。

在基层看病最大的难点是什么？

就是诊病，也称辨证，换成现在的话说就是诊断学。

那个年代没有"电医学"（借用电的医疗检查仪器），只有老祖宗留下的"望、闻、问、切"四种方法。

叶永清先生虽然没有经历正规院校培训，但他长期接受名医的教诲和提携，还有自身不懈的努力，更重要是他有一颗医者仁心。而且他的行医经验很丰富，尤其早年独闯异地行医的经历，更让他知道如何去分析疾病，如何找到解决问题的方法。因而他非常重视辨证，《血证问答》云："医道之难，难于认证，证既不认，治疗必乖，而用药亦难中窍。非张冠李戴，即隔靴搔痒，无不误人性命。"

一个好的中医，掌握中医诊断学很重要，这是中医看病的基础。

诊断是看病的第一步，诊断的大方向如果对了，用药稍有出入问题不大，随着阅历的提升，还可以细化。但是如果第一步就错了，大方向错了，那么治疗效果呢？大家应该都懂。

有些老中医只要看上一眼，就能判断出疾病的凶吉，中医称之为"望而知之谓之神"。您别以为，有些老中医有特异功能，并没有，这种本领是在临床中锻炼出来的。

例如吴士元老中医，每次看病之前，都要留意候诊病人的神色形态，发现病急的病人，皆唤来先诊，若危重的病人，转入住院治疗，如发现形态异常的，他会特别关注。曾治林姓老作家，待诊疗完毕，吴士元再三嘱咐病人家属，老人身边不能离人。学生们就此请教老师，吴老说林老不久于人世了，在旁的学生吴恨非感到不解，不知何处诊出，当即请教老师。吴老说："你们都没留心，病人进来一只外裤滑下，不知提上去，脚踏上去也没知道，此失神矣。《黄帝内经》不是说过得神者生，失神者死吗。"后来果如吴老所料，半月后病人离世。吴士元给学生们上了一堂生动的现场诊断课。学生们受益匪浅，多年后仍记忆深刻。

所谓"有诸内必形诸外"，就是这个道理。内在五脏六腑的病理变化或心理变化，终会表现在外部躯体或语言的相关区域。所以，一个有经验的中医师会从细微处洞察病机，掌握病情。

中医是一门博大精深的学问，诊断学是研究如何诊察与识别疾病的一门学科，其目的是为临床各科打下基础，是临床各科之间的桥梁。它的内容很多，有四诊、八纲辨证、脏腑辨证、六经辨证、卫气营血辨证、三焦辨证、气血津液辨证、经络辨证、汤证辨证等多种。这些辨证系统是交叉在一起的，好比一个人患风寒我们可以六经辨证，也可以八纲辨证。患温病可以卫气营血辨证或用三焦辨证。杂病可用脏腑辨证或气血津液辨证等。

一个全面的中医，对这些辨证系统应该很熟悉，疾病暴露出哪里的问题，就从哪里着手调查，找到问题的症结。就像侦探循着破案一样，并不要求"眼见为实"，而是根据特定的方法进行推理，求得对疾病本质的认识。所以，传统的中医并不完全依赖于"电医学"，而是在通过审察其反映于外的各种疾病现象，在中医理论指导下进行分析判断，从而认识疾病的本质。这便是中医诊断看病的独特之处。

下面笔者给大家举个汤证辨证的例子来讲吧。

什么叫汤证辨证？就是以汤头对应的症候，来辨证施治的治疗方法。如《伤寒论》柴胡汤证、承气汤证等。

就拿花蕊石散来讲，大家都知道花蕊石散是止血的好药。但花蕊石散并不是适用任何血证，在运用时应当辨证用药，最主要的是辨虚实。

叶永清在运用花蕊石散有精辟的论述，他认为花蕊石散既能止血，又能消瘀。凡是消瘀血的药都能伤及正气，唯独花蕊石散没有这个弊病，它神于化血瘀，而不伤正气，是祛瘀止血的妙品。

叶永清还进一步论述花蕊石散的适应症和禁忌症："血后消瘀，固无疑义。然虚实当分，凡失血之后，不能复循故道，必积蓄以成瘀，不得不用花蕊石散以化之，毋使积瘀成痨。倘若阴虚之体，其血之来，势如涌泉，或续发不断，竟成气血二损之候，误用此散，则令其血尽化为水，使一身之血，俱归乌有，其人岂有生。所以花蕊石散为体虚者，瘀血内壅之圣方；为体虚者，气血枯涸之砒毒。是则利弊之端出于良工与庸手，故曰：药之利弊在于用之善与不善。"

由此可见，叶永清对辨证用药是很讲究的。一般人学医用药，只会跟着别人走，人家怎么说就怎么用，好比花蕊石散适合虚证出血，假如不了解此散的特性，不辨虚损程度，就放胆用之，那么就会像叶老所说，用对了就是"圣方"，用错了就是"砒毒"。而叶永清会进一步分析，此散虽然适合虚证，但要分虚证的程度，而这个"虚的程度"很重要。

中医讲究的是辨证施治，也就是"甲之圣方，乙之砒毒"。如千篇一律用此方，就失去了中医辨证论治的特点。

为什么有些老中医疗效好，就是人家精于辨证，只要把问题的症结看清楚了，问题就迎刃而解，这就是掌握诊断学的高手。

下面举个不多见的案例吧。

治泥浆痰案

像泥浆一样的痰，你们见过吗？

这种泥浆痰很少见，历代医书也很少记载。

写到这里，各位一定感到好奇了吧，难道古人都没有见过"泥浆痰"吗？

这里有必要把"泥浆痰"，给各位介绍一下，免得大家乱猜。

痰一般分白痰、黄痰、红痰、粉色痰、红褐色痰或咖啡色痰等。而临床上，唯独像"泥浆"一样的痰很少见。

"泥浆痰"笔者也没见过，我们还是看看叶永清记录的医案。

有一淳安人吴某，男性。咯血多年，经过多位医生的治疗，咯血时发时愈，滋蔓而难图。近日来咳嗽痰多，咯血更加厉害，还出现胸满气急，稍微活动一下，就喘不过气来。

大家都知道，气喘病是很难受的，看着别人走路好像不费劲似的，自己稍动一下，就气喘吁吁，还吐着血呢，这日子怎么过啊！

请了一位有名的医生，一看，咯血咳痰、胸闷气急，这是肺气上逆啊，于是就开了止血止咳、降逆平喘之类药。

结果吴某服药后，病没有好转，反而加重了，咯血更加多了，还夹杂了像泥浆一样的痰。

这位医生一看愣住了，这是什么病啊？"泥浆痰"没听说过啊！好像《黄帝内经》《血证论》也没有记载过这样的病啊！勿晓得什么病，还用什么药，他黔驴技穷了，只好起身告辞："您另请高明吧！"

有病还得治啊，这时有人说了，听说寿昌城内叶医生学识渊博，看病很有一套，不如到叶医生那儿去看看。

一听这个建议，吴某赶紧叫人抬他去寿昌城找叶医生看病。

叶永清一诊脉象细数，舌苔青润，连忙问他："吐泥浆样的痰什么时候起的，吐出来都是这样吗？"

吴某回答："吐这样的痰约一个月左右，开始的时候夹在痰中，近来所吐都是这样的颜色。叶医生，这个病能治好吗？"

"别着急，让我想想。"叶永清陷入了沉思，脑子飞速地运转着这个罕见的"泥浆痰"。忽然，他记起了老师吴荫堂跟他说过"泥浆痰"的病症。这是当年他随师时的事，由于年代久远，他只隐隐约约记得。他连忙翻出当年随师记录的治血证验方，里面记录了"泥浆痰"的治疗及注意事项。

于是，叶永清按照吴荫堂的经验方，提笔写下了病案：先由肺气之虚，金虚不能生水，水亏则火扰于营，肾失闭蛰封藏之本，真气从此外泄，六味地黄丸加龟板、牛膝、五味子、阿胶、麦冬、沙参。叶永清特别提示这是要"补肾阴以摄真元，益肺气而生水"。

叶永清没有描述泥浆痰的形成过程，只是分析了泥浆痰的病理机制，他说："此症非朝夕而来，为积累宿恙，先由肺气之虚，金虚不能生水，水亏则火犹于营，肾失闭蛰封藏之本，真气从此外泄，为败极之证，治之不当，多致不救。"

有人会问，泥浆也有黑、白、黄之分啊，这个泥浆属于什么颜色呢？

叶永清在《血证问答》中有记载：其色不深红，状如桃花之水，状如泥浆之色，故以名之。

这下我们清楚了，这个"泥浆痰"是稠厚状，颜色不是很鲜红，淡红色，可能是黄泥浆颜色吧。

那么高深的理论，不学中医的人看了肯定让人犯晕，这和泥浆痰有关联吗？

要解释这个问题，不是一两句话能解释清楚的，我们还是先看看治疗效果吧。

这个方子服了7天左右，痰血就减少了，而泥浆之色日渐清除，可见效果不错，再服用一段时间滋补肺肾的药，病人就基本上恢复了健康。使这个因患病而生活艰难的家庭，终于拨开了云雾见青天，重拾昔日的欢笑。

这次疑难血证的治疗成功，给了叶永清很大信心，老师的方法真是神妙呀！很多东西都是这样，在实践中见真知。这也是他后来为什么一定要把血证的经验总结出来的原因之一。

有人会觉得奇怪，怎么就一个六味地黄丸加减的方子，就把一个咯血带有泥浆痰的病，给治好了。

笔者猜测，吴荫堂当年治疗"泥浆痰"这个病，一定是费了不少心血，因为历代医书对"泥浆痰"这个病都没有记载，没有资料可查啊。笔者想，他当时肯定是结合病人的症状，采用了排除法，将疾病无关的脏器逐一排除，最后留下正确的，这就是排除法，亦称淘汰法。正如他所说："脉必细数，舌必青润，既无脾胃之见证，亦无肝胆之疾患，而是以肺肾两虚为其特征。"

是啊，有时在错综复杂的疾病中，采用排除法，也是一种新的思路。难怪吴荫堂一专多能，原来，秘密都在这里呢!

在现实中，很多疾病的临床症状是稀奇古怪的，没有一种病是按书本上一模一样出现的，那么怎么办呢? 这就需要医者把握疾病最根本的原因，这就是中医治病的思维，也是中医几千年来的优势，从根本上去考虑，解决了根本，其他细枝末节的问题就迎刃而解，如果单纯去追求表面现象，则会越治越乱，最终会无所适从。

由此看来，中医诊断学是何等的重要，如果诊断错误了，你的用药就好比枪失去了瞄准器，怎么蒙都蒙不对。

吴荫堂还进一步强调，不能用生地，如用了生地则效果不显著。有可能，当时他治的这个病人血分比较热，他易熟地用生地凉血，结果疗效不理想，所以他总结出："而其用药主要之关键，在于熟地，倘用生地则其效不显者。"叶永清也把这段话记录下来，后来收录到他的《血证问答》中，并标注"先师传"。这种宝贵的经验，不是凭空想象得来的，而是在临床上反复摸索总结得出的。

这个方子是吴荫堂的经验方，通过叶永清临床验证后记录的方子。是以六味地黄丸打的底，大家都知道，六味地黄丸功效是滋阴补肾。吴荫堂认为，肺肾阴已经非常虚了，用六味地黄丸还不够，还要加上龟板、牛膝、五味子、阿胶、麦冬、沙参，增强补肺肾阴的力量。

龟板、阿胶、沙参、麦冬都是补肺肾阴的药。这里，特别要说一下龟板，俗称乌龟壳，古人认为："禀天秋收之金气，入手太阴肺;禀阴寒之性，入足少阴肾经。"它是一个血肉有情之品，对久咳，骨蒸潮热，阴虚出血的疾病，其药效是非常出色的。

五味子是入肺肾经的，它的味道酸酸的，中医认为酸是收敛的，所以它可以收敛肺气，《素问·藏气法时论》载："肺欲收，急食酸以收之，用酸补之。"意思是说，酸味能收敛肺气、补益肺阴。现在这位病人的血从肺经而出，正好服用五味子取酸以收之补之。

牛膝，有川牛膝怀牛膝之分。它们都有活血通经、补肝肾、强筋骨、利尿通淋、引火下行的功效。但是怀牛膝功效偏通经活血，补肝肾，强筋骨；而川牛膝则以活血化瘀见长。这张方子里用的肯定是怀牛膝。

这个方子，吴荫堂考虑得很周全。一个六味地黄丸的成方，大家都会用，关键要看如何适当加减变通，使适应证候更广，治疗效果更佳，这才是真功夫。

叶永清对老师这个方子很是推崇，他说此方"效应如桴鼓"。他在《血证问答》一书中，还专门立了一项"泥浆痰"的辨证与治疗。

叶永清最后说："泥浆痰"乃是血证后期之病，治之不当，多致不救。其症状与致病之因及治疗之法，皆当精详审察。

笔者在写这些内容的时候很简单，查一下资料似乎很快就完成了，但是，我们可以想象，这个过程不知耗费了医者多少心血。

也许，有人会这样认为："你在这里夸大其词吧？"

别急，让我们来看看专家、教授是怎么说的。

2018年11月17日上午，第十五届世界中医药大会暨"一带一路"中医药学术交流活动在意大利罗马国家会议中心举行。浙江省中医药学会受大会邀请，组织人员参加会议，并开设了浙派中医分会场，举办了"浙派中医"宣讲会。

"浙派中医"宣讲会由多名专家教授组成。浙江省中医药学会杨勇副会长、范永升教授、李正富副主任中医师、王晓鸣教授、施维群教授、姚新苗教授、高祥福教授、章勤教授、傅晓骏教授、陈洪宇教授、钱木水董事长先后开展了专题讲座。

高祥福教授主讲"张山雷思想与叶氏理论共创治血证大法"，全面介绍了叶永清治疗血证的辨证论治、血证治法思想、血证的脉舌探讨、治血证案例等。高教授把叶永清治疗各种血证的证型都作了很细致的梳理。

看，高教授把叶永清老中医治疗血证的经验，都推广到欧洲去了。

这里要说明的是，叶永清虽然没有跟张山雷学过医，但受张山雷学术影响也比较深。根据高教授介绍：张山雷与吴荫堂为当时的浙西二大名医。吴荫堂为了不断丰富医疗知识，常与张山雷切磋医技。师从吴荫堂的浙江名中医叶永清，结合两位名医的学术思想，编写了《血证问答》，提出了叶氏中医理论。

由此看来，叶永清先生的医名，绝非虚传。他所获成就之源头来自家传和吴荫堂的医术。当然，还有他自己几十年临床实践中的感悟。

改变剂型，调整思路

中医治疗疾病，有时会出现"辨证无误，治疗无效"情况，可能是病人对内服药不应答，所以我们也要采取其他方法来治疗，如针灸或外治法内外合治。

《灵枢》云："九针之宜，各有所为，长短大小，各有所施也。不得其用，病弗能移。"意思是说，不同的针具针对不同的适应症，各有所长，如果不得其用，疾病治疗就效果不佳，不同剂型的选用亦如是。

叶永清在多年的临床实践中，对运用中药各种剂型很有心得，在内服和外用方面结合得很好。比如在服汤药无效的情况下，叶永清不改变治疗原则，只变换剂型，再加局部用药，取得了满意的临床效果。目前，临床上使用这种方法来治疗的人已经很少了。

下面一例医案，在服汤剂效果不理想的情况下，叶永清迅速调整了药物剂型。

徐某，女，53 岁，1973 年 4 月 6 日。

初诊：风湿痹窒，经遂不通，气血失利，关节肿疼。证属历节风，缠绵五六载，近来愈形增剧，脉弦苔滑腻厚，病深且剧，不易图治。通血脉是为主，要利关节亦不可少，而风湿之为咎，岂能置之度外。

制川乌 8 克、法甲珠 6 克、炙乳没各 8 克、当归 10 克、大枫藤 12克、大活血 15 克、鸡血藤 15 克、地龙 10 克、豨莶草 10 克、炙虎骨 10克。五剂。

4月11日

二诊：痹为痛证，闭塞不通，气血被风湿阻滞，而失流利之行，以致全身大小关节，均有肿疼之感。祛风湿以通脉，利关节以蠲痹痛，治法不出此方范围，草木恐难为此争功。

桂枝8克、炒白芍12克、当归10克、独活10克、桑寄生15克、地龙10克、川牛膝15克、炙乳没各10克、威灵仙12克、大枫藤12克、千年健12克。五剂。

4月16日

三诊：痹者闭塞而不流通，气血凝滞而失流行，其闭愈塞而痛愈甚，痛愈甚而痹愈难通，通则不痛，痛则不通。汤者荡也，丸者缓也，曾投汤剂无功，兹以丸剂治之，筋络之病无近功，以丸剂而缓图之。

小活络丸，每天上午化服二粒，取其搜邪通络以宣痹。

追风活络丸，每天下午化服二粒，取其舒筋活络以理痹。

白芥子200克，研末炒热，用布袋擦痛处（白天）。

晚蚕沙250克，炒热用布袋敷痛处（夜间）。

叶永清按：经内服外敷一个半月，关节疼痛俱减。

这是一种特殊炮制与服药法。中医的痹症，西医叫风湿性关节炎或类风湿性关节炎等，是一种常见的慢性病，而非内科常见的内环境或功能性改变。这种慢性病并非几副汤药就可以解决，"草木恐难为此争功"。所以，叶永清迅速调整方法，采用丸剂和局部用药，来治疗这慢性疾病。

他认为："整体观念，辨证论治、内外兼治，是中医药治病的法宝。"汤剂是现代中医临床应用最广泛的剂型，但临床问题纷繁复杂，并非单一剂型所能胜任，要在临床上取得的疗效，不同剂型的灵活运用必不可少。所以，他对这类痹症采用中医药内服外敷结合方法进行治疗，在临床上应用屡试颇验，取得了很好的效果。

本案中为什么白芥子、晚蚕沙要炒用呢？因为中医有"外治之理即内治之理"，药物炒过后，更能透皮吸收，以本身的气、能量刺激人体。

由于叶永清的知识结构全面，因此他思考问答特别缜密，这使得他在中医各科治疗上，都能取得不俗的成就。我认为，当归功于他个人努力和对事物的感悟。有人说有感悟的医家，才会有自己的学术思想，此言不虚。

现在有些病用汤药为啥疗效都一般，我们应开拓思路，扩展应用，应该向古人学习。

通过上述医案的观赏，你可以看到一个个生动的治疗医案，在这些医案中，病人从患病到康复，从绝望到欢愉，这才是真正的治病。这显示了叶永清对疑难杂症，危急重病高超驾驭能力，别的医生束手无策的时候，他却能手到病除。他用实际行动诠释了医道，以精城大爱之心，对待每一位病人。

一个好的医者，会用自己至诚至真的仁心仁术，为病人点亮希望之光，让他们充满希望地迎接明天。

胆囊炎、胆石症的认识和治疗案例及心得体会

胆囊炎、胆石症是现代医学的病名，是临床上常见病、多发病之一。它的病因和发病机理一般认为是胆汁郁积，胆道感染及胆固醇代谢失调。此外与精神因素、饮食因素也有密切关系。

中医虽无胆囊炎、胆石症名称，但在中医古籍中可以找到类似症状的记载。《灵枢·胀论》曰："胆胀者，胁下胀痛，口中苦，善太息。"《素问·六元正纪大论》载："木郁之发，民病胃脘当心而痛，上支两胁，膈咽不通，食饮不下。"汉代张仲景《伤寒论》中有描述"结胸症"的症状："膈内疼痛，拒按气短，心下部坚硬胀满，身发黄。"《金匮要略·黄胆病》篇曰："诸黄，腹痛而呕者，宜柴胡汤"。明代李挺《医学入门》中更明确地指出："结胸发黄者，心胸硬满硬之痛不可近，大陷胸汤加茵陈。"这些论述均与现代医学的胆囊炎、胆石症颇相类似。历代医学文献中有关诸如腹痛、胆胀、胁痛、黄疸、肝胀、胃脘痛等，都有胆囊炎、胆石症的证治论述。中医把人体内脏器官分为脏与腑两方面，以储藏精气功能，而不直接传化水谷糟粕的谓之藏；以出纳传输、传化水谷糟粕

的谓之腑。胆是六腑之一，它既具各腑所共有的普遍性，传而不藏，实而不满等；但又和其他各腑不同，具有储藏和不传输水谷糟粕的特殊性，是异于寻常的六腑器官之一，故前人称之为"奇恒之腑"。胆的主要功能是分泌胆汁而不传化水谷糟粕，胆汁清净不浊，因而又称之为"中清之腑"。胆附寄于肝下，通过经络的相互关系，与肝相为表里。根据肝胆功能，需要保持疏泄而舒达的，所以前人比喻为树木之"条达"，就是说明肝胆的功能必须维持排泄通畅，才能达到正常。否则任何因素影响它的"中清不浊""通绎下行"时即能发病。如情志不遂、六淫内侵、饮食不节或虫积等因素，都能导致肝胆气滞、湿热壅阻，影响肝脏的疏泄和胆腑的通绎机能，就会产生不通则痛的症状。临床上肝病与胆病往往有相似的症状出现，医家丁甘仁在一例医案中提到："肝胆同宫，肝郁则清净之腑，岂能无动……"这也说明肝胆之间相互影响。

胆囊炎、胆石症从临床的症状分析来看，常以气滞，湿热，实火为多见，其次如血瘀，正虚邪恋者亦有。

气滞的主证表现：病人平素性情急躁，善怒，右上腹及胃脘绞痛或窜痛，往往多为阵发性肩背部放射疼痛，常因郁怒诱发而痛势加重，一般无明显寒热与黄疸出现，伴有头晕、口苦、纳呆、嗳气、恶心、呕吐、舌尖微红，苔薄白或微黄，脉象多细弦或沉弦涩。

湿热的主证表现：右上腹及胃脘持续胀痛，或偶有阵发性疼痛，多有寒热往来，或可见黄疸出现，伴有口苦咽干、心烦恶心、呕吐、尿赤、便秘或溏，舌质红苔黄或厚，脉象多为弦数或滑数。

实火的主证表现：右上腹及胃脘胀痛，或暴痛较甚，寒热或高热头痛，面目或全身出现黄疸，伴有口苦、口渴、咽干、腹胀、便秘、尿赤，舌质深红或绛赤，苔黄燥，或有芒刺，脉象多为弦数或洪数。

血瘀的主证表现：右上腹或胃脘刺痛或绞痛，部位固定不移，嗳气恶心，或见黄疸，舌质隐隐青紫，或舌边有青紫瘀点，脉涩或细涩。

正虚邪恋的主证表现：脘胁隐隐钝痛，呕吐不明显。气虚者，舌质胖嫩色淡，阴虚者，舌红或干，苔薄白，或薄黄，脉沉细或虚细。

胆囊炎、胆石症往往互为因果，临床上有时两者同时存在，有的疼痛较甚，每每反复发作，对健康影响很大。

根据胆病宜清、宜利、宜疏、宜通的原则，总的来说，治法不外乎通坚攻下、清热解毒、燥湿泻火、疏肝利胆、理气开郁、活血祛瘀、降逆止呕、健脾和胃、安蛔止痛、温中散寒、补气养血等法。

气滞者，当以开郁理气，理气利胆通下为主。湿热者，当以清热化湿，舒肝利胆为主。实火者，当以通里泻火，解毒利胆为主。血瘀者，当以活血祛瘀，理气利胆为主。而正虚邪恋者，气虚宜补气，阴虚宜养阴，气血两虚宜双补。在一般治疗时，当先从病情缓急着手。在急性期间，可按照"六腑以通为用""痛随利减"的规律，以和解少阳舒肝利胆，通坚攻下为主。慢性期间则较少出现腑实证，而多以气郁为主，治以疏肝利胆，消石止痛为主。

胆囊炎、胆石症的病人，由于体质、年龄、工作和饮食习惯等条件不同，临床所表现的症状也有所差异，因此应根据不同病例，按照辨证论治原则，随症加减，灵活运用。

附举治例

案一：方某，男，38 岁，1975 年 5 月 8 日。

病人素有胃腹部疼痛及反复发作史，已近四五年。因近来劳累、恼怒而感不适，前天上午突然右上腹疼痛，向腰背及肩胛部放射，同时伴恶心、呕吐，当时吐出为胃内容物，此后进开水，饮后即吐。曾由当时医师处理，疼痛未有缓解，而来院治疗。检查：神志清，腹平软，心肺正常，肝肋下 1.5 厘米，脾未及，胆囊肿大明显。诊断：胆囊炎急性发作。

中医会诊：

初诊：肝气郁滞而失疏，胆道阻塞而失利，胃脘攻痛彻背，或呕吐不已，大腑滞而不畅，小溲黄而不多，得嗳气或矢气，则胀痛可减，脉象弦滞，苔白薄。气滞则壅，壅则不通，六腑以通为补，通利之法，在所必需，以疏肝理气，利胆通下治之。

金钱草 30 克、生延胡 9 克、生鸡金 6 克、熟大黄 4.5 克、广木香 4.5 克、淡竹茹 9 克、炒枳壳 4.5 克、车前草 12 克、郁金 6 克、姜半夏 6 克、柴胡 4.5 克、生香附 9 克、青皮 6 克。三剂。

二诊：前方服后，右上腹作胀作痛较轻，或呕或吐亦略减，小溲虽增多，面色仍黄，大腑尚稀薄，肠鸣有声，苔薄白，脉弦细。仍以通调气道之阻塞，借以疏利胆道之疏通。

郁金 6 克、广木香 4.5 克、金钱草 30 克、姜半夏 6 克、生延胡 9 克、生鸡金 9 克、车前草 12 克、柴胡 3 克、生香附 9 克、川连 2.4 克、吴茱萸 1.2 克、青陈皮各 6 克。七剂。

三诊：胆绞痛未发作，近日来大腑不畅，脘部胀满不舒，时有口苦，苔微腻，脉细弦。效不更方，仍守前议，使胆道畅通无阻，则胆汁清而不浊，是无胆炎之患，可复疏利之功能。

八月札 9 克、赤芍 9 克、郁金 6 克、川楝子 9 克、枳实 6 克、枣槟榔 9 克、生延胡 6 克、木香 3 克、法鸡金 6 克、金钱草 15 克、青陈皮各 4.5 克。五剂。

四诊：胆为"中清之腑"，其汁最精，全赖气化之灵通，无障无碍。若气滞而不行，则胆道即梗阻，叠进通利之法，胁痛消失，脘胀已舒，食欲增加，大腑正常，惟头晕乏力，苔薄润，脉沉细，再以和营理气，利胆和胃以善后。

潞党参 9 克、当归 9 克、炒枳壳 4.5 克、生白术 9 克、赤白芍各 9 克、金钱草 15 克、赤丹参 9 克、红山楂 15 克、佛手 4.5 克、法鸡金 4.5 克、西砂仁（后入）2.4 克。五剂。

案二：郑某，女，36 岁，1973 年 8 月 15 日。

病人自诉：从当天早上 8 时许，感到右上腹有阵发性疼痛，10 时起，疼痛加剧，反射到肩背部，恶心呕吐，吐出食物及黄水。来本院急诊，按胆囊炎、胆石症住院。检查：神志清楚，血压 100/66 毫米汞柱，疼痛呻吟声不止，心肺正常，右上腹肌紧张，有明显压痛，体温 38.7℃。

中医会诊：

初诊：湿不化而热内蕴，肝失疏而胆失利。肝胆既然失疏利，湿热必须乖袭，致脘腹及右肩背疼痛，发热心烦，口苦而呕，巩膜及肌肤黄染，小溲色黄，大腑未行，脉弦数，舌质红苔厚黄。治以清热化湿，疏肝利胆。

金钱草 30 克、青蒿 12 克、蒲公英 30 克、黄芩 9 克、郁金 9 克、生大黄（后下）9克、茵陈30克、黄连4.5克、京竹茹9克、炒枳壳6克、生鸡金9克、延胡9克、车前草12克、琥珀粉（吞）3克。五剂。

二诊：湿得热而益盛，热得湿而愈炽。肝不驯而鸱张，胆不利而发炎。药后痛势减轻，呕吐稍平，大腑行稀薄而不畅，发热较退（37.7℃）。非苦泄不能清利湿热之邪，非疏利无以消除胆囊之炎，前法加减。

金钱草30克、焦栀子9克、黄芩9克、郁金6克、生鸡金6克、川胡黄连各3克、碧玉散12克、京竹茹9克、枳壳6克、合成牛黄3克（分二次服，早晚各1.5克）。五剂。

三诊：湿乃热之助疟，热乃温之助害，湿热朋比为奸，肝胆同时为病。连投苦泄疏利，湿热得苦泄而蠲除，肝胆得疏利而条达，发热已除，痛势逐愈，黄疸渐退，尿黄转淡，纳谷转佳，右胁肋尚有胀满，脉弦细，苔薄腻，舌质红。药能中肯，症势步减，原议裁化。

生白芍9克、赤芍6克、郁金9克、焦栀子9克、丹皮9克、黄连2.4克、生薏苡仁15克、川楝子9克、生石斛12克、生鸡金9克、泽泻9克、茯苓12克。七剂。

叶永清按：服药后全愈，出院后按原方去焦栀子加当归9克，并嘱其用金钱草30克、红楂并30克，煎汤代茶常服。

案三：徐某，女，39岁，1974年6月20日。

病人2月份起，右上腹疼痛，经常反复发作，发作时发热畏寒、恶心、呕吐，经当地医院中西医治疗无好转。近四天来，又发作一次，呕吐、恶心，较频繁，并出现巩膜皮肤黄染，右上腹胀痛加剧，急来住院。检查：痛苦面貌，神志清楚，瞳孔对称，巩膜皮肤黄染（＋＋），心肺正常，腹部软，右上腹触痛明显，触及肿大胆囊，体温39.2℃，血压82/52毫米汞柱，白细胞15 200，中性92%，淋巴8%。诊断：胆石症伴感染。

中医会诊：

初诊：右上腹部及胃脘部攻窜作痛，发热形寒，身躯发黄，头痛口苦，心烦渴饮，脘嘈空呕，甚则呕吐苦水，小溲短赤，大腑秘结，舌红苔黄而燥，脉象弦数。而实热相搏而火，火热薰蒸胆为炎，胆汁煎熬而成石。治以通里泻火，利胆排石。

金钱草 30 克、黄连 4.5 克、黄芩 9 克、焦栀子 9 克、芦根 15 克、生大黄（后下）9 克、茵陈 30 克、元明粉 12 克、车前草 12 克、白蒺藜 9 克、炒枳壳 4.5 克、淡竹茹 9 克、琥珀（早晚分吞）3 克、人造牛黄（早晚各服 1.5 克）3 克。三剂。

二诊：实火宜泻，硝黄之属，连授 3 剂，大腑通而畅利，苔黄燥而略润，发热形渐退，脘胁疼痛减轻，口渴心烦较舒，头痛呕吐亦减。脉数较平，余炎未清，前法增损之。

金钱草 30 克、制大黄 6 克、海金沙 9 克、红楂肉 30 克、黄芩 9 克、生鸡金 9 克、虎杖 12 克、丹皮 9 克、滑石 15 克、黄连 3 克、茵陈 30 克、人造牛黄（分吞）3 克。三剂。

三诊：胆热气滞，瘀结成石，药后诸恙较安。惟右胁肋尚有刺痛，肌肤黄染未清，纳呆神懈，舌红苔薄黄，脉弦数。硝黄性猛，理应删除，芩连清火，仍当续进。

金钱草 30 克、海金沙 12 克、郁金 6 克、生鸡金 9 克、黄芩 6 克、黄连 3 克、焦栀子 9 克、黄柏 6 克、红山楂 15 克、鱼脑石 15 克、琥珀粉（分吞）3 克。五剂。

四诊：叠进利胆排石，清热通幽，腑通火泄，病从药减，原议守之。

鱼脑石 9 克、金钱草 15 克、生白芍 6 克、赤芍 6 克、当归 9 克、生鸡金 9 克、红楂肉 15 克、生石解 12 克、黄连 3 克、丹皮 9 克、合成牛黄（分吞）2.4 克。七剂。

案四：薛某，男，42 岁，1975 年 3 月 16 日。

病人昨天起，右上腹突然阵发绞痛，发作时向腰背部放射，难以忍耐，并呕吐多次。去年疼痛发作一次，曾呕吐紫血，诊断是胃痛、胃溃疡。检查：神清，巩膜及皮肤轻度黄染，心肺正常，腹平软，心窝部有轻度压痛，肝胁下可及，而脾未及。

中医会诊：

初诊：瘀为衃血，随处稽留。留于胆，则胆道被阻，而为炎；袭于肝，则肝络失疏而为痛。舌边青紫，苔薄白根微黄，脉弦细而涩滞，胁痛呕吐，身目微黄，瘀阻气滞，肝胆失利。治以活血祛瘀，利胆理气。

金钱草 15 克、桃仁 9 克、丹参 15 克、郁金 9 克、失笑散 12 克、丝瓜络 9 克、生延胡 9 克、红花 6 克、赤芍 9 克、大黄炭 9 克、生鸡金 9 克、琥珀粉（分吞）4.5 克、田七粉（分吞）4.5 克。五剂。

二诊：肌黄减退，五日以来胁痛三次，时间较前宿短，痛势亦较轻，呕吐止，而食欲不振，舌边隐隐青紫，苔薄白，脉弦细。肝胆为瘀滞之所阻，不能为胃以助消化，仍以祛瘀理痛，廓清胆道以消炎。

丹参 15 克、红花 6 克、桃仁 9 克、延胡 9 克、生鸡金 6 克、红山楂 30 克、金钱草 15 克、郁金 6 克、赤芍 9 克、丹皮 9 克、琥珀粉（分吞）4.5 克、田七粉（分吞）4.5 克。五剂。

三诊：因瘀血之阻滞，使胆道不利而发黄，予祛瘀利胆消炎，瘀清黄退，胆利炎消，一周以来未见绞痛发作，舌苔青紫转呈微红，胃纳转佳，精神亦振。仍以祛瘀为主要，消炎利胆助其功。

桃仁 9 克、地鳖虫 6 克、丹参 12 克、丹皮 9、生鸡金 6 克、红楂肉 15 克、金钱草 15 克、虎杖 12 克、赤芍 6 克、当归 9 克、蒲公英 15 克、田七粉（分吞）3 克。七剂。

案五：何某，女，48 岁，1975 年 6 月 3 日。

病人自诉：入院前十多天，开始感到右上腹不舒，隐隐作痛，近 6 至 7 天来疼痛加剧，放射到背肩部，伴恶寒微热，欲呕，大便少解，小便如常，经当地医院多次治疗，未见好转，今来本院门诊，按胆囊炎、胆石症收治入院。以前有右上腹疼痛史十余年。检查：急性病容，神志清楚，精神欠佳，消瘦，血压 110/66 毫米汞柱，巩膜及皮肤黄染，胸骨正常，心跳快，心率齐，两肺呼吸音粗糙，腹部平软，肝胁下 0.5 厘米，而质软，边缘光滑，脾未触及，右上腹有明显压痛感，肠鸣音正常，余无殊。

中医会诊：

初诊：上腹部疼痛约有十余载，肝胆功能已失疏利之机，胆病隐伏之根由来已久，近来加剧，放射到肩背部，时有形凛烘热，神倦纳差而欲呕，肤萎目黄，苔白舌胖嫩，边有齿痕，中有裂纹，脉细数。从病史可知，痛久入络，气滞血瘀，正虚邪恋。治以扶正祛邪。

潞党参9克、当归9克、生白芍9克、金钱草30克、郁金6克、地骨皮12克、生鸡金6克、茵陈15克、黄连3克、吴茱萸1.2克、丹参12克、陈皮6克、琥珀粉（分吞）3克。三剂。

二诊：病愈久而虚愈虚，炎益甚而石益坚。曾投补正而兼消炎，俾以正旺而炎自消，炎消而正自旺。药后胁痛较愈，萎黄减退，惟精神疲惫，纳差而呕，此乃正气不足，邪气踞留，仍以扶正为主，佐以祛邪。

潞党参9克、当归9克、生白芍9克、金钱草30克、郁金6克、陈皮4.5克、生鸡金6克、地骨皮12克、炙黄芪9克、焦楂肉15克、焦白术9克、生炒谷芽各12克、琥珀粉（分吞）3克。五剂。

三诊：证属虚中扶实，药以消补并举，使正气不为消而致虚，则炎症不为补而树帜。近日脘胁疼痛显著减轻，发作间歇期延长，食欲增加，药病尚宜，踵以原步。

潞党参9克、生白芍9克、炙黄芪9克、炙甘草4.5克、当归9克、生白术9克、金钱草15克、蒲公英15克、生山楂15克、生鸡金9克、茯苓9克、琥珀粉（分吞）3克。五剂。

四诊：连投消补同施，脉象较前有力，痛势似觉轻松，神情较振，胃纳亦展，而胆石既已内结，决非朝夕而愈，欲使分消瓦解，亦非顷刻可能，慢性之病无近功，耐心守服，才能获效。补正消炎，仍当续进。

潞党参12克、炙黄芪12克、丹参9克、当归9克、郁金4.5克、红山楂15克、焦白术9克、炒枳壳4.5克、乌梅4.5克、生鸡金4.5克、金钱草15克、琥珀粉（分吞）3克。七剂。

心得体会

一、对胆囊炎、胆石症的治疗，不是千篇一律，一成不变的。要四诊八纲、辨证论治、随机应变、灵活运用，特别要对证用药，不能生搬硬套。如以上五例各有主证，各有主方。其中虽用相同的药物，均是消炎排石通套之品，是根据病人需要而酌用。总之不能舍其主因，而导其他疗法。

二、在临床治疗时，必须运用综合治疗，中西医结合而研究，求得明确诊断，从病求因，从因求治，提高疗效，迅速及时地解决病人的痛苦。

三、对于胆囊炎、胆石症的治疗，必须根据病人不同的体质，从整体出发，随机应变，灵活运用。

第一例，由气滞导致胆囊发炎。胆为"中清之腑"输运胆汁而不传化，其机能以通利下行为顺。因气滞不疏，壅塞在里，导致胆囊发炎，影响它的"中清不法"和"通降下利"的功能。故处方就着眼于"通"与"利"两法，即是通其气道，利其气机，经过通利之治疗，起到利胆消炎之作用。使胆道梗阻得到解除，感染也得消炎，病情得到控制和好转。说明辨证论治、对症治疗在中医临床上非常重要。

第二例，由湿热之缪镯，致胆道不利而为炎，湿邪与热邪相依为患，胆囊炎、胆石症同时出现。欲使炎、石两者俱消，必先瓦解湿热之邪，因其热与湿分，为病轻而浅，若是湿与热合，为病重而深。故取苦泄之品，以化湿清热，热清而湿无助害之邪，湿化而热无助虐之奸，相依之势已分，比奸之害已除，胆囊、结石之病，得到良好效果。此乃从病求因，从因求治，抓其主要之因，才能愈其疾患。

第三例，胆囊炎、胆石症由实火扰害而成，火性猛烈而嚣张，身体突然为黄，胸腹剧烈作痛，大便秘结不通，高热，口苦心烦。非用除暴安良，不能折其锐气，故口苦而泄为主，通下为先，以挫鸥张之势，即是去其"邪"，以安其"正"。同时也体会到清热通下之法，在本病急性期往往收到一定的疗效，但中病之后，应宜随证斟酌，或删或减，以免耗伤正气，伐及无辜。

第四例，瘀滞障碍胆道而成炎。由于吐血之后，瘀滞未清，瘀乃坏血，为害甚烈。若是瘀血不化，则胆汁更难清，犹如污秽之水不除，则甘泉之水不清，且胆汁渗入肌肤则发黄。故所治方，理瘀为主，瘀化下行，胆道乃利，胆汁自清，所患胆囊、胆石、黄染等证，随机好转。瘀血为此病之本，胆炎为此病之标，本病得到解除，标病随之而愈。经云，"治病必求本"，旨哉斯言。

第五例，正虚邪恋者，虚中有实，实中有虚。由于胆囊炎、胆石症之根隐伏已久，正气因日久而伐伤，邪气因正虚而稽留，治以补正祛邪，正旺而邪自化，邪去而正自强，则胆道无障碍之邪，胆汁自然充盈，胆病自然瓦解，缘此感到在治疗上确有千变万化。先哲所谓："病无定形，方无定法，全在活泼之地运用无穷。"然肝、胆、脾胃相互影响，肝胆为病，易于损害脾胃，故胆病愈后，应宜调理脾胃以收全功。同时，注意宿恙之复发，亦宜及时处理，免致一波未平，一波再起。此外，为防止胆囊炎、胆石症之复发，平时可用金钱草、生山楂各 30 克煎汤代茶常服。

四、依据"不通则痛"的理由，采取"通则不通"之法则，但通的方法较多，正如高士宗所说："通之之法，各有不同。"我们也有这样的体会，如调血可以通气，调气可以通血。气之上者，使之下通；气结于中者，使之旁通；气之滞者，行之以通；气之郁者，开之以通；气之虚者，补之以通；气之实者，泻之以通；寒者，温之以通；热者，清之以通。皆是以通为治之法，不得拘泥于大黄之类，能泻而才称其通也。

五、在治疗胆囊炎、胆石症的过程中，禁食油腻、煎炒、辛辣、刺激之品，以防复发之患，在结石消失之后，也须禁忌，以免复发。

上述点滴体会很不全面，亦且肤浅，借以抛砖引玉，甚至有错误之处，诚恳地希望同道批评指正。

叶永清

一九七五年九月八日

第八章　永　德　堂

改造"永德堂"

1945 年，叶永清在寿昌城行医一年了。由于在江北蓬、大同行医过一段时间，语言上都属于同一系，叶永清很快就融入了这里的风土民情。同年 9 月 8 日，他的第六个儿子叶文启出生了，叶永清笑道："我第六个孩子来了，六六大顺，这个数字很吉利！"

魈魈 10 年，叶永清立定了脚跟，事业也蒸蒸日上，"永德堂"生意越来越红火，人们都称赞他有爱心、为人和善，而且治病水平很高、收费也不贵。勤劳辛苦的穷人，一旦得了疾病，不但失去了养家糊口的能力，还要花费一笔钱治病。叶永清深知穷苦人看病不易，对那些无力就医者，他秉承"穷汉子吃药，富汉子掏钱"的医规，免费为他们看病抓药，分文不取。叶永清在寿昌城广有口碑，也给"永德堂"树立了品牌。许多人都称赞"永德堂"是真正的"医德堂"，叶永清在大家心目中成了"活菩萨"。

"永德堂"的前身，是一位翁姓富商经营的山杂货店，与叶家有世交之谊。他听说叶永清要来寿昌县城来发展，于是就以半价卖给了叶永清。山杂货店面积比较大，有店面、仓库、住宿等。

随着业务日渐忙碌，叶永清发现，原来简陋的店铺，已经不适合"永德堂"发展趋势了，店铺要扩大规模，门诊和药坊都要增人手。

一天晚上，叶永清把自己的想法，征求了妻子的意见。

"店面还要扩大？"金丽梅惊叫起来。

"现在门诊病人那么多，店面又小，病人都挤在里面，会相互传染。而且经常有病人抱怨，店面太小，闷死人了！我想把德铭从药坊抽出，到门诊给我做个帮手。"

"是啊，德铭在药坊帮忙也不是个事。但是，一家大小的家务都我做，你再扩大店面，我实在忙不过来。"

"我知道，这些年，你也很累。有你在家支撑着，我们一家八人，才能这样平安顺利地生活。你要相信我，我一定会给你幸福的。"

"我不是不相信你，虽然德铭能帮上忙，但其他几个还小，三个还要上学，文渠才六岁，文启才满周岁。前几年实在忙不过来，还把四闺女云仙都送给别人了，我好心疼啊！"

叶永清哽咽了，说不出话来，泪水从眼睛里涌出。经历那么多艰辛他都没掉泪，想到妻子操持这个家的艰辛、看到妻子憔悴的面容、想到送给别人的女儿，叶永清心都碎了。他怪自己没有照顾好这个家，让妻子和女儿受了那么多的苦。

半晌，叶永清抑制住悲伤，问金丽梅："我们过几天去看看她，不知她会不会恨我们？我们出钱把她赎回来，怎么样？"

此时的金丽梅已满脸泪水，从她沙哑的喉咙中发出一声："嗯。"

第二天，叶永清起了个大早，把房子里内外都打扫干净，做好早饭，等待一家人醒来。金丽梅被叶永清不熟练的操作给吵醒了。金丽梅走到叶永清身边，说："永清，昨夜我……"

叶永清说："丽梅，我昨夜一夜没睡，想这些年来，你跟我过着漂泊的生活，我心里很内疚。今天我想告诉你，店面一定要扩大的，到时请几个药工师傅来帮忙，再请一个阿姨帮我们做家务，你能轻松一些，你照顾好孩子就行了。"

金丽梅："你真的决定了？"

"决定了！"叶永清坚决地回答。

金丽梅知道丈夫的脾气，他决定的事情就算是十头牛也拉不回来的。但丈夫的合理安排，她的心结也解开了，也看到丈夫为这个家所做的努力，她决定全力支持丈夫。

得到了妻子的同意和支持后，叶永清开始物色帮工人选，并准备扩展改造"永德堂"。

经过一段时间的改造，新的"永德堂"正式开始营业了。开业时，来了很多的同行、救助过的病人，纷纷祝贺叶永清，夫妻俩非常高兴。叶永清看到宽敞的"永德堂"，有些兴奋地说："丽梅，病人来看病舒服多了，我们的日子会更好的。"

"永清，你辛苦了这么多年，现在总算看到成果了。"金丽梅说。

"你也很辛苦，从你嫁到我们家来，一直跟着我漂泊，家里的事全靠你操劳。明天，师傅们要来上班了，你娘家的侄女什么时候来帮你。"

"听说也明天过来。"

第二天，五个师傅全部都来报到。

中药房工作比较累，比较"脏"，他们的工作服常常布满尘土，人们比喻他们是"灰衣天使"。如果从你身边走过，他们身上会有一种淡淡的中药味道。

旧时的药工，社会地位很低，"医"还能与卖艺的、算命打卦的基本在同一个份儿上（"下九流"之列）。而且，至少还有一句范仲淹老先生为医生们留下一句"不为良相，则为良医"作为心理安慰。而药工连这种"幸运"也没有，只能被人叫做"抓抓匠"。在药行中学艺是很苦的，从切药、制药到辨药、抓药，既是劳力活又是技术活。而对药工的要求还比较高，要能吃苦，人要老实本分（药饭是良心饭）。药工的工资虽不高，但药行内等级很分明，切药的刀房，有头刀和二刀，柜台上，分头柜、二柜和尾柜。他们薪金也不一样，除了头柜薪水高点，其他的药工只能糊糊口。

所以，药行中流传着一首他们自嘲的歌谣："前世不孝爹和娘，今生来到药材行。"

头柜一般都是老药工担任（兰溪人称阿大或者称经理），要有一定的社会阅历，他不仅要懂得药行中的全套技术，能熟练地分辨出很多药材和制剂的真伪优劣，熟知每味药的药理药性、配伍禁忌、炮制加工、药物正名别名俗名等。还要懂得医理，对常用的"汤头"要很熟悉（汤头歌诀），如果你说购一剂"生化汤"，他马上就能给你抓来。对一般的内外妇儿杂症，则可以"问病抓药"直接处方，百姓称他们是"不用开方的郎中"。他们还要能说会道，处事机敏，因为药店的生意多靠头柜维持。

但是，年轻药工也有自己的奋斗目标。升"头柜"是能够摆脱"抓抓匠"身份的最理想目标。有的药工，还会有更大的目标，通过自己的努力升为"大医"。历史上有很多成功的例子，比如"药王"孙思邈、葛洪等。

中华人民共和国成立后，药工的社会地位才起了巨大变化。身为"抓抓匠"的师傅，有的坐上中医学院讲台，有的"头柜"们，成为国宝级的人物。

兰溪药帮

叶永清请来五个药工师傅和一个阿姨：

聘用一个掌柜（头柜），名叫胡文昌，兰溪诸葛村人。他从事中药行业30多年，有丰富的药学知识，为人精明能干，很会招揽顾客。一个是中药采购员，名叫诸葛诚，兰溪诸葛村人。一个中药仓库管理员，叫王遒灵，兰溪诸葛长乐村人。还有两个是叶永清夫妇的亲戚，一个是叶永清的娘舅，叫诸葛福，主管柜台抓药，一个是金丽梅表哥，叫金海土，主管加工炮制。

另请了一个阿姨，是金丽梅的侄女，30多岁，她做事非常认真，做的饭菜也很好吃，请了她以后，家里面的伙食和一些杂务就交给她打理。这样，金丽梅就可以抽身专门照顾孩子。

多了几个帮手以后，"永德堂"的事情很快就井井有条。由此，"永德堂"门诊和药坊两部分均进入良性循环的轨道。

啊！请来的全是"兰溪药帮"中的诸葛人！

兰溪药帮，源于元代，兴于明朝，于清朝鼎盛时期成帮。中药炮制技艺名震江南各地，出现过天一堂、一元堂、葆仁堂、三益堂、益生堂等一批享誉省内外的中药药号，堪称浙中西部中医药文化的代表。兰溪中医药业发展历史久远，自明清以来，已成为浙中西部药材集散地，药行、药店林立，购销业务兴旺。形成了独具风格的中药炮制技艺，在工具、辅料、工艺、方法等各个方面都独具本帮的传统风格。繁盛时期，诸葛、双牌、水亭、永昌、游埠、厚仁、女埠以及周边地区直接或间接以药业为生的人众多，有俗语言："西乡人吃药饭最多。"而且，浙江省内各个县市乡都有"兰溪药帮"开设的药店，从业人员达5 000多人，以药业谋业；有的还走向省外，如上海、广州、香港、新加坡等从事药业。几百年来，"兰溪药帮"在药界赢得了信誉和地位。

随着"永德堂"和叶永清的名气越来越大，在"永德堂"墙壁上，悬挂的条幅、牌匾、锦旗等也越来越多。

当时，"永德堂"的生意十分兴旺，主要原因是叶永清能药到病除，治好了别的医生治不好的病，一传十、十传百，每天找上门来看病的很多。

叶永清是幸运的，年纪轻轻就打出了一片天地。旧时年轻的中医，如要想打开一条出路，谈何容易啊！要维护一个八口之家，如果没有真实功夫，很难拉得住病家。所谓的"优胜劣汰，适者生存"，大概就是这个意思吧。

旧时，多数医生业务清淡，生活困难，只有少数名医诊务好，收入多。有的科班出身的学子，虽有耀眼光环的毕业证书。但光环归光环，现实归现实，虽然苦读数年，满腹经纶，却难征人信，常常门庭寂寂，有的甚至会产生后悔不该学医之念。好多学子毕业即失业，前途茫茫，枉有报国凌云志，"十扣柴扉九不开"啊！

那年代，要医业立足，颇不容易，要么先做小药坊坐堂医生，取得民众信任，然后自立门户。有的迫于家庭贫困，一面做小学教员，兼课补贴家用，一面钻研医学。有的医生终因业务萧条，为柴米油盐操心，抑郁成疾，哪有心情钻研医术。

巧治昏厥谵语案

当时的乡村，读书识字的人不多，患病多求神乞巫。直至病人病情严重，或大热持续不退、喘急吁吁，或吐血、衄血，或血崩不止，或在半夜三更，方始就诊。

有一天晚上，有一位病人家属用门板抬到"永德堂"，只见他神志昏蒙，似清似昧，气息奄奄。永清家人见之，恐其顷刻死去，想推诿之。病人家属再三恳求，救人一命。如此重危的病人，又是深夜抬来，完全可以叫他们到医院去检查抢救。

如果这时叶永清想推诿，没有人会抱怨他，因为病人的病情确实很危重。

但是，悲天悯人的种子早已在他心中发芽，他此刻只有一个念头，就是全力赴救。

当然，叶永清虽然当时已经是名医了，但是看病还是十分谨慎的，没把握的病决不轻易处置。

叶永清一看，果然病得不轻。病人神志不清，胡言乱语（原话是神昏谵语）。再摸一下脉搏，心头一惊，脉搏似有似无（脉象沉伏）。

病人吴某，40多岁。发热十余天不退，起初发热、恶寒、身痛，服药后汗出缓解。但其症状不见改善，反而日渐加剧。有的医生说得了伤寒病，有的说患温病，但用了他们的方子也不灵。

后来又请了位医生，说，这病严重啊，脉都摸不到了，要补气血啊。

当时，家属中有稍懂医理的人也纳闷，发热咳嗽怎么能吃补药呢？

家属们正议论着要不要补的问题，吴某的媳妇听了很恼火："听医生的？还是听你们的？我老公需要补，难道我还不知道吗?!"于是坚持要服补药。

唉，结果病情更加严重，出现了神志时清时昧，或胡言乱语的症状。

于是，再找回那位医生。

那位医生一瞧，一脸苦相，摇着头说："对不住了，这病我瞧不了，要么，您再找找别人试试？"

一家人的心都凉到了谷底，气得直哆嗦，半天说不出话来。

没办法，家属们只好求叶永清医生死马当活马医，勉强给开个方子吧，看看能否救回来。

叶永清又问了病人其他情况，告之：小便短少很热、颜色也很黄，感觉到胸口很闷，咳嗽不是很爽利。叶永清摸了摸病人的四肢，感觉并不厥冷。

叶永清仔细观察后，心想：他们真是乱治一通，什么伤寒、气血不足？这明明是气与痰郁在体内，经隧不通嘛！

诊完以后，叶永清说："没什么危险，就是痰气郁在体内，我帮他疏通一下就可以了。"于是开了些极其平淡的清热化痰，透邪解郁的方子。

下面我们来拜读一下叶永清医生的脉案处方：

新邪外束，引动肝阳，灼其津液乃为痰；痰复乘风，而上蒙清灵，此昏厥谵语之所由来也。咳嗽不畅，小溲热赤，当脘满闷，脉象沉伏。盖肺气不利于洲都，故溺少也；痰沫壅塞于隧道，故脉伏也。此病当从症而论，不凭于脉耳。拟以宣展利机，肃肺化痰。

光杏仁三钱、瓜蒌壳二钱四分、橘红一钱八分、川连七分、天竺黄二钱、胆星一钱五分、赤茯苓三钱、刺蒺藜三钱、大贝母三钱、连翘一钱、川郁金一钱二分、京竹茹一钱五分、枳壳八分。

两天后，病人家属喜形于色地向叶永清汇报了服药经过和病情变化："服药一剂，泻下溏结混杂的臭便，小便也爽利，肌肤微微汗出，体温下降，神志也清楚了，四肢较前暖和；二剂服完，大小便、体温都正常，余证皆见改善。今天早晨起来，想要吃东西，只给了一小碗薄稀粥，精神很好。"

叶永清说："胃口开来就好，只是要控制量，不要太多，要少食多餐，多日未食，脾胃虚弱了，油腻食物这几天不要吃。再开两剂药你带回去，体温不会反复就好了。"

望着沉浸在喜悦中的病人家属，叶永清的脸上也洋溢着笑容。

此病人经过叶永清治疗数日痊愈。

原来病人的体内真是气郁与痰热在作祟。

中医的痰，分有形之痰和无形之痰。本案痰沫壅塞隧道，是指无形之痰，是体内液体停聚蕴结而成，停留于脏腑、经络之间，与平时吐的痰不是一回事。而气与痰关系密切，气的病理变化可影响脏腑功能失调，而产生病理产物——痰。痰的生成又可影响气机的正常运转，阻碍脏腑功能的正常运行，导致水湿内停，聚液成痰。

我们一起来分析一下方子吧。实际上这个方子特简单，学中医的都能看得懂，无非是清热化痰（川连、浙贝母、竹茹、胆星、连翘、瓜蒌壳、天竺黄），调气解郁（杏仁、郁金、枳壳、橘红、白蒺藜），利湿行水（赤茯苓），三大部分组成。

临床看病最大的难点是识证，识证不明，开口动手便错。先哲云："医者繁难，难在识证。辨证惑，则施治难以遣方用药；然辨证准，立法遣方虽有不中，也差不远也。"可见辨证是中医治病的关键。临床辨治也常以辨证以论得失。

本案中枳壳用量很轻，只用八分（相当于 2.4 克），会有效果吗？

很多人问笔者，为什么吴荫堂理气药用量很轻，现在统一回复一下。

理气药剂量的运用是很有学问的，叶永清继承了老师吴荫堂的用药经验，在临床上利用理气药的剂量轻重，来执行是否用调气、疏气、行气或破气药来治疗疾病。

通俗点讲，理气药可分调气、疏气、行气、降气、破气。调气和疏气：适用于脏腑、气机功能失调轻者，剂量一般也很轻，大都在七分（2.1 克）至一钱（3 克），如柴胡、降香、木香、枳壳、佛手、乌药、厚朴等。行气和降气：适用于脏腑气机疾病者，用量稍重，大都在一钱八分（5.4 克）至二钱四分（7.2 克），如半夏、旋覆花、枳实、枳壳、青皮、川楝子、郁金等。破气：是某部位气聚结，不能运行，用一般的行气方法无效或效果不大，这时就要用破气药了，用量就大些，大都在二钱四分至三钱（9 克），如三棱、莪术、枳实、枳壳、青皮等。

合理运用理气药，能避免耗气伤阴的弊端，这是吴荫堂的临床经验和特点。

从叶永清这次看病的过程中我们可以发现，他对温病有着比较深的

李林圣手

叶永清与《血证问答》

338

了解，但他思路并不是全套他们的方子，而是用他们的思想，然后自己灵活运用，随时组方。

　　本医案最大的特点，是舍脉从证。当脉证表现不一致时，通过全面分析，认为症状反映了疾病本质，而脉象只能说明病情复杂，即以症状作为治疗依据。叶永清遵循了张景岳"证有真假，脉亦有真假，凡见脉证有不相合者，则必有一真一假隐乎其中矣"之旨。

　　这个医案体现了典型的中医治病思路。

第九章　寿昌县人民医院时期

联合诊所

1950 年 10 月，抗美援朝战争打响。1951 年 6 月 1 日，中国人民抗美援朝总会发出了捐献武器的号召，要求全国各界爱国同胞，不分男女老少，都开展增加生产、增加收入的爱国运动，用新增加的收入的一部分或全部，购买飞机、大炮等武器，捐献给志愿军。倡议一经发出，全国人民积极响应号召，踊跃参加。叶永清也不甘落后，他捐献了原本造房用的木材，30 多根 30 厘米粗的大梁（价值相当于 300 大洋），受到了寿昌县人民政府的高度赞扬。

1952 年，寿昌县成立卫生工作者协会，叶永清推选为协会主任。协会促进了中西医互相学习、交流经验，并以此为平台，大张旗鼓组织除害灭病、防疫保健活动。叶永清也参与卫生防疫街头宣传，搞好"三病"（天花、鼠疫、霍乱）的防治与普查，共同完成卫生工作任务。

1953 年，当时的叶永清在浙西地区已是知名人士，影响甚广，百里之外的病人前来就诊。杭州、金华等地的医院相继邀请他去坐诊。叶永清也意欲前往，此事被当时的寿昌县政委张文楷知晓，他极力挽留叶永清。

叶永清也拿不定主意，回到家中和夫人商量："丽梅，杭州、金华的医院都来邀请。而张政委劝我留在本地，他说寿昌也需要我，你有什么想法？"

"永清，二十年来，我们搬过 5 次家，难道还要再搬一次吗？"金丽梅反问。

金丽梅说得不错，自从她嫁到叶家之后，叶永清就去龙游坐堂行医。后来回到兰溪老家派堰头，又为了不当乡长之事远走他乡（去了寿昌县寺嫩头村行医），后又转到大同乡江北蓬村，最后总算在寿昌城安定下来。平均 5 年搬一次家，真有点儿"家庭旅行"的味道。

经过深思熟虑，叶永清还是决定留下来。其因是，一家大小在寿昌城生活已习惯了，而且他比较留恋老环境，认为到哪里都一样，都是为病人解除病痛。

1954 年，寿昌县卫生工作者协会动员广大中医药人员参加联合诊所。叶永清积极参加并组织联合诊所，任所长（当时永德堂还存在）。大家对诊所开张以后的事务安排、资金的问题、利润如何分配等问题反复商量。一切妥当后，大家工作干劲很高，收益很好，来看病的人也很多，影响力很大。其间叶永清还当选寿昌县人民代表和县人民政府委员。

1955 年，国家对民族资本主义工商业实行社会主义改造，将全行业统一规划，进行公私合营，叶永清的"永德堂"药房归国有了。公私合营时，叶永清被定为"资本家"，其财产、店铺、房屋全部合营。

县政府认为叶永清虽然定为"资本家"，但都是为人看病积累的钱财，加上他在当地广有口碑。虽然财产都合营了，但每月能领到定息 50 元（到 1966 年终止）；"永德堂"房子虽然归公，但批给他一套约 115 平方米的住房（解放路 36 号上下二层）。叶永清当时的政治待遇还比较好，没有把他当"反动资本家"对待。

"永德堂"公私合营了，取而代之的是县医药公司。"永德堂"三个烫金大字的黑色木质牌匾摘下来的瞬间，叶永清夫妻俩流泪了。他们不是为了钱财，而是在感情上舍不得啊！

叶永清擦了擦眼泪，安慰妻子说："丽梅！我们要从大局考虑，永德堂合营了，我也一样能为人看病啊！"

同年，国家准备吸收一些比较有实力的医师进入卫生部门，叶永清作为优秀的中医师被寿昌人民医院首批录用。得到寿昌卫生部门通知后，叶永清没有犹豫，他认为能进入国家单位做医师，是自己的荣誉。叶永清就这样调到该院中医科，次年，由于业务能力超强，晋升为寿昌人民医院业务副院长。

治麻疹危重案

叶永清到寿昌县人民医院上班后，适值寿昌镇和更楼乡两处麻疹大流行。当时寿昌卫生部门下发了通知，凡家住在两镇的医生，均要义务投入治麻防麻工作中。叶永清日夜奔波，不辞辛苦，除夕之夜，还在外面治疗麻疹。

这年正月初一的一个半夜，叶永清刚睡下，突然有人来叩门，声音在夜里显得格外大。叶永清心里一惊，这个时候叩门，一定是谁得急病，于是赶快爬起来，开了门。一看，是邻村的蒋某，只见他满头大汗，面色惊慌地说："叶医生救救我孩子。"

原来，蒋某7岁的儿子患了麻疹，初期本来应该吃点药，但是小孩子嫌药苦，一吃就吐，家长也一时麻痹，认为麻疹出来就会好的，未戒备。到了这天晚上，孩子突然咳嗽气喘得很厉害，发热不退，而且怕光，这下子全家都慌了，吓得蒋某半夜来请叶永清。

叶永清一听，抓起药包，随着这位蒋某来到了他家。

一进蒋某家门，全家人都着急地说："叶医生，这孩子气急得很厉害。"

叶永清一看这孩子，"麻疹刚出，时隐时现，身热无汗，咳嗽气喘，口干作渴，目赤羞明"。于是赶快给孩子诊脉："脉浮数，舌苔微黄"。叶永清立刻做出判断："表寒里热，热邪迫肺，治以清热宣肺以治"。

麻疹这类疾病，疹子都是以外出为顺，如果出现内陷的情况，则是很危险的，最危险的就是麻毒攻心肺。

这时，患儿母亲尤其着急："叶医生，孩子有危险吗？"

"如果再晚点，就危险了。"叶永清说。

大家都屏住呼吸，听他接着说："现在还好看得早，麻毒还没有内伏，就是有点内闭，把它透出来就好。"叶永清肯定地说。

叶永清为什么如此有底气？

因为叶家历代以来，摸索出一套治疗麻疹的有效经验。他们只要一看麻疹的形态色泽，就能预知麻疹的凶吉顺逆，成竹在胸。所以，就有了这一套行之有效的经验，叶永清在治疗麻疹中，可以说从来没有失过手。

于是开了麻杏石甘汤合辛凉透发、清热涤痰之药。

炙麻黄、杏仁、生石膏、前胡、西河柳、淡豆豉、连翘、桑叶、冬瓜子、生甘草、芦根、象贝。

连夜到药店抓药，服药后，用新絮温覆儿身，约四小时许，患儿微汗，疹点隐隐现于皮肤，气喘稍平。

服二剂后，疹点齐出，且及手足，得汗身热渐解，咳喘渐平。第三剂减炙麻黄剂量，加重石膏剂量。

您该问了，三诊时病情好转，为什么还要加重石膏剂量？石膏是大寒药，麻疹初期为什么不用重点呢？

对麻疹的治疗，叶永清的经验是：麻疹发热时，退热不要太快。如麻疹出疹时伴高热，马上亟予退热，则会出现热退则疹伏，疹伏则变症百出。故治疗麻疹时，热度虽炽，只合轻减其热，宜清解升发并举，不以退热为急务，而以要透疹为要务。

这下大家都明白了吧，出疹时用石膏剂量要轻，待麻疹出齐后，再加重石膏之剂量，以清麻疹余毒。这是叶永清先生治疗麻疹的经验。

传承有序

叶永清行医多年，积累了非常丰富的临床经验，他爱医如命，坚信用自己的所学和辛劳能为病人解除病痛是一件非常快乐的事情。孩子和外甥从小受到他的耳濡目染下，自然对医学知识有所了解。叶永清也希望孩子们能传承自己的中医事业。

叶永清的家庭可以说是个中医之家、教师之家。优良的家风，泽被后代，大儿子叶德铭是浙江中医学院的教授。二儿子叶文骥毕业于严洲师范，是全国优秀教育工作者，享受政府特殊津贴。

先说吴子祯，又名吴启祥，是吴荫堂的长孙，1932 年出生。他 14 岁时跟随外公叶宝珍学医，17 岁转跟娘舅叶永清学医。叶永清对这个学生的教授方法与众不同，因为吴子祯曾拜他父亲学医 3 年，有一定的中医基础理论。他认为教吴子祯这样的学生，不能太拘泥传统的教学方法，可能用"讨论式"的方法效果更好。于是就跟子祯说："白天看病很忙，我们只能晚上抽出时间来学习。看你基础功打得不错，我们从《伤寒论》《温病学》《血证论》开始。学后再由你来谈谈读后的认识和体会，我再给你讲我的经验。"

吴子祯说："我担心谈不出体会来。"

叶永清笑了笑说："没关系，有多少讲多少，讲错也没关系。我当年拜你爷爷为师时，也和你年龄差不多，他也是用这种方法教我的。"他又接着说："当医生的表达能力很重要，要把自己心里想的用语言表达出来，这是做医生的基本功。有些问题也要学会自问自答，在这样的问答过程中新的灵感就会闪现；交流还会使人胸襟开阔，会促进同道的友情……你不妨尝试一下。"

叶永清又讲了自己的体会："我最喜欢读仲景、鞠通、容川的书，言简意赅，切中要的，覆杯而愈，与那些纸上谈兵、只注重说理，不谈实效者，有境界之差别。读鞠通先生的书，首先是实用，全书以三焦辨证为主，前后贯通，释解温病全过程辨治，同时参以仲景六经辨证、刘河间温热病机、叶天士卫气营血辩证及吴又可《温疫论》。此书析理至微、病机甚明而治之有方。鞠通治温病之法，立意深远，使其温病学理论、原则与治法、方药紧密结合，形成了理法方药完整的温病学辨治体系。他不仅仅为纂集而撰，实是经心用意，为学术理论升华之作。读鞠通之书，可得学问之路，获活人之术。今天我简单地给你讲这些，均会在以后的章节中谈及。"

吴子祯聆听着老师的讲课，完全沉醉于老师的医学艺术世界里——太享受了。

叶永清一看他还陶醉其中，大声说道："喂！喂！今天就讲到这儿吧。"说着，从抽屉里拿出好多抄本，递给吴子祯，说："这本是你爷爷的著作《医学初津》，还有这些手抄本都是我跟你爷爷学医时抄的方，这几本是我学习温病的体会，你有空也可以看看。"

吴子祯接过老师珍贵的抄本，一时惊喜交加，感动万千之际他当即落了泪，口中讷讷而言："谢谢舅舅。"

就这样，学生在学中谈认识、谈体会，老师再结合自己的临床案例指导。这种"讨论式"的学习方法果然让吴子祯获益颇深，学业突飞猛进。

遗憾的是，吴子祯出师后并没有做医生，而是在 1951 年做起了小学教师，只在业余时间给师生们看看病。

1958 年，"反右"风暴掀起，吴子祯被打成"右派"，随后下放到寿昌农场接受"改造"和再教育。1963 年吴子祯被开除公职并遣送回回塘老家。

被划为"右派"遣送回乡后，他的老师叶永清闻讯来探望，并安慰他："你千万要想开了，回家种田也好，你在家也可以为乡亲看看病，为社会多做贡献。"

吴子祯紧握着老师的手，半天没说出话来，师徒俩就这样静默着站了好一会儿。

当时的吴子祯，情绪非常低落，经过老师的开导，心情稍有缓解。他虽然是回回塘村人，但从小就生活在兰溪城中，体质较单薄，对农活基本上一窍不通。当时的生产队是拿工分计算的，他只拿 4.5 个工分（正劳力是 10 个工分），还不如一个妇女。他夫人也只有 4 个工分，一家老小七口人要生活啊，生活的艰辛可想而知。

想不通冤屈也要想办法活下去，吴子祯没有被这顶"右派"帽子压垮，他也和广大农民一样拿着工分养家糊口，在劳动之余给别人义务看看病。

如果说因莫须有之罪而被遣送回乡只算是轻伤的话，那么，随后的"文化大革命"的政治运动才是真正的心灵摧残。

有一天晚上，吴子祯一家人正在吃晚饭，突然几个红卫兵小将高喊着"破四旧，立四新"的口号闯进他家，其中一个领头的气势汹汹地说：

"来你家搜黑书！"吴子祯一听要来抄书，当时也急了，说："我家只有医书，没别的书啊。"这些小将们可不管什么书不书的，说："只要是封建迷信的书都要搜。"

吴子祯最爱的就是医书，这些医书都是祖上留下来的，他可是把它们当作"宝贝"啊！吴子祯越是护着书，他们愈发连抄带撕，几乎全给弄走了。

幸运的是，这些小将们手下留情，一些看病的处方未被抄走，可能他们认为这些处方不是"四旧"范围吧。

然后，"右派"分子的诊事也受到了限制，当有人请吴子祯去看病，要先到大队治保主任处开证明，得到治保主任允许后才能给别人看病。

在"文化大革命"期间，由于吴子祯平时低调做人，义务给村民看病，精神上虽然受到了打击，但肉体上未受到伤害。他每天早上只是扫扫大街，晚上写检查，接受再教育。其他挂牌游街等形式的批斗会，还好没轮到他。

不过，吴子祯在老家最大的收获是，收集了他爷爷吴荫堂遗散在民间的药方，共有 600 余张处方，然后装订成册，这是他一生中最愉悦的事。

吴子祯虽然在民间行医，但同门师兄弟之间感情甚笃，他们常在一起读书谈医，交流心得，乐在其中，甘之如饴。

吴子祯在当地行医，在老百姓中广有口碑，于是，他受聘到檀村乡卫生院中医科（临时工，月工资 29.5 元）。

1978 年，吴子祯"右派"平反，分配到寿昌中学任校医。1983 年调到檀村卫生院任中医师。1988 年退休后，仍然坚守门诊一线，服务病患，发挥余热。他终于可以堂堂正正地为群众看病，平平静静地安享晚年。

再说叶士恺，他是叶永清三儿子。1956 年，叶士恺考上严洲师范。1958 年，叶士恺眼看就要毕业了，这时全国性"整风运动"开始了，学校鼓励师生们"鸣放"，给政府和学校提意见，不少师生纷纷发表自己的言论。

叶士恺没有被当时的"鸣放"运动鼓动。原因是，父亲再三吩咐过他：我们家是资本家成分，在外面讲话要谨慎，要牢记"祸从口出"。

叶士恺牢记父亲的吩咐，远离了"大鸣大放"运动。

下半年，一场波及社会各阶段的群众性大型反击右派斗争开始了。因叶士恺牢记父亲的话，平时比较谨慎、言语不多，所以运动初期并未受到冲击。

当时，有一场全国卫生工作的"大跃进"，彻底灭四害（苍蝇、蚊子、老鼠、麻雀）。讲卫生其实是件大好事，能有效防止传染病的传播。但有些地方把它也涂上一层浓浓的政治色彩，严洲师范也不是世外桃源，提出一些不切合实际的浮夸口号：

人人动手，天天扑打，早晚行动，各班级每周要检查。

当时，叶士恺发了一些牢骚话，他自言自语道：每天都在毁雀巢，掏雀蛋，轰麻雀，到处都是乱哄哄的，学校不像个学校，学生怎么安心学习啊。

不料，隔墙有耳，被一个"左派"积极分子听到，他马上汇报到搞运动的负责人。

搞运动的人本来就抓不到叶士恺把柄，而且"右派"名额还未达标，就这样，"右派"这顶帽子落在他头上，遭受了批判。有一句"不怕病从口入，就怕祸从口出"的老话，确实总结得很到位。

随而，又有一场叫"交心"运动。在那个特殊的时期，往往就是这样一次的"交心"，让许多人的命运瞬间倾覆。

叶士恺被迫"交心"。只说些不痛不痒的问题，不敢把自己的核心想法和盘托出来。

搞运动的人认为他态度不够诚恳，"交心"不够。于是，决定开除叶士恺学籍，遣送回家。

叶士恺被开除出校，一切宛若在梦中。他背着铺盖回家，父亲以为他提前毕业了，很高兴地问他："毕业了，分配到哪所学校去教书啊。"叶士恺一脸愧疚，低声地说道："被划为右派分子，开除了。"

"啊！"叶永清非常惊讶。他也不问是非，就冲着儿子当头开骂："你这个小子，在家怎么吩咐你的，叫你慎言，你怎么能跟政治叫板呢，栽了这么大的跟头。"

叶永清一向很在意自己"资本家出生"这个小尾巴，他总是"夹着

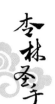
尾巴做人"。所以，他经常教育子女们，要在社会上慎言慎行。不料，千叮嘱万叮嘱，还是出事了。

叶士恺委屈之极，他把事情的原委说了一遍。

叶永清沉默了片刻，然后用手抚摸着儿子的肩膀说："在家跟我学医吧。"

叶士恺眼泪夺眶而出，但没有马上答应。

难道他不想学医吗？

不是，他的心结还没有打开。谁会料到因一句未带任何政治色彩的话而身份骤变，在外读书三年，连一张毕业证书都没拿到，只捞到一顶"右派"帽子回家，你说心里冤不冤。今后怎么办？戴着这顶"右派"帽子跟父亲学医，父亲会不会受连累？这都是他需要思考的问题。

那段日子里，叶士恺落落寡欢，对未来满是迷惘。

叶永清当然知道儿子心中的苦楚和忧愁。他开导儿子："孩子，别让眼前的挫折绊住自己。没关系，你还年轻，事情总会水落石出的时候。"

适逢江西省地质勘探队招工，叶士恺报名参加了地质勘探队工作。因为是学生期间划为右派，不是国家工作人员，所以问题不是很严重。到 1961 年勘探队解散，就回家跟父亲学中医。叶士恺记忆力惊人，《伤寒论》《本草备要》等书都会背。在家跟父亲学医三年，经卫生部门指定一位中医师（魏长春的学生）出题考试，叶士恺以优异成绩通过，分配到里叶乡卫生院工作，后来成为当地的名中医。

第三得说说叶文渠，他是叶永清四儿子，当年他和三哥叶士恺一起考上师范学校，不过他考上的是金华师范。1958 年 7 月叶文渠师范毕业，他先被分配到汤溪县古方环小教书，后借用到中戴中学教书，后来中戴和九峰农业中学合并，他就留在九峰中学教书。由于他爱好中医，业余时间也看了不少医书，在学校里经常有同事找他看病，他也来者不拒。有些简单的病他能够治，遇到复杂的病，就会翻书查资料，或者写信向父亲求教。

儿子既然那么喜欢中医，叶永清当时就有了一个想法，把儿子调到自己身边来学医。

有一天，叶文渠休息回家，叶永清对他说："你这么喜欢中医，何不学医呢?"

叶文渠听了很犹豫,他虽然常给别人看病,但只是业余爱好而已。

看到儿子犹豫,叶永清不想用家长的身份来干涉儿子的思想和兴趣,说:"不管学什么,只要自己喜欢就行,教师也很好。"

"阿爸,您看您单位的医生,都是正规医学院毕业的,我又没进过院校,没文凭,别人会瞧不起的。"叶文渠担忧地说。

"一个人的信念很重要。信念,可以使人做出不可为之事。爸也没有经历过中医学校培训,也一样为病人服务。院校教育和师承教育各有侧重,院校教育主要解决学术和知识的积累,而师承教育主要培养临证技能、技艺的训练,所以两者都很重要,各有千秋。只要你自己下决心,我也会撑着你,你还怕什么吗?"叶永清苦口婆心地说。

"阿爸,我真的跟您学医,那工作就要辞掉了,那户口怎么办?"叶文渠还是有顾虑。

现在的人对户口的事可能无所谓,在那个年代可是大事了。由于物资匮乏,买东西都要票,买米要粮票、买油要油票、还有煤球票、豆制品票、肥皂票、布票、肉票、火柴票等,总之什么都要票。

所以,叶文渠的担忧是有道理的。

"这个你放心,教育部门的人我很熟,他们经常找我来看病,到时我去问问。"

"哦!阿爸,我听您的。"

虽然父亲平时言语不多,但叶文渠感受到了父亲对自己的期待和用心,也感受到了前途的压力。

经过叶永清的努力,卫生局人事部门的人说:"只要汤溪方面肯放人,我们就下调令。"

当时跨县调动工作还是比较困难,牵涉部门也比较多。叶永清动用了多方人脉资源,最终如愿以偿把儿子调到寿昌人民医院。

1962 年 3 月,叶文渠和三哥叶士恺一起跟父亲学医,白天兄弟俩随父亲侍诊抄方,晚上在父亲指导下攻读医学经典著作。

叶永清带徒的模式是纯粹的师带徒模式,要求务必对"药性、汤头""伤寒、温病"通读默诵。他认为要想成为好医生,需具备一身的"硬功夫"。"硬功夫"指医学经典重要篇幅，一定要铭记于心，专业功夫一定要扎实，需要学一辈子。同时，要兼备一身的"软功夫"。"软功夫"是指医学之外的人文修养，要有广阔的学问胸襟。若能如此，就会获得上乘的智慧。

老一辈的中医"硬功夫"确实了得。有一次我去拜访叶文渠老前辈，在谈到他以前是如何学医的时候。叶老说："那时的学医就是背书，背到滚瓜烂熟再去理解其义。"说完，都 80 多岁的人了，随口就唱背起《温病条辨》原文，在旁边的夫人吴素云老中医也一起唱和。这样，夫妻俩你一句上文，我一句下文，好像对山歌一样陶醉其中。在一旁的我，看得目瞪口呆，自愧不如啊。

1966 年，叶文渠随父习医出师。由于他刻苦学习，勤于思考，又有"得天独厚"的子承父业环境，很快就成为医院里的业务骨干，晋升为副主任中医师。同时为浙江中医学院带教老师，培养了一大批中医人才。如今，虽已退休，仍耕耘不辍，坚守中医门诊。

第四谈一谈吴素云，她是吴荫堂的孙女，也是叶永清的儿媳（叶文渠的妻子）。吴素云生于 1941 年，15 岁时随浙江名医叶建寅先生在兰溪县诸葛卫生院学医。1957 年，叶建寅调往兰溪县人民医院中医科工作。由于叶建寅刚刚调换新的工作岗位，这个学生怎样安排？当时他非常为难。一是，自己先师的孙女不带讲不过去。二是，调到县人民医院把学生也带去，确实很困难。正当他一筹莫展时，突然想起大哥叶永清在寿昌人民医院当副院长，可以请他想想办法。于是他马上赶到寿昌，对兄长谈起目前的情况，叶永清满口答应。就这样，吴素云转投叶永清先生门下。

1957 年吴素云跟叶永清学医第一年，由于没有进入卫生部门编制，所以当年没有工资。不过，吃住都在老师家，也无后顾之忧。第二年就有 10 元工资了，到了第四年涨到 15 元。

吴素云在门诊随师期间，虽然临床与理论兼修，但初期重点还是以熟读经典为主。叶永清先生先是用两年时间为她讲授各种医药知识，其中包括对《伤寒论》《温病条辨》的逐条剖析，《脾胃论》《傅青主女科》的全书通解。再旁及古今名医方案，细心研读，勤学苦练，年轻的她就打下了扎实的医术基础。

叶永清不仅在理论上，由浅入深地指导吴素云，而且在实践上，也由浅入深地指导她提高医疗技术，并且很注重启发吴素云的主动思维习惯。最典型的例子是临床实践上，虽然叶永清诊务很忙，没有更多时间向她详细讲解，但对一些初诊病人，叶永清常会有意识地要求吴素云提出自己的治疗方案，如符合病理的，就会被采用；若有偏差，叶永清则口述理法方药，扼要地讲明其法之所在，让她能及时领悟。

叶永清不用单纯的理论来教或指导，而是通过临床研究病情，用实际的行动让她学到很多知识和经验，有一个成语最能表达这种状态，就是"耳濡目染"。日积月累后，使吴素云在妇科病、内科杂病等方面有了较丰富的临床经验。

1961 年，吴素云随师学医 5 年出师，虽然她正式出师能单独门诊了。但是，她还是跟着老师身边进一步深造，直到 1969 年下放到里叶乡卫生院为止。好像在老师身上永远有你学不完的东西，不断有新知识、新技能、新观点让你领悟，包括为人处世。吴素云在老师引领下 12 年不辍的实践，从基础理论开始，到各家学说，临证实践，然后进一步消化巩固，都是在叶永清严格训练中摔打出来的。可以说，在叶永清的学生中，吴素云是随师时间最长，对老师学术思想最了解的一个人。老师的言行、举止在她的心灵深处打下了不可磨灭的印迹。

吴素云是这样评价老师的："他老人家好像是饱满的稻穗，越是成熟越谦逊。他的'宝藏'好像永远淘不完；他高尚的美德，一直影响着我，让我一生受益至深至切。"

吴素云临床经验非常丰富，内、妇、儿科无所不及，在本地及兰溪、龙游、淳安等地，享有很高声誉，病人尊送她一个叫"送子观音"的绰号。每逢春节，来她家感谢"送子成功"的客人总是很多。她曾评为杭州市劳动模范，建德市名老中医等称号。

最后说说叶文启、叶淑仙、叶雅孺三人。

叶文启是叶永清的六儿子，在他少年时，父亲就经常给他灌输中医知识。从小，他就觉得做医生是一份不错的职业。每次看到父亲给别人看病时那种认真的眼神，他也很想拥有这样的工作状态。每次看到自己

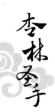

的父亲用高超的医术挽救病人生命，他就非常向往，在幼小的心灵中不知不觉种下了一颗种子。

父亲在儿子的心目中是一个标杆，是仰慕的对象，不亚于英雄人物。这种影响是潜移默化的，不着痕迹的。1963年，叶文启高中毕业，其间已涉医成趣，有感于岐黄之术博大精深。于是，他主动提出要跟父亲学医。叶永清看他选择学医，自然很高兴。

叶文启跟父亲学医三年，出师后分配到横钢医院工作，后因家庭原因调到兰溪瓷厂医务室工作。叶文启是个很孝顺的儿子，在父亲风烛残年之时，一直陪伴着他。父亲看他孝顺，或者是看他嗜好医学，指着书柜对他说："这些抄本和我的经验方你都拿去，有空多看看。"

现在，古稀之年的他，仍然勤学不倦，一边坐诊，一边整理父亲和自己的临床经验。

叶淑仙是叶永清的女儿，出生于1949年，随父习医三年，现已退休，她仍然坚守父业，继续她的医疗生涯。

叶雅孺是叶永清的孙女，知青返城后，随四婶吴素云学医。由于静心好学，接受能力强，尽得四婶的心传。出师后服务于寿昌卫生院，在内科、妇科方面，继承了其师的特长，在当地很受百姓的欢迎。现虽已退休，仍被单位聘用。

第十章　著作《血证问答》
《温病鉴别·温病方歌括评议》

兄弟俩磋商温病学

近日，笔者有幸获得已故浙派名老中医叶永清先生的遗稿《温病鉴别·温病方剂歌括评议》一书抄本。此书可谓探幽发微，论述精详。

这里向大家公布其中的一部分写稿，这些方歌点评，相信绝大部分世人都没见过，书中收集了历代名医的点评，结合他自己的临床经验进行评议，是一部非常难得的传统中医的技术资源。

叶永清写这本书的来由是什么？

这要从叶永清参加一次会议说起。

1960 年 1 月，浙江省人民代表大会在杭州举行，叶永清受邀参加了会议。会议结束后，叶永清路过兰溪顺便看望近代浙江名中医——叶建寅。

叶建寅到底是什么人呢？要提起此人，那也是浙中西部响当当的人物。

叶建寅（1920—1985），字永春，兰溪诸葛派堰头村人。叶氏乃中医世家，传至叶建寅已是十一代了，人称"派堰头先生"。

叶建寅 7 岁启蒙于清太学生吴时涛门下，读书之余便随父亲叶宝珍习医。父亲对他特严，要求务必对《伤寒论》《温病条辨》通读默诵，从小就练就了一身的"硬功夫"。又随吴荫堂学医、学文，身兼一身"软功夫"。16 岁考入兰溪中医专门学校，课余时间仍赴吴荫堂诊室见习抄方。

叶建寅文风隽逸，超众拔俗，在校的医学文章深得吴荫堂的嘉勉。吴荫堂对叶建寅勤学好问的习惯很是欣赏，曾评其医学论文"挹其清芬可朴俗三升""据理而谈，引证确凿，通篇绝不落套""相题布局，不脱不粘""篇首顾视清高，入后亦有思议""义气清馥，入后尤见癥结""题无剩义，笔有余妍"等批语。

1937年抗日战争爆发，中医专门学校停办，叶建寅随父悬壶乡里。后为躲避抓壮丁，逃至寿昌严州乡下当教师，一边教书，一边行医。1945年回兰溪行医。中华人民共和国成立后，先后在永昌、诸葛、兰溪、岩山行医。

叶建寅深得父亲和吴荫堂教诲，又接受过中医专门学校系统学习。对疾病诊断和药物研究有独特的见解。业医四十余年，屡起沉疴，求治者盈门。1962年评为浙江名老中医。

叶永清和叶建寅兄弟俩相见的那一年是1960年春，彼时叶永清53岁，叶建寅40岁。

两人都是意气风发的中年人了，在浙中西部几乎到了家喻户晓、妇孺皆知的地步。此时他们的生活都叫一个忙，求诊者络绎不绝，在这种高密度的临床工作中，他们积累了丰富的经验，同时也越发地感到，应该把治疗温病的临床经验总结出来。

他们相见的地点是在兰溪叶建寅家中。

叶永清在《温病鉴别·温病方剂歌括评议》序言中，详细记载了两人见面过程。

叶永清比弟弟大十三岁，但一点都没有大哥的架子，两兄弟互相敬重，经常在一起切磋，还一起治疗了一些病人。兄弟俩见面三句不离本行——聊医术。

在两人畅谈医学的时候，叶建寅从书房里拿出自己的新作请兄长指正，叶永清展卷一看，不禁拍案叫好，好书啊！原来，他的三弟将温病诸证证治方药编成韵语歌括《温病条辨方歌括》。

叶建寅的《温病条辨方歌括》是一本温病专书。该书理法方药均以歌括，叙以简要概念，议论精当，内容丰富，切合临床。以其由博返约，浅而易懂为特点。正如叶永清在《温病鉴别·温病方歌括评议》序曰：

"温病条辨方剂歌括，是吾弟业余之新作。取而读之，言简意赅，易于记诵，可作初学之津梁，以助临床之实用。若能将此歌括，熟读暗诵，精思细审，统握筹维，免致岐黄兴嗟，望洋兴叹！"

叶建寅对大哥的医学很是敬佩，特别敬佩他对温病学的造诣，他当即提议大哥把治疗温病的经验总结出来。这个建议实在是很有价值，因此诞生了一本对温病学很有研究价值的医书。

叶永清也有感于《温病条辨》某些温病之辨，殊多混淆，就萌发了一些新念头、新见解、新发现。但是诊务一直很忙，以致迟迟未动笔。他听了三弟的建议有所触动。回家后，开始构思，动笔。

有人会问，叶永清 1960 年开始酝酿写书，一年间就完成了，是不是太快了！其实他要写的那些东西在脑袋里早就酝酿很久了，所以一下笔很快就写了出来。

别的医生下了班可以喝茶打牌，或者喝点小酒聊聊天什么的，而叶永清却一个爱好都没有，如果和别人聊天，也是学术上的交流，平时有空余时间就在家里看书，凡是与温病有关的书籍都看了个遍，还动手写下了很多批注，所以他在写《温病鉴别·温病方歌括评议》一书时，大纲早就列在了"印象笔记"里，到动笔时就信手拈来。

在他的序言中可以看到 1961 年 3 月完成初稿，迄今为止这本书，已在他家中存放了一个甲子了。

《温病鉴别》

什么是温病？

温病学源于《黄帝内经》时代，伤寒与温病的名称都源于《黄帝内经》，《素问·热论》云："今夫热病者，皆伤寒之类也。"唐宋以前，温病基本上隶属于伤寒范畴，唐宋以后，在长期治疗热病的临床实践中，逐渐突破了《伤寒论》的理论框架，从而形成了温病学理论体系。

后来，中医治疗外感病就分两大流派：一个是伤寒派，该派认为张仲

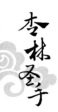
景的《伤寒论》可以治疗一切外感病。另一派就是温病派，该派认为《伤寒论》治疗一切外感病有它的局限性，世界上还有一种寒邪之外的温热病邪，这种温热病邪侵入人体后，治疗方法与伤寒是不一样的。这一学派到了清朝发展已经比较成熟，特别在江南地区，气候炎热是温热病高发地区，所以许多温病大家都出现在江南，如叶天士、吴鞠通、王孟英、薛生白等。温病学派的诞生和发展，丰富了治疗外感病的内容，现在已经影响到了我们治疗外感病的各个领域，这是中医学说进步的表现。

应该说温病学确实源于《伤寒论》，但温病学又极大丰富和发展了《伤寒论》。总之，外感病绝不是《伤寒论》一书所能完全概括的。

有人会问，炎热天气容易得温病，那么凉爽的天气会得温病吗？

也会。这是怎么回事呢？温病不是都说是温邪、热邪吗？怎么冬春二季也会有温邪？对这个问题，我们还得从头说起。中医认为每个季节的气候对人都有影响，如果人在当令的季节不注意，受到了伤害，那么身体就会出现病症。

那么，每个季节对人究竟有什么样的影响呢？

中医是这样认为的：一年四季都会得温病。在春天，万物生发，温暖而多风，人体容易被风热之邪伤到，所以风热邪气为病多见于春季，所致的温病称为风温（一般都有表证）。还有一个叫春温的病，它与风温同发一个季节，但是其临床表现大相径庭，春温初起没有明显的表证阶段，而是开始即以里热为主。古代一些医家认为，是冬季感受了寒邪，邪气伏于体内，郁而化热，至春季气候温暖，人体腠理疏松，体内所伏的郁热就自内而向外发，《黄帝内经》有"冬伤于寒，春必病温"的理论，后史医家称为"伏寒化温"；夏天，天气热，暑为夏季之主气，所以暑邪为病只发生于夏季，其所导致的温病称为暑温（包括暑厥、暑风、暑瘵、暑秽、伏暑）；在秋夏之交，中医还加上了一个长夏，就是夏天的尾巴，中医认为长夏季节气温高而多雨，自然界湿热弥漫，就好比"桑拿浴"，因此湿气特别重，这个季节人体最容易感受湿热邪气而生病，其所导致的温病称为湿温；秋天，有初秋和深秋之分。初秋，天气晴朗，秋阳曝晒，气温高而干燥，弥漫的湿气一扫而光，万物开始收敛，人体容易被燥热邪气伤到，其所导致的温病称为温燥。而深秋季节，中午骄阳似火，早晚气候清凉，人体一热一凉，这时就容易感受凉燥；冬季，一般都是感受寒邪为主，称之为伤寒病。但也有非时之暖，应寒而反温，如体质差的人，容易感受冬温。

在《温病鉴别·温病方歌括评议》一书里，叶永清把自己对各种温病的认知和治疗心得都写了下来，其中包括一些常用的方剂和对历代温病医家思想的评述。

我们先看一下叶永清的序言：

余读吴氏鞠通温病条辨，恒觉理解不深，缘出把温病画出三焦路线，欲使病邪如火车之行轨道，不能有丝毫之溢出，致活病限于死条中。先师尝谓吾等曰："温病条辨，心裁卓著之处颇多，而杜撰神传之说，亦复不少，惜哉！其瑕瑜之不分，所以后世诸家评议纷纷，要在学者，能辨媸妍，分清真伪，不受圈子之所限，择其要者而从之，斯可得矣。"余自临床以来，运用叶薛吴王诸家治疗温热之法，从王氏清化开泄，较为得力，而叶氏外感温热篇，尤为服膺，对温病条辨之方，亦常采用，收效良多。今年春余出席省人大会议，返家时路经兰溪，适吾弟建寅任兰溪人民医院中医科之职，便道往游，见有温病条辨方剂歌括，是吾弟业余之新作，取而读之，言简意赅，易于记诵，可作初学之津梁，以助临床之实用，若能将此歌括，熟读暗诵，精思细审，统握筹维，免致岐路兴嗟，望洋深叹。因原文未录，学者不易领悟，有鉴于斯，遂将歌括加以整理，并将条辨原文，予以摘录，取其精华，弃其糟粕，列入按语，将平时所见所闻，一一详载歌括之末，又将温热病名之鉴别，冠之于首，能以识别各种热病之性质，则可因病论症，因症立方，药从病变，操纵自如，可免寒温莫辨，表里不分。自愧学浅才疏，经典鲜读，实践无多，水平有限，尤恐指鹿为马，极易自误、误人，至于文词之不雅，歌括之不工，因文墨短浅，药病限止，谫陋之因，实由于此。务后之学者，择其敝窦，补其未逮，诚不敢自谓尽善美也，是为序。

公元一九六一年三月叶永清识

这段自序应当是他对温病的见解和独白，略谦虚。在这里叶永清可

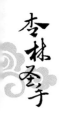

不是在装腔作势地谦虚，他是想把自己的学问传承下去，想把大家都变成温病学专家，这和一般的小专家捂着盖着自己那点经验有着天壤之别。

叶氏家族的先辈们都是温病学的佼佼者，叶永清从小耳濡目染，对温病也有所研究。但是，他对吴鞠通的《温病条辨》进行研究时，却发现有些构思上的模糊并且矛盾重重，这些问题较叶永清稍早的医家王孟英、陆士谔已经提出来了，叶永清也持这种观点。于是，叶永清把《温病条辨》一书中的几个问题进行了探究。

为了更好地把《温病条辨》概念交代清楚，叶永清把书中证情不相符错误的部分加以论述，在评述方剂歌括时，结合自己亲身治疗的经验，加以分析。用其原话所说："取其精华，弃其糟粕，列入按语，将平时所见所闻，一一详载歌括之末。"于是写成了《温病鉴别·温病方歌括评议》，作为临床心得留给后人。

下面我们先了解一下《温病鉴别》。

《温病鉴别》的主要内容：一、春温与风温的鉴别。二、暑温（附暑厥，暑风，暑瘵，暑秽）。三、伏暑。四、湿温。五、温疟。六、痹疟。七、风疟。八、暑疟。九、湿疟。十、痢疾。十一、秋燥（凉燥与温燥、风寒区别）。十二、冬温。

由于温病包括多种疾病，其证候类型复杂多变，临床表现多种多样，每一个病证都有其个性，但由于同属温病，所以又具共同的特点。叶氏根据自己的经验，对上述十二个方面的病因、症状分型、诊断等方面进行鉴别。

由于《温病鉴别》篇幅较长，不能一一详述，故只能列举纲要。这些都是叶永清诊疗之余，一点一点反复总结出来的经验。

《温病方歌括评议》

在这本书中，如何鉴别温病，在笔者看来其实没有什么特别，毕竟现在温病学已讲得很清楚了，大家按照温病学教材去学就可以了。这书中最为重要的，是叶永清《温病鉴别·温病方歌括评议》中的方解和按语，都是他的临床经验与长年研究的心得。

叶永清撰写《温病鉴别·温病方歌括评议》的目的："以温病条辨之方剂，编成歌括，并采诸家之经验，使各种热病的性质和方剂，有了一个概念性的认识，不但可以掌握它的症状变化，而且更能知患方剂配伍的奥妙，在治疗中，可以因病处方，因症立法，药随病变，毋使以药试病也。"

叶永清解释的《温病鉴别·温病方歌括评议》特细心、严谨、周密、实用，是我们今天学习和整理中医古籍的一面镜子。现挑选一些叶永清对条文的评述，以纠正前人对此认识的误谬。

我们都知道吴鞠通是温病大家，他把温病的理论进行了总结，使得温病理论成为一个成熟的体系，其功德无量啊！但是，历代医家对某些条文总有点微词。那么，存在哪些问题呢？

1.《温病条辨》原文：温病者，有风温、有温热、有温疫、有温毒、有暑温、有湿温、有秋燥、有冬温、有温疟。

叶永清按：分条详辨，似属很清，但观诸家评语，也有不合经文，也有自条自辨之误。吴氏意欲把病情分为详细，竟致愈细而愈乱，学者宜当领悟焉。

陆士谔评：疫证不得与温热同治，当以吴又可，余师愚两家为正鹄。

沈辛甫评："鞠通混疫于温，实为无识。"真确论也。

陆士谔评：暑温名目最属不通，夫和煦之气曰温，亢热之气曰暑，既暑矣，何至于温？鞠通当亦哑然自笑。

叶永清按：士谔既知暑属亢热之邪，何以致温为和煦之气。吾谓暑为亢热之邪，温为发热之候，而以暑温命名，是无不通之理。

笔者按：当叶永清读到《温病条辨·上焦篇》第四条"太阴风温、温疫、温毒、冬温，初起恶风寒者，桂枝汤主之"几句时就心有存疑。他认为温病是温热之邪，若治以辛温之品，势若抱薪投火，必助热而劫阴，反致病情加剧，古人有"桂枝下咽，阳盛必毙"之论。可见，桂枝剂尤不能用于温病。吴鞠通在自注中："伤寒之恶寒，太阳属寒水而主表，故恶风寒。温病之恶寒，肺合肺毛而亦主表，故亦恶寒也。太阳病则周身之阳气郁，故身热，肺主化气，肺病不能化气，气郁则身亦热也。太阳自汗，风疏卫也，太阴自汗，皮毛开也，肺亦主卫，渴，火克金也，咳，肺气郁也，午后热甚，浊阴归下，又火旺时也，又阴受火克之象也。"叶永清认为：根据上述病情，既知肺气受邪失化，阴虚火旺为病，岂桂枝之所宜也。窃谓欲借仲景之余气，以张大其阀阅耳。

王孟英对吴鞠通的太阴风温……桂枝汤主之，也持批评的态度："吴氏肆改经文，今通查伤寒论，却未见此数语，鞠通自谓跳出伤寒圈子，而又不觉已入嘉言套中，又不甘为人下，窃取圣训，以示微发不发之处。"实际上，不是吴鞠通不懂伤寒与温病的区别，也不是他真的主张以桂枝汤治疗温病。他之所以有这样的说法，是因为，他迫于世医偏见的压力，亦不得不假推崇伤寒学派之名，而行标新立异之实。而实际上吴鞠通在治疗温病初起，是力弃辛温发汗而主张辛凉之剂的。

2.《温病条辨》原文： 温病少阴下利，咽痛胸满心烦者，猪肤汤主之。

猪肤一斤用白皮，从肉刮去肥，令如纸薄，右一味以水一斗，煮取五升去渣，加白蜜一升，白米粉五合，熬香和合相得。

歌括：少阴咽痛且心烦，法取猪肤甘润方。猪肤一斤肥刮净，去渣白蜜粉熬香。

方解：少阴下利，下焦虚矣。少阴循喉咙，其支者，出络心经胸中，咽痛胸满心烦者，肾火不藏，循经而上走于阳分也。阳并于上，阴并于下，火不下交于肾，水不止承于心，此未济之象。猪为水畜，而津液在肤，用其肤以除上浮之虚火，佐白蜜白米粉之甘，泻心润肺而和脾，滋化源培母气，水升火降，上热自除，而下利自止矣。

叶永清按：少阴上火而下利，下利者，水在下而火不得下济也；咽痛者，火在上而水不得上交也。但此症临床上所见不多，余对此方未曾试用，不知效果究属如何。但在温病伤寒，阴津不能上潮，舌绛津枯如镜，虽叠投养阴生津之品，不能恢复者，余每以精肉四两，煎汤去浮油，连服数次，津液即生，胜于养阴之品多矣。然非少阴咽痛下利等症可用。

笔者按：在叶永清按语里，告诉了大家一个食疗的方子，不管是伤寒病还是温热病，凡是伤到阴津（舌绛津枯如镜），用药物治疗不明显的，用瘦肉四两煎汤服，效果很好（津液即生）。肉汤，大家都知道很好喝，味道鲜美，且营养丰富。古人云："百病先开胃，开胃先喝汤。"叶永清用瘦肉汤治疗伤津（阴），可能是受到猪肤汤的启发吧。

3.《温病条辨》原文：太阴湿温，气分痹郁而哕者，宣痹汤主之。

组成：枇杷叶、郁金、淡豆豉、射干、通草。

歌括：湿阳上焦肺失宣，胸脘痞闷呃频添。急用苦辛宣痹法，枇通豉郁射干煎。

方解：上焦清阳膹郁而致哕，故以轻宣肺气为治。

叶永清按：哕俗称名为呃。张山雷先生解释甚详，学者宜参考其书。但呃之一症，治法颇多，宣痹汤为治湿温中之呃，至于呃逆之症，当求其所病之因，而求其所治之方，不能拘泥于此一端耳。

4.《温病条辨》原文：面目俱赤，语声重浊，呼吸俱粗，大便闭，小便涩，舌苔老黄，甚则黑有芒刺，但恶热不恶寒，日晡益甚者，传至中焦，阳明温病也。脉浮洪躁甚者，白虎汤主之。脉沉数有力，甚则脉体反小而实者，大承气汤主之。暑湿、湿温、温疟，不在此例。

叶永清按：经云"亢则害，承乃制"。承气汤之作用即基本于此，凡温邪内结，气血壅滞，阻其胃气自欲下降之势。故大便不得行，以苦辛通降，咸以入阴之法，荡涤其蕴结之实邪，故有腑通热退，谵解渴除之功效。家严治热病颇有心得，而下法尤为特长，如遇便闭屡通不下之症，则用承气汤加地宣草三钱，收效甚捷。此乃戴北山先生[1]，温热九传[2]宝中宝之法也。有是病而有是药，但药力过猛，用宜审慎。

5.《温病条辨》原文：时欲漱口不欲饮，大便黑而易者，有瘀血也，犀角地黄汤主之。

叶永清按：犀角地黄汤，为热淫于内，治以咸寒之法。如血热妄行，涌吐如崩，真称良效，用之得当，效如桴鼓。吾师荫堂尝谓吾等曰："大黄泻心汤为除暴安良而止血，犀角地黄为清营涤热而止血，止血虽同，

---

[1] 戴天章（1644—1722），字麟郊，晚号北山，江苏上元人。著《广温疫论》等。著名论点：伤寒下不厌迟，瘟疫下不厌早。

[2] 九传即九传治法，吴又可曰："夫疫之传有九，然亦不出乎表里之间而已。所谓九传者，病人各得其一，非谓一病而九传也……"这是对治法的一种分类，共分为九类。

用法实异。"

笔者按：叶永清性情敦朴，谦虚诚挚，尽得家学，又受业荫堂，私塾山雷，博古通今，不名一师。他不因有三家之术而自满（叶宝珍、吴荫堂、张山雷），他涉猎医书甚广，潜心于《黄帝内经》《难经》《伤寒论》《金匮要略》《温热论》《温病条辨》《温热经纬》等各家学说，同时又虚心学习同时代人的经验，如陆士谔《加评温病条辨》等，吸取百家之长，加以研究，既不泥古以薄今，又不厚今以薄古。他主张临证时要灵活用药"因病论证、因症立方、药从病变"，反对时医忽视辨证，机械地搬用时方，"以药试病"来疗疾。在这一点上，叶永清求真务实的态度，是值得学习的。

《血证问答》——一部被埋没的书

《温病鉴别·温病方歌括评议》写好两年后，叶永清就投入了第二部书《血证问答》的写作，但终因门诊工作太忙，没有时间写书。恰巧身体不适，虽然躺在床上休养，但是思想却没有停止，他仍然在思考着这本书。本来，他是想等身体恢复后，再动手写这本书。但是，强烈的写作冲动让他无法自抑，也无法顾及自己的身体了。

其间，也是 1963 年 3 月，那年的春天，阴雨绵绵，倒春寒一直拖着冬天的尾巴不肯放手，他就在这样的"春寒料峭"里写《血证问答》。他感谢这样的清冷，也感谢这次患病，让他有时间，让大脑和思维最大限度地保持了冷静。

叶永清在《血证问答》序言中写道："今春因病家居，静坐深思，感愧医学未明，经典鲜读，家学渊源未明。每逢疑难之症，有搔首问天之叹！回忆先师吴翁荫堂夫子，乃兰溪医林硕彦，名重当时，遐迩咸知，其治病也，辨证精详，立法神异，尤其血证之专长，称当时之圣手。常谓吾等曰：医乃仁术，贵乎心专，务需精益求精，法中求法，抱济世之心，起沉疴之疾，无愧于医道，望汝等勉之。正将血证心得详编，名曰九九问答，无奈珠玑未录，一病长逝。今则苦索深思，聊有一二之得，然余年也将近花甲，若不为之记载，必有遗亡之憾！缘此将先师口授心传笔之于书，仅仅记其扼要之言，至于奥妙玄微，因学浅才疏，不能洞察，望后之学者，执此法括方书，斯可得矣。"

在这本书里，叶永清对荫堂老师的教导奉为"经典"，简直是"萧规曹随"，多处有先师云，先师怎么治的敬语笔墨。虽然先师不过是一个符号，但他谈到老师，话里话外透露着浓浓的敬仰之意，钦佩之情。

从 1963 年 3 月动笔，到 1965 年冬月初步定稿，至 1976 年元月，叶永清完成了久萦心怀的《血证问答》。如此精雕细琢地修改，沉淀了将近十年时间。

估计您该问了，叶永清写的《血证问答》，"沉淀"的时间也太长了吧！

是的，时间确实有点长，这正是叶永清负责任的体现，他对学问是非常认真的，一点点的小问题他都要思考透了才完稿，所以写书更是非常慎重。这还不算，他本想邀请两个弟弟一起来研讨此书，可惜未能遂愿（叶永清两个弟弟，叶建寅、叶永寿都是浙江近代名医）。

叶永清在序言"附说"中又写道："此乃初稿，于 1965 年冬间写就，次年'文化大革命'开始，迄今已越十年之久，未经讨论，其中错误必多，本欲今春邀同永春、永寿二人，研讨增删。讵料，春弟卧病在床，寿弟工作无暇，不能如愿。但余也患'高心'，恐一病倒，其中未明之处，不能究悉。缘此，将初稿给尔等阅读，删除樊窦，补其未逮。然不可外传，以免遗笑方家，不致贻误他人，非余保守，实为藏拙。"

叶永清在十年里，诊病的同时他还要写书，因为他的信念就是，一定要把学问传下去。他为完成了《血证问答》激动得狂喜。了却这桩夙愿，心情的愉快是可以想象的。

《血证问答》是一部什么样的著作？

《血证问答》为叶永清多年血证学术研究和临床总结的力作。全书以问答形式为主干，前后贯穿，解释血证全过程的辨治，同时参以仲景、溶川、恩师荫堂、家父宝珍等诸家学术，析理至微，病机甚明，治之有

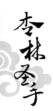

方，并附有验案。他希望后学者"执此法，以括方书，斯可得矣"。足知叶永清此书，不是仅仅为众纂集而撰，实是经心用意，为学术理论升华之作。

此书为论述血证之专著。全书共有八十一问，就是取自"九九八十一"之义，也想替老师完成未完成"血证九九问答"的梦想，全书分为两部分：一为总论部分，包括血证的基本理论和诊断方法，论述各种血证病因病机与治疗概念、脉舌探讨。二是以病案为纲，论治各种血证，并列举常用主治药物。在书里，叶永清把血证的各种证型都做了梳理，其中很多血证病的类型方书中都没有记载，比如吐血后期泥浆痰、老年经水复行、产后败血攻心、血臌之因、见血休治血之理、血小板减少的紫癜症在中医如何认识、试申言之等。

在这本书里，他把自己对各种血证的治疗心得都写了下来，其中包括一些常用的方剂和对历代医家思想的评述。如 30 问：唐容川云"上焦之瘀多属阳热，每以温药为忌，下焦之瘀多属阴凝，故产后喜温而忌寒"试申其说。如 53 问：金匮"从春至夏衄者太阳，从秋至冬者阳明"试说其理。如第 70 问：王氏女科辑要，有一妇患崩，年逾五旬，服人参、阿胶不效，服黄连不安，一医主以理气止崩等药而愈，其理何在。

综观这部血证专著，其治疗血证的学术思想和方法特点对今天都是颇有启迪的。

叶永清为什么会写这一本《血证问答》?

这本书，叶永清显然不是写给自己的，他编著《血证问答》的目的是要给后世医者，作为血证临床的参考指引，因此他在题材的选择上往往带有强烈的目的性。比如《血证问答》开篇是从血证之因与治疗概念写起，如第 3 问：先知咳嗽之因，才知咯血之病。第 4 问：吐血虽出于胃，但有从肺从肝之别。类似这样的例子在《血证问答》中还有很多，比如第 24 问：血后痰臭如脓，当究其因，以明治疗之法。第 79 问：失血家宜下者，当施之蓄妄之中，忌下者，当戒之于亡失之后。

还有一个原因，叶永清认为，现代人对血证的研究太少了，而他自己也没有把先师玄妙的血证理论整理出来，为了不辜负荫堂先师那颗仁慈的救人之心，所以，叶永清认为即是耗尽心血，也要把这件事情完成。正如他所言：然余年也将近花甲，若不为之记载，必有遗亡之憾！缘此将先师口授心传笔之于书。

这种血证专著，不是说谁想写就能写的，那是靠多少年积累的医学做根底的。叶永清在完成《血证问答》初稿后，感慨不已，于是写下了这首诗：

虚掷光阴五七春，生平医理未求真，

才疏学浅能知少，实践无多悟不深。

先师医术有真诠，血证专长第一仙，

审病求因洞肺腑，处方立法胜容川。

正将心得绍薪传，曾拟师生质难编，

九九颜名称问答，未留手泽叹徒然。

口授心传说理详，奇方方外有奇方，

精心研读知玄妙，莫谓区微话短长。

那么《血证问答》为什么没有出版？

那个年代，追逐的是社会热点和政治形势，这种医学著作即使出版也无法引起关注，他的创作不是得不到认可，只是机缘未偶。但他又不想把老师的经验和自己治血证的心得湮没，他索性把此书当作家族医学来传承，他在序言中写道："恐一病倒，其中未明之处，不能究悉。缘此，将初稿给尔等阅读，删除弊窦，补其未逮。然不可外传，以免遗笑方家，不致贻误他人，非余保守，实为藏拙。"

第十一章　艰难时期

受冲击

在 1966 年之前，叶永清的事业一帆风顺，省人民代表、县人大代表、医院业务副院长等，各种荣誉接踵而至，是他心情最为舒畅的时光。

但是因为历史原因，叶永清的事业发展受到了影响。

1966 年 7 月上旬，医院墙壁上贴出第一批大字报，其中一张说，叶永清是剥削阶级资本家。叶永清自恃光明磊落，胸怀坦荡，整天埋头读书看病，大字报又能怎样？

直到绳索在身，高帽在头，叶永清才算长了见识。

1966 年 7 月下旬，在医院的一次群众大会上，"先天不足"的叶永清被"揪出"，戴上了"不法资本家""资产阶级反动学术权威"的帽子，统称"牛鬼蛇神"。这突如其来变故让叶永清难以应对，脑子一片空白。

随后，叶永清在全院职工大会上作第一次检讨，他概括地谈了自己的工作："过去对政治学习一向不感兴趣，时间也花得很少，因此，水平低，思想觉悟不高。"这确实是叶永清的肺腑之言，天真的他以为这样就是检讨，就是所谓的思想改造，他还幻想着读完检讨赶紧回科室去给他的病人看病。

但是，以后凡革命群众开会，"牛鬼蛇神"一律不准参加，只能坐在空落落的科室里反省自己的罪行。

有一天，叶永清正在科室给病人看病，忽被召去开大会，满以为这次会请他重新加入革命群众的队伍。不料大会上，革命群众愤怒地控诉他的种种罪行，革委会最后公布决定：1. 每月工资由 97. 50 元降到 45 元。2. 隔离审查，不得回家。3. 每天上班后，胸前挂牌，牌上写明身份和自己的罪行。台下坐着的医院职工都在交头接耳，窃窃私语，或用种种的眼神交换着不安和恐惧。

叶永清每天早上戴着尖顶帽，脖子上挂着一块写有"资产阶级反动学术权威"的牌子，手拿着扫帚扫大街。由于叶永清在当地名声太大，招来一批围观群众，大家都以一种惊讶的眼光看着叶永清，同情的感叹声声不断……

叶永清白天劳动，晚上隔离在医院，"资产阶级反动学术权威"这顶帽子始终挂在某些人的嘴边上，它成了一堵墙，横亘在叶永清周围，屏蔽隔绝着人们与他的正常交往。虽然他很痛苦，但并不觉得自己可怜，因为病人比他更可怜。

这时，又得知母亲病危而逝，他向造反派请假回家奔丧，回答是："不准。"

唉，母亲的恩情还没来得及报，就去世了，这种悲痛是无法愈合的，这种遗憾是无法弥补的。叶永清后来写下一首诗：

> 母逝吾等不在旁，外人舆论已洋洋。
> 养育之恩不能报，痛恨之心永不忘。

而此时，他妻子也患病在床，他亦不能回家探视，他含泪写下另一首诗：

> 家妻患病已垂危，奄奄一息望吾归。
> 造反当权不同意，两泪汪汪不敢回。

有一天，一伙造反派闯进叶永清家，又敲又打，极为蛮横，翻箱倒柜，古书籍、照片、信件，均荡然无存。最让他痛心的是，多年来费尽心血整理的《先师吴荫堂医案集》的稿子，高高的一摞，抄家时被整体搬走了，从此再没有找到。

叶永清虽然被剥夺了处方权，但还是有人来请他看病。有一次，有一位干部患病在杭州住院不见好转，他有一个同事劝他到叶永清那里去看看，但叶永清已无处方权了，这位老干部就请示县革委会，其中一位部长说话了："叶永清是没有问题的，还是让他出来看病吧。"在那个特殊年代里，叶永清的医学知名度，在有限的范围内发挥了微妙的"平衡"作用。

这样，叶永清关押了三个月放回，重新获得了处方权。不过"资产阶级反动学术权威"的身份还是存在的。

1969 年夏，经过内查外调，确定没有问题，宣布给叶永清平反，随之恢复原先的职务和工资待遇，补发了被扣的工资。这虽然不是一份额外之喜，却是一种精神上的鼓励和认同。

平反后叶永清益自刻厉，埋头于临床治疗，日诊达六七十号之多。当时寿昌人民医院的一位外科医生说："只要在大街上铜鼓一敲，说，叶医生回来看病了，病人马上蜂拥而来。"

不以德报怨

叶永清原本对政治一无热情二无兴趣，但为了适应时代，他努力学习政治，渐渐关心政治时事，但他不参与政治，并主动疏远政治。他这辈子最大的信仰是"爱"。爱人如己，爱己及人，对人不分贫贱，即便运动中羞辱、污蔑和打击过他的人，他也都予以宽容，帮助他们。比如有一个在运动中带头写他大字报、批斗他的人，有一次他患了急病，住院手术治疗后总是发寒热，请了多位医生治疗都不理想，折腾到后来快病危了。

这时家人也急了，再这么下去可就要"挂"了。这个时候旁人看不下去了："为什么不请叶永清医生来会诊。"

这位病人支支吾吾地说："恐怕叶医生不会来的，之前我批斗过他。"

"叶医生不是这样的人。"旁人笃定地说，于是托人去请。

叶永清听说以后，二话不说，欣然答应了这个"仇人"的要求，立刻前去会诊。

叶永清来了以后，诊了脉，询问了病情，然后对病人说："这是热毒伤阴，需要清热养阴啊。"于是开了一诊脉案：

胃经手术，半月余来寒热不退，汗泄滋蔓而不能瘥。盖汗战多数属于营卫乖和，刻诊脉象弦数，右部尤甚，舌色黄腻，舌质红绛，口渴喜饮，上腭溃疡。证属胃经蕴热稽留，拟以玉女煎为方。

处方：生石膏、生地、鲜石斛、芦根、知母、淡竹叶、川连、连翘、元参、鲜地粟。三剂。

在旁一起参加会诊的医生一看都傻了眼，什么？清热解毒，而且石膏用量那么大，病人术后身体受得了吗？大家都用怀疑的目光看着叶永清，但心里一想，补法也用过，说不定是有热毒。

服了三剂，病人寒热减轻，精气神也恢复了点。病人家人很高兴，于是对叶永清说："叶医生您真厉害，三剂服后好多了，是不是要补一下身体啊，开刀后都20多天了。"

叶永清的表情却很认真："你说的是真的，先让我瞧瞧再说吧！"

于是叶永清开出二诊的脉案：

白虎之法，为阳明经热之主方，要在脉数、口渴、汗多方能使用。而昨投玉女出入者，因术后高热鸱张，难免营卫之受伐，恐致阴竭燎原之势，药后病情尚属平顺，热邪减轻，脉数顿平，趁此好转之机，进以甘寒合法，以防余邪复聚。

处方：生石膏、西洋参、生石斛、生地、元参、生冬瓜仁、芦根、板蓝根、生草、川连。三剂。

服三剂后，病人又发高热了。参加会诊的医生们都来了，叶永清因看病太忙还没到。这时大家围着病人开始议论了："我认为都用凉药不妥，你们想想，开刀已大伤元气了，这人有多虚啊，不补能行吗？胃属土，气血生化之源，应该从脾胃入手，李东垣有'甘温除大热'之法，可以试试，再用凉药，越用越亏啊！"在一旁的医生们纷纷接茬儿，应该用温补！应该用补中益气法！

没办法，叶医生的药第一次吃有效，第二次吃了反而严重了。这位病人和家属文化程度再低，也听得懂啊！觉得这帮医生讲得太在理了。于是，叫他们开一个方子。

这时，叶永清刚忙完，进来一看，大家已开好方子了。拿过来一看，什么？补中益气汤加减！搞错了吧？

"没错，是我们大家讨论开的方子。"诸位医生笑眯眯地看着叶永清。

别看叶永清平时是个好好先生，这时也急了："这个方子万万不能吃啊！补中益气汤是治气虚发热的没错，但也有适应证啊，他的发热口渴一般都喜欢喝热茶，舌质是淡红的，脉虚大无力。你们让他服这个方子，岂不是火上浇油，让人夏天穿棉袄吗？"

大家被叶永清问得张口结舌，但是，有几名医生的脑筋还是没转过弯子，干脆把头一低，开始装傻。

于是，叶永清开始给他们讲课了："这个病，是热病伤津的病。这个病人平时胃热较盛，以致产生了胃病。开刀后，不好的组织是切掉了，但体内的热毒切不掉啊，所以手术后还是一派热盛的症状，脉象弦数，舌质红绛，舌苔黄腻，口渴喜饮，都是胃经蕴热稽留的表现。现在热象反复，可能是用了西洋参的关系。"

您想想，做医生累不累，既要动脑，又要动口，有时，还要嘴里不停地解释大半天。做过医生的人都有体会，诊病其实是很累的。

叶永清洋洋洒洒讲了一大篇，即使病人再没有文化也应该听得懂。这不，他赶快说："叶医生，您别讲了，您开方子吧，我相信您！"

叶永清一听，是啊，病人还在发高烧呢，甭谈太多理论了，于是提笔写下了三诊的脉案：

昨天午后，热度升高，口腔糜烂，因而增剧，其为邪热与毒邪之内炽，更露一斑。非甘寒无以为功，窃思昨日方中，国产西洋参，可能助邪为炎也，可能国产性味不同，应宜删除，增入清热消糜之品，以观其应。

处方：生石膏、元参、芦根、金银花、连翘、生石斛、焦栀子、板蓝根、知母、淡竹叶、生草、珠黄散、猴枣散。三剂。

三剂服后，叶永清一进门，病人高兴地说："叶医生还好听您的，身子舒服多了。"叶永清仔细诊脉后，松了一口气，说："脉象平稳了，津液生了，要开始调身体了。"于是开了第四诊的脉案：

高热从阳明胃府而来，口疮乃胃火上干所致，甘寒为清热之要务，解毒乃消糜之必需，此乃邪盛病重之处理。低热依存，脉呈小缓，舌津尚露，营虚气弱之征，清滋调理是议，既不为邪热而树炽也，不使津液以伤伐，为斯证治疗之善策。

处方：太子参、生白芍、生地、当归、银柴胡、白薇、青蒿、生薏苡仁、泽泻、云茯苓。五剂。

在服用这个方子以后，热退汗止，口糜烂已消，微热除，津液生，各种症状也都消失了，病除安康。

所有的医生都敬佩莫及，纷纷感慨自己还要重新学习中医诊断学才行啊。

病人对叶永清的"再生之恩"感激涕零，后悔以前对叶医生所做的事，惭愧不已！叶永清只是淡淡一笑："过去的事已经过去了，作为一名医生，这是我应该做的。"

叶永清不计前嫌，救治批斗过自己的病人，这不是以德报怨，而是叶永清自身潜在的善良、淳朴的仁心在发挥作用，他对自己的命运选择了顺从，而对他人选择了宽容。事后，有人问叶永清，为什么还给这种人医治，叶永清说："哈哈……还说他干什么？事情都过去了。"他并没有指责他人，没有抱怨社会，而是用博大的胸怀去理解那些人、那个时代。

这场景，让人心头陡然一紧：这是一个何等坚强的内心世界！何等的仁慈心肠！

什么是医道？医道是一种境界，一种悲天悯人、一心赴救的境界，一种即使你的生命受到死亡威胁，却仍然毫不顾忌地去拯救他人的境界。

戕害无言，摧残不泪，是有大爱。

平反以后

1969 年夏天，寿昌县革委会主要负责人突然来到人民医院召开大会，宣布为叶永清彻底平反，恢复名誉。围绕叶永清的阴霾终于一扫而光，他不禁感慨万千。但要恢复他副院长的职务时，叶永清的头摇得跟拨浪鼓似的："谢谢领导的信任，但本人做领导的能力实在不行，做一个普通医生就好了。"

领导当然理解叶永清的心情，再说了叶永清本来也没有什么问题，可当时大环境如此也是没办法的事。最后，领导们还是对叶永清说："叶老啊！都通过内查外调了，您没问题的，医院需要您这样的人呀，您放心干吧。"

于是，叶永清无奈地接受了。

叶永清对生活没有特别的要求，对当官更没兴趣，只想踏踏实实为百姓治病。

"进仕途是光宗耀祖的事啊，永清啊！您太清高了吧！"

不是清高，这是因为叶氏家传医学在浙西有较高的名望且代代相传，最重要的是以医为业滋养家世，与从官关系不大。他的家传医学生命力稳固且强大，子孙们一旦掌握了治病救人的本领就不会轻易失去，会伴随一生，且代代相传。

所以，父亲叶宝珍一再告诫他们："你们长大以后，不要进入仕途，我们家历代都是吃药饭的，多读医书。"叶宝珍以超越时代的理性，辨析时局，这是一个多么清晰敏锐的智者医者。孩子们都把父亲当作心中的行为典范，在日常生活中模仿着父亲的一言一行，规范着自己的道德行为。所以，叶家兄弟对仕途没多大兴趣。

比如在民国时期，兰溪县府一定要让叶永清当诸葛乡乡长，父亲叫永清放弃仕途远走家乡，去了寿昌行医。后来，叶永清对父亲的英明决定真是从心底里佩服，如不听父亲言，不知要吃多少苦头。

"资产阶级反动学术权威"的身份平反以后，带给叶永清的欢乐是有限的。家庭的状况让他心绪黯然，他妻子的身体越来越糟，由于过度担心"政治问题"，她精神上受到很大的压力，让本就瘦弱的身体雪上加霜，如今她更显得消瘦和疲惫，但她凭着自己的毅力坚强地支撑着这个家。

而叶永清此时的诊务反而更忙了，每日求诊找他看病的人盈门，地域也更广了，有上海、杭州、金华、绍兴、兰溪、湖州、淳安、江山、溪口、桐庐等周边县市以及部队的病人都来向他求诊。

病人坐在诊室外靠墙的条凳上，并依次向前挪动着，逐渐靠近诊室，恭敬地等待着让叶永清看病。当时人数之多，宛如一条长龙。其中有很多是领导干部前来就诊，为什么一下子会冒出那么多的领导干部来求诊呢？

因为那时谁和政治上有"污点"的人搅和在一起，就是在"玩火"。所以在叶永清没有平反之前，他们只能偷偷摸摸找他看病。现在叶医生平反了，他们就可以光明正大找叶永清看病了。

他们当中有军人、县长、县委书记、县委干部、区委书记、区委干部、银行领导、医院医生等。

正因为医名大了，所以找叶永清看病的人都是疑难杂症，是在其他医生那没治好的病人找到叶永清这儿来了。

当时，一位某县县长才四十出头就患了严重的失眠。县长事业心、责任感很强，工作兢兢业业，尽职尽责，同时还随时准备应对微妙而复杂的各种事情。在老百姓眼里他是父母官，但他不敢春风得意，他做事靠的是身上那股坚韧劲儿。进入县委领导班子不久，他就患上了失眠，升为县长后，日夜筹划，过度谋虑，失眠愈发严重了，有时整夜整夜睡不着觉。

大家都知道，失眠病人是很痛苦的，白天头晕脑涨，无精打采，晚上瞪着眼睛等天亮，再怎么努力就是睡不着，每当天蒙蒙亮听到公鸡打鸣时，心里就会咯噔一下：唉，完了，又是无眠的一夜！

为了创造安静的睡眠环境，他把全家人都打发到亲戚家，每晚除有会议外都泡泡脚、打打坐，如此还是睡不着，闭着眼睛强迫自己睡，满脑子想："怎么还睡不着？""我一定要睡着，明儿还有重要会议呢！呵欠连天怎么办？"但是，创造了这么好的睡眠环境还是不行。服用安眠药，睡是睡着了，但停了就又睡不着了。后来发展到加大安眠药用量还是不行，只能嘘叹夜长。

县长就这样忍受了两三年，由于透支身体过多，后来发展到头眩耳鸣，血压也升高了，记忆力也变差了，大脑反应也迟钝了。家人可是操心坏了，遍求名医，什么方法用尽，药也喝得自己都数不清（胃还不错，要搁一般人胃早喝坏了），也没有很有效，真是一觉难求啊！

后来，家人打听到叶永清治疗失眠也蛮好的。于是，县长找叶永清诊治。

叶永清仔细诊断以后，就开了方子，方子如下：

交睫不安，魂梦纷扰，头旋面红，血压偏高。心为生血之脏，神明出焉；脑居清虚之府，无邪不病。营阴不足，神失守舍，失眠由此而生焉；肝阳陡动，气火升浮，眩晕以此而作矣。脉象弦细，舌降微黄，心营亏弱，肝阳偏旺。静则阴生，动则阳扰，养阴宁心，潜阳平肝。即经所谓阴平阳秘，精神乃治，病从而来。

生地、生首乌、炒枣仁、茯神、夜交藤、远志、生龙齿、珍珠母、生白芍、明天麻、生玳瑁。

此案，叶永清对阴虚火旺，阳气不能收藏，上扰心君，与神志病变的机理，论述颇详。他认为体内的阴阳是合在一起的，现在阴虚了，阳气当然也失去了依附。阳气跑到哪里去了？是向上飞越了，所以就出现了头眩面红，血压升高；营阴不足，虚火扰心，神失守舍，失眠由此而生焉。而叶老组方亦甚吻合，故数剂之后，夜间大脑就没那么兴奋了，慢慢就有了睡意，本着"勿动勿虑"之旨，守方不更，连服数周。然后，叶永清再根据县长的身体情况调理，这个失眠终至痊愈。

再看一个叶永清与儿子一起联手治疗失眠胁痛的病例。

失眠成了现代人的"通病"。很多人看似悠闲自得的生活，实际上很害怕夜晚的到来。这个失眠从现代医学来看，病因挺复杂的，心理因素、生理因素、环境因素、生活习惯因素、药物影响、疾病因素等都会影响睡眠。

中医对失眠的分类也很多，有心脾不足、心肾不交、心胆气虚、胃失和降等。通过四诊合参，根据身体的整体表现来辨证分析，然后确认失眠的原因，进行调理。

病人姓宋，女性，横山钢铁厂职工。首诊是叶德铭教授（叶永清的长子）接诊的，当时叶德铭刚好在家探亲。

首诊时间是 1973 年 3 月 17 日

肝区隐隐作痛，神疲乏力，大便常溏，脉细苔白，治以健脾柔肝。

潞党参四钱、丹参一两、平地木五钱、焦冬术三钱、炒白芍三钱、淮山药五钱、红查肉五钱、茯苓四钱、广木香一钱半、玫瑰花一钱半、炙芪四钱、红枣七枚。

二诊由叶永清接诊。

5 月 23 日

肝胃失和，脘胁作痛，头眩肢疲，脉形濡弦，梦多寐况不良。拟以疏肝和胃宁神。

生白芍三钱、玫瑰花一钱半、八月札三钱、无花果三钱、郁金三钱、佛手柑一钱半、决明子四钱、夜交藤四钱、夏枯草五钱、炒枣仁三钱、淮山药三钱。七剂。

三诊由叶永清续诊。

5 月 30 日

脘胁较舒，惟寐不良，再以半夏秫米汤加味。

竹沥夏二钱、北秫米三钱、云茯苓三钱、炒枣仁三钱、夜交藤四钱、远志一钱半、当归二钱、郁金二钱、生白芍三钱、玫瑰花一钱半、绿梅花一钱半。

叶永清按：服后寐况转佳，右胁疼痛已愈。

从这两个失眠的医案来看，叶永清的诊断水平还真不是虚的。人家是随症而变，根据不同的情况分析不同的问题，这就是辨证施治。

妻子过世

金丽梅的身体一直不太好，随着年龄的增长，身体状况迅速下降，经常出现眩晕昏倒，总是想睡觉，也不想吃饭，去医院检查也查不出什么。叶永清的心情一天比一天沉重，想尽一切方法帮她调理，也只是略

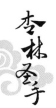
有一时缓解，可以说是时好时坏，这让叶永清和儿女们都很担心。叶永清私下对儿女们说："凭直觉，你妈怕熬不过夏天。"

1973年7月的一天，金丽梅感到特别累，心里很慌。叶永清向医院请了假在家照顾她，陪着她。本以为自己也能歇歇，不料，很多病人在医院找不到他，反而找上门来，这让叶永清很无奈。

病人们央求着说："叶医生我们都是外地的，一直在您这看病，能否给我们看看。"

叶永清一看他们都是一脸沉重，用乞求的目光望着他。叶永清心里很不是滋味，他最不喜欢病人用这样的目光看他，这也是他最大的软肋。但夫人病重也需要他照顾，真是两难。

金丽梅脸上露出一丝苦笑，心想：难得陪我一天，还带这么多人来陪我。

只见金丽梅恹恹地躺在床上，对丈夫说："他们大老远来一趟也不容易，你还是到医院去帮他们看看吧。"

叶永清看了看妻子，又问："心慌好点了吗？"

"没事，您去吧。"

叶永清看看夫人脸色还可以，就是精气神差了一点，心想她平时也这样，就放心到医院给病人看病去了。

到了医院门口，不少老病人得知叶医生又来上班了，都纷纷跟在他后面，大家自觉地排着长队。病人把叶永清围的水泄不通，"扎堆"地挤满科室，等着他接诊。

叶永清正忙着看病时，儿子匆忙赶来说母亲病危。叶永清连忙往家里赶，一进房间，只见妻子已气息奄奄，两眼总是看着他，好像有什么话要说……

叶永清连忙察脉，似有若无，心跳慢慢停止了。他紧紧地搂住她冰冷的身体，妻子已安静又平和地合上双眼。在幽怨和悲伤中，叶永清替她盖好被单，一颗晶莹的泪珠顺着他苍老的脸颊流下。

这时，医生护士纷纷赶来试图对金丽梅做抢救，叶永清轻轻将妻子的遗体放下，用微微颤抖的手制止。他苍老的手指在此刻传递出无比坚定，要给妻子留下最后的尊严。1973年7月，金丽梅过世，享年65岁。

　　失去了朝夕相处的老伴，叶永清仿佛被人抽了筋骨，每天都要擦擦妻子的遗像，因为他知道曾经一起同甘、同苦的回忆终究会随着年纪的增加而淡忘。

　　奇怪的是，夫人在世的时候叶永清很少梦见她，在她死后却常常与她在梦中相见，许是上苍为了弥补他们在尘世中再也不能相见的缺憾吧！既然是一番美意，为何又总是安排些令人伤感与凄凉的情景。在梦中，有全家人逃离故乡情景，有寒风中等他回家的情景；还梦见妻子蓬头垢面，一边站在灶台旁烧饭，一边照顾孩子。有一次梦见妻子的身影忽近忽远，眼看着快要走近了，叶永清拼命地抓住她的衣襟，醒来却发现抓住的是自己的被；还有一次梦见妻子病危时，拼命地喊着建邦救救我，而叶永清当时正在隔离审查……

　　儿女们担心父亲受不住打击，日夜陪伴在他的身边，跟他聊些他喜欢的事，也希望父亲能好好休息一会儿。叶永清当然明白儿女们的孝心，但他们也有自己的家庭事业，不能总是陪着自己。于是叶永清对儿女们说："你们还是各自忙自己的事吧，不用陪我，我自己会照顾好自己的。"

　　叶永清深知，与其在家中对着旧事旧物难过，不如投入工作中去，让自己忙碌起来，才能忘记突然而来的悲伤。

　　这段婚姻是叶永清最为宝贵的财富，当时间慢慢流逝，肉体逐渐枯萎，记忆是永恒不变的。

第十二章　晚年时期

心无杂念的退休医生

1975 年，68 岁的叶永清退休了。法定的退休年龄是 60 岁，早就到了该退休的年纪了。但在老百姓眼里有"中医越老越值钱"的看法，因为中医讲究的是临床经验，年纪越大代表着治疗经验越丰富，一家中医院拥有老中医越多，越能代表医院的实力和底蕴。但是，从另一个角度来看，这句话说明了什么？中医的成才太难了，成才周期太长了。年轻的中医，要耐得住清贫、守得住寂寞啊！

办退休之前，医院领导来找叶永清谈话："叶老，您退休后，希望您还能继续留下来。"叶永清听后很高兴，看病是他的职业，也是他今生最大爱好，是他的价值所在。但他仔细一想，自己在门诊一线工作已有 50 多年了，应该退下来让给年轻人了，而且他已经培养了一批内外兼修的优秀接班人。最让叶永清欣慰的是，他儿媳妇吴素云，自 1957 年始，跟他受业长达 12 年之久，深得叶氏医学真传。吴素云后来评为杭州市名中医，真是后继有人了。

叶永清终于回到退休生活，但退后不"清闲"，病人"扎堆"往他家跑。由于他的"回春术"早已声名远扬，还有不少省内外病人慕名求医。于是，他便把家里客厅当诊室，为人免费看病，还立下规矩：来者不拒，分文不取。但凡医院遇疑难病症，还是要请他会诊，他都会义不容辞地答应，只要一个求助的传话，他仍然会热心帮助。一个个折磨病人的疑难杂症，在这儿都能被他"驯服"。

1981 年，寿昌百货商店职工汪某，手术后高热不退，患深度黄疸，右胁肋疼痛，神志模糊，大便数日不通，且伴脉象间歇，病势危笃而住院急救。西医诊断为胆道感染、败血症，兼发心肌炎。病情危笃，奄奄一息，经抢救而不见势减，遂请叶永清诊视。叶老一看病证，谓"急黄"。据《沈氏尊生》一书记载：此病来势凶猛，非重剂无济。急用《千金方》犀角散合茵陈蒿汤授之，且用大剂量硝、黄、膏、知，合赤芍、丹皮，服一剂。药后得便通，热邪减退，险浪日平，再服而神志转清，黄疸渐退。后以清胆消炎继进，一月告痊。若无真知灼见者，定无此胆识。

多年来，叶永清以精湛的医术不知治好多少病人，请他看过病的人都很崇敬他高尚的医德风格，特别是在当地，提起叶老医师的大名无人不晓，街坊邻居不仅翘起大拇指，同时更希望他老人家健康长寿。

那些年，一直有医院高薪聘请叶永清坐诊，可是他都一一回绝，坚持在家乡为病人义诊。有一次，一位老朋友来看他，问他："你已经真正意义上退休了，医院高薪聘请您，为什么不去？"

叶永清简单地说："在家蛮好。"

叶永清退休在家，生活一直由二儿子叶文骥和媳妇一起照顾，过着静谧、安然、豁达、恬淡的生活。

但是，随着年纪越来越大，叶永清逐渐觉得力不从心。他的儿女们因为心疼他，多次劝说他不要再给人看病了，好好歇歇。"既然乡亲们找来了，哪能袖手旁观呢。"纵然年老体衰，叶永清还是慨然应允："只要身体允许，只要自己脑子还灵光，我就会一直做下去。"

正所谓"德不近佛者，不可为医，才不近仙者，不可为医"。叶永清正以此精神严谨治学，修己以敬，仍在救死伤的道路上不遗余力。

弥留之际

1986 年 7 月，夕阳即将沉落，寿昌城显出慵懒无奈的疲惫，往日喧哗的飞鸟，也都静静沉落在屋脊上面，俯视笼着沉沉炊烟的瓦顶。

寿昌城老街上，大小店铺都已早早打烊了，街面上行人寥寥无几，静得令人窒息。几条野狗夹着尾巴匆匆忙忙穿街而过，整个古城像是很疲惫的样子，悄然地喘着气、隐忍着，等待着未知的降临。

"听说叶永清老中医病得不轻。"

"唉，一代杏林圣手，难道这就……"

"岐黄事业，菩萨心肠。"

"是呀，老人家这一辈子都是如此！"

"可不是嘛，生病前几日，我还去看过他，他家客厅里全是病人。"

"真是活菩萨。"

"可不，永清老先生是我们寿昌人的骄傲！"

弄堂里的酒店中，几位老者聚在一起轻声议论着。年少者不再喧哗，静静倾听。大家的心情都显得沉重。

叶永清已经是八十高龄，身体糟透了，高血压、冠心病都有。哎！真是老了，人老了真是没用啊！叶永清叹了一口气。这年7月的一天早上，叶永清使劲从床上下来，趿拉着鞋，挪动两步，坐在床边的藤椅上，随手从桌子上拿了一本医书。他有这个习惯，每天早晨他都是这样度过的，他对这类书产生了一种特殊的感情，没有它们，他就不知道该怎么打发这时光。突然，他感到头晕目眩、手足麻木，口语不清，他的脚却似石条一样沉重。儿女们马上把他送去了医院。好熟悉的病房啊，原本是他给别人治病的地方。而这一次，叶永清从医生的角度转变为病人。这次生病，也成了叶永清的一大劫难，医生说叶永清年事已高，加上基础疾病多，半身已经瘫痪，很难康复。

叶永清住院治疗半个月，稍微有点好转，就坚持要求出院。对这次生病，叶永清不似以往那么乐观，他清楚知道身体衰弱是不可逆转的，面对亲友们的探视，他眼神中常带有憔悴和哀伤的目光，人也更加沉默寡言了，身体也每况愈下。

9月9日晚上9时，子女们相约来看父亲。对儿女们的探视，叶永清那消瘦清癯的面容隐约有些活气儿泛出，茫然的目光也显得有了神采（可能是夕阳落山前的回光返照）。重病中的他，显然已经是感觉到了自己就要离开这个纷繁芜杂的人世而到另一个世界去了，他说："叫你们过来，是商量点事，不要再治疗了，我也该走了。棺材几年前已做好了，死后把我葬在派堰头老家，丧事一切都要从简。在外行医 50 多年了，生前没有尽孝，死后想埋在父母身边，尽一份孝心，不知能否如愿。"叶永清像在说一件很普通的事儿一般，但儿女们听后顿觉感伤心痛，不禁潸然泪下。

从临终之前叶永清的举动上，也可见他对死后的安排，他肯定也对自己病情有所了解。他就这样嘱咐好一切，等待死神叩门。

9 月 10 日下午 5 时，衰老如同一团枯草的叶永清像往常一样熟睡了，对家人急切的呼唤没有任何反应，死神如期而至。走时，他的面容坦然安详，应无遗憾。其实，叶永清也有未尽的遗愿，他是当代浙江名老中医，生前曾写有三部医学作品《血证问答》《温病鉴别·温病方歌括评议》《临证选录》，一直未能刊行，这不能不说是中医界的遗憾。

他的遗嘱，不开追悼会。1986 年 9 月 17 日晚上 11 时，叶永清的棺木悄悄地运回老家，与夫人合葬在兰溪诸葛派堰头村。

落叶归根，人死归土，外面的世界虽然繁华，不及家乡的尘土。家乡让人感到安全，让人可以直面死亡而不畏惧。

派堰头村，正称瑞堰头，坐落在兰溪市西乡白佛岩下。光听名字就能让人充满想象的传统村落，它毗邻如今国家 4A 级旅游景区——诸葛八卦村。叶永清回到了他一辈子梦魂萦绕的故乡，回到了生他养他的大地母亲的温暖怀抱。也只有这里，才是真正能让他灵魂安息的地方。

虽然叶老已离我们远去，但他的仁心仁术、全心全意为人民健康服务的精神值得流传，多少人的生命因其重迎朝霞，真可谓是苍生大医。

结束语

综观叶老从医六十余载，尽瘁医事，犹如春蚕吐丝，为继承和发扬祖国医学耗尽心血。先生虽然没有受过正规院校培训，但其成就是巨大的，他一生完成三部中医学著作。著作虽不算多，但无一言无文献根据，亦无一言脱离临床实践，不失为理论紧密结合实践之力作。

叶老在中医药学术思想方面，尊古鉴今，勤于思考，创见颇多。如对《血证问答》中血证辨证论治的实质性阐发、对《温病条辩》理法方药如何在现今临床运用提出了新颖切实之见；对《温病条辩》中许多疑难问题详为剖析；对中医辨证论治的思维方法进行深刻探讨，并提出"执此法，以括方书，斯可得矣"。足知叶永清此书，不是仅仅为众纂集而撰，实是经心用意，为学术理论升华之作。授人以渔，启迪后学。

叶老医德高尚，而不居功自矜；不计名利得失，人品与医品俱高。先生不私所有，推以及人。行医六十余载，矢志岐黄之术，宽怀仁慈，为人治病不分贵贱，一视同仁，屡起沉疴，为广大病人传颂，为学生弟子敬重，诚为"杏林圣手"，是现今医者之楷模。先生为人，谦逊豁达；治学处世，端方自守；化雨传薪，桃李芬芳。近耄耋之年，仍然出诊看病，及至重病缠身，仍孜孜不倦，著书立说，嘉惠后世。

叶老虽然和我们永别了，但是他的仁爱之心、奉献精神，却是我们最好最珍贵的精神财富！他的大医风范将与世长存，其未竟之业将后继有人。

后记

什么时候知道"叶永清"这个名字的，在我的记忆中是在孩提时代常听母亲讲起寿昌叶医生的故事。因为听得多了，印象自然深刻。

20 世纪 60 年代，叶永清已完成了《血证问答》一书。此书是叶永清多年血证学术研究和临床总结的成果。全书以问答形式为主干，前后贯穿，对血证病因、病机解释透彻，指导得法，方药齐全，令读者心开目明，可为血证圭臬。此书无疑是当代中医血证最重要的作品之一！是继唐容川、王清任之后又一位血证大家之力作。

他将老师的教导奉为"经典"，多处有先师云、先师怎么治的敬语。他是用深情的笔墨来怀念他的老师——吴荫堂。这是他对那段时间的回忆，也是对兰溪乡村时光的怀念。虽然先师之名不过是一个"符号"的尊称，但不能说没有他的一片情意在里面。他不光写就了《血证问答》，还将这浓郁的怀旧之情强烈地抒发。在序中，他感慨地说——

先师吴荫堂夫子，乃兰溪医林硕彦，名重当时，遐迩咸知。其治病也，辨证精详，立法神异，尤其血证之专长，称当时之圣手。

更为难得的是将他自己抄存的吴荫堂医案全部送给了吴荫堂的长孙吴启祥医生保存。用他的原话来说，叫"物归原主"。

有这样的学生，吴荫堂先生在九泉之下也该瞑目了。

20 世纪 70 年代，《血证问答》最初发表在《浙江中医学院学报》上，叶德铭教授在整理父亲《叶永清老中医治疗血证经验》一文说道："家父现已年越古稀，体弱多病，恐先辈学术遗佚，为秉吴翁遗愿，完成未竟之学业，并结合几十年临床实践经验，抱病写就血证问答若干篇，今春嘱我代为整理，根据内容分为治血总则、脉舌探讨、辨证论治、禁忌与预后等篇。"

20 世纪 80 年代初期，吴荫堂的元孙吴益宏先生寄给我一本他抄录的《血证问答》，6 万余字。在《浙江中医学院学报》所刊登的《叶永清老中医治疗血证经验》一文，仅占全书的五分之一，却深谙《血证问答》精髓意蕴。

真正能看到叶永清医论、医案的全貌是在 2018 年。那年下半年，在吴益宏先生的陪同下，我去建德市寿昌镇拜访了叶永清先生的四儿子叶文渠、儿媳妇吴素云两位老中医，在那里看到了叶永清医案的手迹原件，和他俩随师留存的笔记。临别时，叶文渠老中医告诉我："我父亲的资料，我六弟叶文启处还有很多，你到兰溪可以找他。"

后又承叶永清先生的六儿子叶文启老中医相助，搜集到《温病鉴别·温病方歌括评议》《临证选录》5 卷和一些不经见的资料。叶文启老中医大暑天还领着我去寿昌、派堰头等地查找他父亲的资料，至今都让我感念不已。

叶永清对《温病条辨》以歌诀形式进行通俗易懂地编写，参以己见。对各类病证的辨证论治推究原委，详其利弊，文笔浅近生动，分析颇有识见。全书系叶氏治温病一生经验之总结，其用药之神，诊断之明，足资后学模范。

书中用大量的篇幅详细介绍了温病名家张仲景、李东垣、叶天士、薛生白、吴鞠通、尤在泾、王孟英、沈辛甫、俞根初、陆九芝、雷少逸、何廉臣、陆士谔、汪谢诚等，这些温病学发展历史中的风流人物，从叶永清的笔下鱼贯而出。并逐一评点评了《温病条辩》的成就与不足之处。

叶永清青年时代，背井离乡，从医经历虽充满艰辛，但精神很充实。那段生活催人泪下，为之感泣，应该说是叶永清最宝贵的人生收获与财富。

　　叶永清是个天资聪慧的人，不仅获得高人指点，还在最基层中磨练，一步一步地走向名医之路。

　　这样的人如果不能成为一代名医，老天怕也是不会答应，更何况这也许本来就是上天的安排。

　　当然，只凭天生聪明的脑袋肯定远远不够的！

　　他馨尽大半生的时间，精通了血证、温病、内科、妇科、儿科等学科，终于总结出了血证的诊治、温病的心悟和杂病的临床心得……

　　可以说，叶永清是一位全才型的大师级人物，艰辛环境中磨练出的学问饱满而有光泽。人们对他尊称也比较多，"江北蓬先生""永清先生""派堰头先生"。所以我要提醒读者，找中医看病不单单要看年龄，也不要仅看广告，甚至不能简单看平台。我们最应该相信的是口碑，是病人的口碑。

　　有关叶永清行医、授艺的轶闻故事至今仍在建德、兰溪、龙游、汤溪广为流传。这位人格高尚、独领风骚的"大师级"人物，必将与他的作品一起长留人间，成为永恒。

　　有了这些资料，《杏林圣手——叶永清与〈血证问答〉》写起来就省力多了。2019 年动笔，2021 年完稿。

　　其实，说实话，我不够资格写这本书，而有资格写的人工作又忙，或者是由于某种因素。我只好迎难而上，如有错误之处，恳请读者批评指正。

　　感谢叶文启老中医的古道热肠，真是位葆力之士啊！同时要感谢叶文渠、叶淑仙、叶雅孺给予的大力支持。

汪建敏

2022 年 8 月书于敏芝棠

图书在版编目(CIP)数据

杏林圣手：叶永清与《血证问答》/叶永清，汪建敏编著. --上海：上海科学普及出版社，2022.10
ISBN 978 - 7 - 5427 - 8284 - 7

Ⅰ.①杏… Ⅱ.①叶… ②汪… Ⅲ.①血证—中医临床—经验—中国—现代 Ⅳ.①R249.7

中国版本图书馆CIP数据核字（2022）第159356号

责任编辑　陈星星
助理编辑　黄　鑫
装帧设计　王轶颀

杏林圣手

叶永清与《血证问答》

叶永清　汪建敏　编著

上海科学普及出版社出版发行
（上海中山北路832号　邮政编码200070）
http://www.pspsh.com

各地新华书店经销　上海商务联西印刷有限公司印刷
开本720×1000　1/16　印张25.875　插页2　字数386000
2022年10月第1版　2022年10月第1次印刷

ISBN 978-7-5427-8284-7　定价：69.80元